"十三五"医学高职高专规划教材

用药护理

YONGYAO HULI

供护理及相关专业使用

主　编　万进军　刘　聪

副主编　余伍中　潘朝旺

编　者　（按姓氏笔划排序）

万进军（鄂州职业大学）

王　伟（鄂州市中心医院）

包中文（鄂州市第三医院）

刘　聪（湖北科技学院）

汪中华（鄂州职业大学）

余伍中（鄂州市中心医院）

张海元（长江大学）

孟　军（湖北职业技术学院）

潘朝旺（鄂州职业大学）

长江出版传媒　Changjiang Publishing & Media

湖北科学技术出版社　HUBEI SCIENCE & TECHNOLOGY PRESS

前　言

　　防治疾病与合理用药密不可分，随着人们生活水平日益提高，健康意识不断增强，对护理人员用药水平提出了更高的要求。在合理用药方面，护理人员应具有药物应用能力，能准确进行处方的分析、处方的执行及合理用药指导、用药监护。为了提高护理人员执业水平，我们从高职高专教材建设入手，来自医学院校的骨干教师及临床一线的护理专家共同编写了《用药护理》一书，以满足高职高专护理专业教育对教材的新需求。

　　本课程设计理念是以学生学习为中心、以岗位需求为导向、以能力培养为本位，结合护理行业发展状况，遵循能力为本的课程开发模式。课程内容选择根据护士岗位的核心工作能力，将原有学科体系中的《药理学》的内容，进行有机编排和深度融合，以疾病分类为依据编排 9 个工作模块，再以常见疾病用药为依据，提炼为 40 个工作任务和 17 个实训项目。各校可依据实际情况自行做适当调整。

　　《用药护理》是以药理学理论为基础，以合理用药为目的，阐明护理人员在用药过程中必需的基本知识和基本技能的一门学科。通过对本课程的学习，护理人员应具备解释和执行处方的能力；具备对处方所用药物正确评价的能力；具备对药物治疗有效监护的能力；具备对药物不良反应进行有效判断和处理的能力；具备对病人进行合理用药指导的能力。

　　本教材编写过程中列举的代表性药物主要遴选自《国家基本药物》，药物中、外文名称、制剂、剂量与用法均以 2020 年版国家药典为依据；专业名词（含英文名），以全国自然科学名词审定委员会 1991 年公布的为准。

　　限于编者的能力和水平，书中若存在错误和疏漏之处，恳请使用教材的师生、读者批评指正，待再版修正更臻完善。

编　者

目　　录

工作模块一　用药护理基础知识

工作模块二　外周神经系统疾病用药

工作模块三　中枢神经系统疾病用药

工作模块五 内脏系统疾病用药

工作模块六 内分泌系统疾病用药

工作模块七　感染性疾病用药

工作模块一

用药护理基础知识

工作任务一　药物及处方知识

✿学习目标

1. 能知道药物、用药护理的概念及该课程在职业岗位、课程体系中的定位。
2. 能知道用药护理的研究内容。
3. 能正确辨认和执行处方。

工作项目一　药物基础知识

一、药物及用药护理概念

药物（drug）是指用于预防、治疗、诊断疾病及计划生育的化学物质。这些物质在一定的剂量下可使机体某些器官的生理功能及细胞代谢过程发生变化，从而达到防治疾病的目的。

药理学（pharmacology）是研究药物与机体（含病原体）相互作用及作用规律的一门学科。一方面研究药物的作用、机制、应用、不良反应、用法及用药注意事项等；另一方面研究药物本身在体内的过程，即机体如何对药物进行处理及血药浓度的变化规律等内容。前者称为药物效应动力学，简称药效学；后者称为药物代谢动力学，简称药动学。通过该学科的学习，为临床合理应用药物提供基本理论依据和科学的思维方法，并为药物的开发利用及其他生命科学研究提供重要的科学依据。该学科是一门基础医学与临床医学之间的桥梁学科。

用药护理是以药理学理论为基础，以合理用药为目的，阐明护理人员在用药过程中必需的基本知识和基本技能的一门学科。通过对本课程的学习，护理人员应具备解释和执行处方的能力；具备对处方所用药物正确评价的能力；具备对药物治疗有效监护的能力；具备对药物不良反应进行有效判断和处理的能力；具备对病人进行合理用药指导的能力。

二、用药护理在临床护理中的地位

（一）在药物治疗中的地位

护理人员应有足够的用药知识，才能明确医生用药的目的，明确如何去正确实施药物治疗方案，积极主动地配合医生的治疗，提高执行医嘱的质量，避免盲目性。熟悉所用药物的基本知识，在用药过程中才能及时准确地观察并正确评价疗效。熟悉药物可能产生的不良反应，才能在用药中有目的地进行用药监护。

（二）在用药咨询中的作用

护理人员应有全面的用药知识，如药物的主要成分、合理的用量用法、正确的保存方法、起效时间、疗效特点及可能出现的不良反应等，才能担负起用药咨询的责任，正确地指导病人及其家属或者健康人群如何合理应用药物，真正地为全社会的健康服务。

三、学习用药护理的方法

1. 联系基础医学知识　用药护理是建立在基础医学知识之上的一门课程，与解剖、生理、生化、微生物、寄生虫等课程有密切联系。在学习每一类型药物时，要有针对性地联系相关基础医学知识，对于理解和掌握药物基础知识有事半功倍的效果。例如，抗生素的分类、作用、机制与细菌的结构和功能相联系等。

2. 联系临床医学知识与实践　用药护理是由基础医学向临床医学过渡的桥梁课程。每种药物的作用、用途、不良反应、用法、用量与合理用药等，都能在临床实践中表现出来，把它们联系起来学习，可以提高药物的应用能力。例如，阿托品用于胃肠平滑肌痉挛并引起口干等。

3. 掌握药物的共性与个性特点　药物的品种很多，且每种药物均有其作用、用途、不良反应、用法、用量等。从单个药物进行学习显得零乱，易混淆，难记忆，不易掌握。如果先将药物分类，并比较同类药物的共性，再区别各个药物的个性，能达到概念清晰，记忆牢固，有利于合理应用。例如，抗胆碱类药物阿托品、山莨菪碱、东莨菪碱等，先掌握共性，再比较个性。

4. 重视实践　实践教学是教学的重要组成部分。由于药物的作用是先从动物实验中总结出来，再在临床中得到验证的。认真进行药物动物实验和临床实践，既能验证药物基础理论，加深理解，增强记忆，提高学习兴趣，还有助于训练学生动手操作能力和培养观察分析事物的能力。

工作项目二　处方与医嘱知识

一、处方的定义

处方是由注册的执业医师和执业助理医师在诊疗活动中为病人开具的、由药学专业技术人员审核、调配、核对，并作为发药凭证的医疗用药的医疗文书。处方选药和用法是否正确，关系到病人健康的恢复和生命安全，所以医务人员必须以对病人高度负责的精神和严肃认真的态度对待处方。

二、处方的基本结构

处方由各医疗机构按规定的格式统一印制。麻醉药品处方、急诊处方、儿科处方、普通处方的印刷用纸分别为淡红色、淡黄色、淡绿色、白色。书写时只要逐项填写即可。

（一）处方格式由三部分组成

1. 前记　包括医疗机构名称、病人姓名、性别、年龄、门诊或住院号、科别或病室、床位号、临床诊断、开具日期等，并可增添专科要求的项目。

2. 正文 以 Rp. 或 R.（拉丁文 Recipe "请取"的缩写）标示，分列药品名称、规格、数量、用法、用量。这是处方的主要部分。每一种药物均应另起一行书写。药名可用中文或拉丁文书写，拉丁文书写时第一字母应大写。不要中文与拉丁文混写。中文处方药名在前，剂型在后；拉丁文处方是剂型在前，药名在后。药物的剂量按药典的规定书写，先写出药物单位剂量后，再乘以多少倍来表示药物的总量。然后再写用法及每次剂量，可用 "Sig." 标明用法，也可用中文 "用法"表示。书写顺序依次为：每次用药剂量、用药间隔、给药途径、特殊标记等。口服用药可不注明给药途径。

3. 后记 医师签名、药品金额以及审核、调配、核对、发药的药学专业技术人员签名。医生写完处方，需认真检查处方，保证完全无误后才交给病人。急诊处方需立即取药者，一般用急诊处方笺书写，或在处方笺左上角加写 "急"（stat!）字样。药师有责任检查处方，如发现错误，有权退还医生改正，确认无误后才能进行配制发药，并在处方笺上签名。

（二）处方结构示例

如图 1-1 所示。

×××医院处方笺

姓名		年龄		性别			
科别		门诊号		日期	年	月	日
				诊断			

R.

    Inj. Penicillini G   80 万 u. ×6

    Sig. 80 万 U. b. i. d.　i. m.　　A. S. T.

    Tab. Vit. B Co.　　10mg×20

    Sig. 20mg t. i. d.

医生		药费		
调剂		核对		司药

图 1-1　处方结构示例

三、处方规则及书写注意事项

1. 一般项目必须填写完整，如姓名、性别、年龄（成人写实际年龄，小儿写日、月龄。必要时，婴幼儿要注明体重）、科别、日期等。处方记载的病人一般项目应清晰，并与病历记载相一致。

2. 药物剂量单位一律按药典规定书写。固体或半固体药物多以克（g）、毫克（mg）、微克（μg）为单位；液体药物多以升（L）、毫升（ml）为单位。小数点必须标写准确，小数点前如无整数必须加零，如 0.3；整数后无小数，也必须加小数点和零，如 3.0，以免错误。

3. 应根据病情和药物的性质，开写给药总量。一般药物以 3d 量为宜、7d 量为限，慢性病或特殊情况可适当增加。每次应用的剂量不应超过药典规定的极量。如有特殊情况需要用药量超过药典所规定的极量时，医生要在药量后签字，以示负责。如开麻醉品，则应使用麻醉处方笺。麻醉药品和毒性药品总量不得超过 1d 极量。每张处方不得超过 5 种药品。西药、中成药、中药饮片要分别开具处方。

4. 处方应该用钢笔书写，要求字迹清楚、工整。处方不得涂改，必须更改时，开方医师必须在修改处签名及注明修改日期。开具处方后的空白处应划一斜线，以示处方完毕。

5. 开完处方后，应认真校阅，然后签全名以示负责（签名能使人辨认，对无医师签名或无法辨认的处方，药房有权拒绝配方发药）。无处方权的进修医生、实习医生，可在有处方权的医生指导下开方，并由指导医生签名后才有效。

四、处方常用缩写词

1. 常用剂型缩写词（表1-1）

表 1-1　常用剂型缩写词

全名	缩写	中文名	全名	缩写	中文名
Solution	Sol.	溶液剂	Capsule	Caps.	胶囊剂
Mixture	Mixt.	合剂	Suppository	Supp.	栓剂
Injection	Inj.	注射剂	Unguent	Ung.	软膏
Syrup	Syr.	糖浆剂	Oculentum	Ocul.	眼膏
Tablet	Tab.	片剂	Decoction	Dec.	煎剂
Amplue	Amp.	安瓿剂	Granule	Gran.	颗粒剂

2. 给药时间缩写词（表1-2）

表 1-2　给药时间缩写词

中文名	缩写	中文名	缩写	中文名	缩写
每日1次	q. d.	隔日1次	q. o. d.	睡前	h. s.
每日2次	b. i. d.	每2小时1次	q. 2h.	饭前	a. c.
每日3次	t. i. d.	每晨	o. m.	饭后	p. c.
每日4次	q. i. d.	每晚	o. n.	空腹	a. j.

3. 制剂用法缩写词（表1-3）

表 1-3　制剂用法缩写词

中文名	缩写	中文名	缩写	中文名	缩写
各（各等量）	aa	皮下注射	i. h.	国际单位	i. u.
加至	ad	肌肉注射	i. m.	克	g
给予标记	d. s.	静脉注射	i. v.	毫克	mg
混合给予标记	M. D. S.	皮内注射	i. d.	微克	μg
适量	q. s.	静脉滴注	i. v. gtt.	毫升	ml
立即	st.	眼用	pr. ocul.	按医嘱	m. d.
用法	Sig.	右眼	O. D.	咽服、吞服	degl.
外用	ext.	左眼	O. L.	含嗽	garg.
口服	p. o.	耳用	pr. aur.	头发用	r. capil.
灌肠	p. r.	鼻用	pr. nar.	咽喉用	pr. jug.

中文名	缩写	中文名	缩写	中文名	缩写
需要时	p. r. n.	用于患部	p. a. a.	婴儿用	pr. inf.
必要时	s. o. s.	直肠用	pr. rect.	尿道用	pr. urethr.
老人用	pr. sen.	成人用	pr. ad.	阴道用	pr. vagin.
皮试后	A. S. T.	内服	ad us. int.	外用	ad us. ext.

五、医嘱

是由医生拟定、护理人员执行的治疗计划。内容包括医嘱日期、时间、护理常规、隔离级别、饮食体位、药物与用法、各种检查及治疗、医生和护士签名。有关医嘱中药物的开写格式为：药名和剂型、每次量、给药次数、给药途径、给药时间、给药部位等。

如：①硫酸阿托品注射剂，0.5mg，每天 3 次，肌注。②Tab. Tetracyclin 0.25g q. i. d. p. o.

思考与练习

1. 请说出药物的概念及用药护理研究的内容。
2. 请概括处方和医嘱的结构。

1. 能知道药物的作用、药物的基本作用、药物作用类型中的一些基本概念。
2. 能利用药物作用的两重性知识为临床提供合理的用药指导。
3. 能了解药物作用机制。

药物效应动力学简称药效学，是指研究药物对机体的作用规律和作用机制的科学。药物对机体的作用简称药物的作用，是指药物与机体组织间的初始作用；药物的效应是指药物初始作用引起机体器官原有功能的改变（既是药物作用的结果，也是机体反应的表现）。例如，肾上腺素能与心脏的β受体结合并激动受体，是其药物的作用；同时引起心率加快、心肌收缩力加强、皮肤黏膜及内脏血管收缩等，是其药物的效应。药物的作用与药物的效应，是前因后果的关系，但经常是将两者互相通用。

工作项目一　药物的基本作用

药物的基本作用是指药物对机体功能活动的影响。主要表现在三个方面。

1. 调节机能　有两种结果：其一，药物能使机体组织器官原有生理功能增强。例如，肾上腺素能兴奋心脏和升高血压；咖啡因能兴奋中枢神经系统和心脏；干扰素能提高机体的免疫功能等。此作用称为兴奋作用。其二，药物也能使机体组织器官原有生理功能活动减弱。例如，吗啡能产生镇痛和呼吸抑制；普萘洛尔能使心脏抑制和血压降低；阿托品有抑制腺体分泌和松弛胃肠平滑肌的作用等。此作用称为抑制作用。

兴奋作用与抑制作用在一定条件下可以相互转化。过度兴奋会引起惊厥，长时间的惊厥会转为衰竭性抑制，过度抑制使功能活动接近停止，称"麻痹"。

2. 抑制或杀灭病原体　化学治疗药物可干扰病原微生物的生长繁殖，在机体防御功能的共同参与下达到防治疾病的作用。

3. 补充体内必需物质　维生素、微量元素和激素等，可通过补充机体的不足而呈现治疗作用。

工作项目二　药物作用类型

一、局部作用和吸收作用

这是根据药物是否被吸收而划分的。

1. 局部作用　是指药物与机体接触后未吸收进入血液，仅在用药部位所出现的作用。例如，酒精、碘酒等对皮肤黏膜的消毒作用；普鲁卡因的局麻作用；口服抗酸药和导泻药等。它们所产生的作用均为局部作用。

2. 吸收作用　是指药物从给药部位吸收进入血液后，分布到机体各个部位而发生的作用。例如，口服地西泮呈现镇静催眠作用；口服或肌肉注射阿莫西林抗全身感染；直肠给药小儿退热栓等。它们产生的药物作用均为吸收作用。

二、直接作用和间接作用

这是以药物作用的因果关系而划分的。

1. 直接作用　又称原发作用，是指药物在所分布的组织器官直接产生的作用。例如，强心苷对心脏的正性肌力作用；消毒防腐药对环境杀灭病原微生物的作用。

2. 间接作用　又称继发作用，是指直接作用而引发的其他作用。例如，去甲肾上腺素有升高血压、并可产生减慢心率的作用。前者是激动血管平滑肌中 α 受体的结果，属于直接作用；后者是其使血压升高引起降压反射的结果，属于间接作用。

三、选择作用和普遍作用

这是以药物作用的选择性而划分的。

1. 选择作用　是指药物进入机体后对不同组织器官的作用性质或作用强度方面的差异。例如，强心苷对慢性心功能不全的心脏，有高度的选择性作用，小剂量就能产生正性肌力作用，但对正常心脏的作用不明显；对骨骼肌和平滑肌，即使应用很大剂量也无作用。

任何药物都有其特定适应证和不良反应，药物作用选择性常是药物分类的依据，也是临床选择用药的基础。掌握药物的选择作用和适应证，有利于做到对症下药，减少不良反应，发挥药物的最佳疗效。

2. 普遍作用　是指药物对与他所接触的组织器官都有类似的作用。其作用特点是：选择性低，作用广泛，毒性较强。由于这类药物大多数对细胞原生质产生损伤性毒害，故又称为"原生质毒"或"细胞原浆毒"。例如，酚能使细菌和人体蛋白质变性；恶性肿瘤的化疗，不良反应多见且严重，也是由于其对机体组织细胞和癌细胞均有杀伤作用。

四、药物作用的两重性

药物作用具有两重性，既可产生对机体有利的防治作用，也可产生对机体不利的不良反应。两者之间往往是相互联系，伴随发生的两种作用性质完全不相同的表现形式。

（一）治疗作用

是指药物所产生的符合用药目的的作用，是有益于防治疾病的作用。根据治疗作用的效果，又分为对因治疗与对症治疗。

1. 对因治疗　也称治本，是指消除原发致病因素，彻底消除疾病的治疗。例如，青霉素对某些病原微生物有杀灭作用；甲硝唑抗滴虫和阿米巴原虫等。

2. 对症治疗　也称治标，是指改善疾病的症状，减轻病人的痛苦的治疗。例如，度冷丁有镇痛作用；阿司匹林有解热镇痛的作用；抗酸药有中和胃酸的作用等。对症治疗虽然不能消除病因，但在某些危重急症。例如，休克、惊厥、心力衰竭、高热、剧痛时，对维持生命体征，争取时间采取对因治疗措施至关重要。

在临床实践中，对因治疗与对症治疗，两者不能偏颇，应该根据病人的具体情况灵活运用。遵循祖国医学"急则治其标，缓则治其本，标本兼治"的原则，指导救死扶伤，妥善处理对因治疗与对症治疗关系。

（二）不良反应

是指不符合用药目的，给病人带来不适或痛苦的反应。根据发生情况，归纳为以下几种。

1. 副作用　是指药物在治疗剂量时出现的和用药目的无关的作用。给病人带来的不适或者痛苦，一般症状较轻，危害不大。产生的原因是由于药物的选择性较低，作用较广所致。

每种药物的副作用和防治作用不是固定不变的，当其中一种作用被用于治疗目的时，其他效应则成为副作用。例如，用阿托品解除胃肠平滑肌痉挛性疼痛的同时，由于抑制腺体分泌，出现口干、皮肤干燥等副作用；当阿托品作为麻醉前给药时，其抑制腺体分泌的作用则成为防治作用，而松弛平滑肌，引起术后肠麻痹和尿潴留则成为副作用。

因此，一般情况下副作用是可以预知的，并可以减轻或避免。例如，用麻黄碱治疗哮喘时，可导致失眠，同时给镇静催眠药，可以对抗其他的中枢兴奋作用。

2. 毒性反应　是指大剂量或长时间用药引起的严重的不良反应。发生的原因或是用药剂量过大、或是用药时间过久、或是机体对药物敏感性特别强等因素所致。老人、小儿、孕妇、体质弱者等，是药物毒性反应的易发特殊人群。例如，链霉素对小儿，易损害听神经而致耳聋；氯霉素抑制骨髓造血功能而引起贫血等。

短期内过量用药所引起的毒性反应，称为急性毒性，多损害循环、呼吸和神经等系统的功能。长期用药使其在体内蓄积而引起的毒性，称为慢性毒性。多损害肝、肾、内分泌等功能。药物三致（致畸、致癌、致突）作用，属于慢性毒性中的特殊毒性。

3. 过敏反应　又称为变态反应，是指机体受药物刺激后发生的异常免疫反应。其发生与药物的剂量大小和作用的强弱无关，而与过敏体质有关，临床症状相似。常见表现有皮疹、药热、哮喘等，严重者可引起过敏性休克发生。

因此，临床上应用青霉素、链霉素、普鲁卡因等药物时，一般依次做到：一问（有无过敏史）、二试（皮试）、三观察（观察给药后的反应）、四治疗（休克的急救）等，是防治药物过敏性反应发生的操作程序。

4. 后遗效应　是指停药后，血药浓度降到有效浓度以下残存的药物效应。例如，睡前服用巴比妥类催眠药，次日早晨起床后，仍有头晕、困倦、嗜睡等宿醉现象，这时，喝点浓茶可缓解其现象。

5. 继发性反应　又称治疗矛盾，是继发于药物治疗作用之后的一种不良反应。例如，长期应用广谱抗生素，导致菌群失调症，而出现二重感染现象。

6. 停药反应　又称反跳现象，是指长期用药而突然停止用药后，而出现比原有疾病加剧的现象。例如，长期应用β受体阻断药普萘洛尔抗高血压，若突然停药，而出现血压骤升，心律失常，甚至产生急性心肌梗死或者猝死。

7. 药物依赖性　是指某些药品直接作用于中枢神经系统，产生兴奋或抑制效应，出现强迫性使用或定期使用药物的行为。根据药物使人产生的依赖性和危害人体健康的程度，通常分为精神依赖性和躯体依赖性两种。

（1）精神依赖性　又称心理依赖性或者习惯性，是指持续用药突然停药，在精神上出现渴望连续用药的行为，以求达到舒适满足感。能引起精神依赖的药物称之为精神药品。如镇静催眠药可产生精神依赖性。

（2）躯体依赖性　又称生理依赖性或成瘾性，是指反复用药造成身体适应状态，产生欣快感，突然停药就会出现戒断症状。其表现为烦躁不安，流涎、流泪、流汗，腹痛、腹泻，困倦，背部和肢体疼痛，肌肉抽搐等综合征，甚至危及生命。有强烈再次用药的欲望，会不择手段地获得这类药物，这对个人、家庭和社会容易造成极大的危害性。例如，吗啡、度冷丁等，临床与科研上称之为麻醉药品，依法管理和使用。

工作项目三　药物作用机制

药物作用机制是阐述药物为什么起作用和如何起作用诸方面的问题。了解药物作用机制，有利于理解药物作用和不良反应，更好地指导临床安全、有效、合理地用药。药物作用机制繁多，后续工作任务中会一一介绍，在此仅介绍受体学说。

受体理论是从分子生物学水平阐明生命现象的生理和病理过程，是解释药物的作用、作用机制、药物分子构效关系的一种基本理论。

1. 受体　是指存在于细胞膜上或细胞膜内的大分子蛋白质，能识别并特异性地与配体结合，产生特定的生物效应。

2. 配体　能特异性地与受体结合的物质，包括神经递质、激素、自体活性物质及药物等。

3. 药物与受体的相互作用　药物与受体结合起来后，通过生理、生化功能的改变产生应有的效应。药物要产生效应，必须具备两种特性：一是有药物与受体结合的能力，即亲和力；二是药物与受体结合后产生效应的能力，即内在活性。于是，可将药物分成如下三类。

（1）受体激动剂　是指与受体有亲和力又有较强内在活性的药物。作用特点：能兴奋受体，产生明显效应。例如，吗啡激动阿片受体，产生镇痛作用。

（2）受体拮抗剂　是指与受体有亲和力但缺乏内在活性的药物。作用特点：能与受体结合，不能兴奋受体，不产生效应，但能阻断激动剂和受体的结合，与激动剂有对抗作用。例如，纳洛酮本身无明显药理作用，但在体内与吗啡竞争同一受体，产生对抗吗啡的药理作用。

（3）受体部分激动剂　是指与受体有一定亲和力，而内在活性较弱的药物。作用特点：与受体结合后，只能产生较弱的效应，即使增加浓度，也不能达到完全激动剂那样最大效应。相反，因占领受体，并削弱激动剂的部分作用，即表现出部分阻断作用。所以，部分激动剂具有激动剂和拮抗剂的双重作用。例如，镇痛新可引起较弱的镇痛作用，但与吗啡合用，可以对抗吗啡镇痛效应的发挥。

4. 受体的调节　长期应用受体激动剂，可产生药物耐受性，是由于药物引起相应受体数目减少所致，称之为向下调节。同样，长期应用受体拮抗剂，若突然停药，可引起病情反跳性加重，是由药物使受体数目反射性增加所致，称之为向上调节。例如，长期应用镇静催眠药、抗高血压药而突然停药，可引起反跳现象。

思考与练习

1. 列出药物作用的基本类型。
2. 举例说明副作用与防治作用之间的关系。
3. 举例说明如何正确应用对因治疗和对症治疗。
4. 解释受体、受体激动剂和受体阻断剂的基本概念。

机体对药物的作用——药动学

✽**学习目标**

1. 了解药物的体内过程及其主要影响因素。
2. 熟悉量效关系、药酶、首过作用、肝肠循环、半衰期的概念和意义。
3. 掌握药物剂量与效应之间的关系。
4. 能为病人选择适当的给药方案。

药物代谢动力学，简称药动学，是研究药物的体内过程及体内药物浓度随时间变化规律的一门科学。药物体内过程，是指机体对药物的吸收、分布、生物转化和排泄的过程。了解药物的体内过程及血药浓度随时间变化的规律，对制定合理的给药方案，确保用药安全具有重要的实际意义。

工作项目一　药物的跨膜转运

药物的跨膜转运是指药物通过生物膜的过程。药物在体内转运的吸收、分布、转化和排泄四个步骤均需要通过组织细胞的生物膜，通常将其分为被动转运和主动转运两种形式。

一、被动转运

是药物依赖浓度差从高浓度一侧向低浓度一侧转运。特点是不消耗能量，只能顺浓度差转运；无竞争抑制现象及无饱和现象，不需载体（易化扩散需要除外）；脂溶性高、分子小、极性小及非解离型药物容易通过，是大多数药物主要转运方式。又将其分为简单扩散、膜孔滤过和易化扩散三种类型。

常用的药物多数属于弱酸性或弱碱性化合物。药物在机体内部分解离，于是，存在着解离型与非解离型两种形式。解离型极性高，脂溶性低，难通过生物膜，而非解离型药物则相反，易通过生物膜。

药物的解离度的高低与药物所处体液的酸碱度值有关。弱酸性药物在碱性体液中易解离，弱碱性药物在酸性体液中易解离。当细胞膜两侧酸碱度不同时，弱酸性药在酸性环境解离少，以非解离型为主，这样就容易通过细胞膜转到碱性环境的一侧。在碱性环境中，弱酸性药物主要呈解离型，不易通过细胞膜。因此，在弱酸性药物中毒时，碱化尿液可加速酸性药物的排泄而解毒，相反，在弱碱性药物中毒时，酸化尿液可加速弱碱性药物排泄而解毒。

二、主动转运

是药物依赖细胞膜上的特殊载体，从低浓度一侧向高浓度一侧的跨膜转运。其特点有：逆浓度转运、需要消耗能量、需要载体，有饱和现象及竞争抑制，只有少数药物通过这种方式转运。竞争性抑制，在临床用药中具有实用意义。例如，丙磺舒与青霉素合用能竞争抑制肾小管的分泌，可延长青霉素的作用时间。尿液酸碱度对药物跨膜转运见表1-4。

表 1-4　尿液酸碱度对药物跨膜转运的影响比较表

类别	弱酸性药物			弱碱性药物		
	解离度	重吸收	排泄	解离度	重吸收	排泄
碱性尿液	增加	减少	加快	减少	增多	减慢
酸性尿液	减少	增多	减慢	增多	减少	加快

工作项目二　药物的体内过程

一、药物吸收

是药物从给药部位进入血液循环的过程。大多数药物以被动转运的方式由肠道吸收，经过门静脉系统进入肝脏，然后由下腔静脉到达大循环分布全身（图1-2）。吸收速度的快慢与量的多少，直接影响到药物作用的快慢和强弱。吸收快的药物，显效快，作用强，维持时间短；相反，吸收慢的药物，显效慢，作用弱，维持时间久。影响药物吸收的因素有很多，归纳起来有如下几方面。

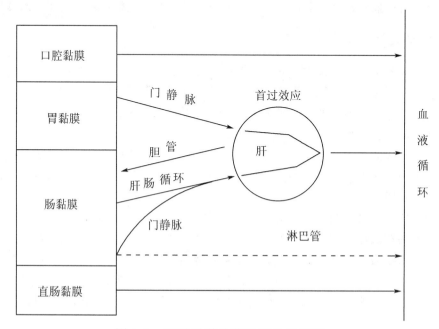

图 1-2　经胃肠道给药的吸收示意图

1. 药物的理化性质　一般情况，分子量越小、脂溶性越高、极性越弱、解离度越低的药物越易吸收。否则，难以吸收。绝大多数药物，口服以肠道吸收为主。因为，肠黏膜表面积大，且肠壁附近呈中性，对弱酸性和弱碱性药均易吸收。

2. 药物的剂型　制剂的类型、溶剂的性质、颗粒大小、片剂的崩解度等均可影响吸收。不同制剂吸收快慢依次排序为：水溶液制剂＞油溶液制剂＞胶状制剂或混悬液制剂＞半固体制剂＞固体制剂。例如，口服液体制剂较片剂或胶囊剂等固体制剂吸收快；皮下或肌肉注射，水溶液吸收快，混悬剂和油制剂在注射部位吸收较慢，显效较慢，作用时间较久。例如长效普鲁卡青霉素等。

3. 生物利用度　是指药物制剂能被机体吸收利用的程度。生物利用度高低反应药物吸收率的高低，不同剂型生物利用度不一样。同一药物不同制剂，吸收的速度及程度有差异；甚至同一药物剂量，不同厂家或同一厂家不同批号，因生产工艺的差异，也可能导致吸收率不同，这对临床合理用药有指导性的意义。

4. 给药途径　给药途径能影响药物吸收的速度和程度。除静脉给药外，其他血管外给药途径都存在着吸收过程。药物吸收速度由快到慢的顺序是：吸入给药＞舌下给药＞直肠给药＞肌肉注射给药＞皮下注射给药＞口服给药＞皮肤给药。

5. 吸收环境　口服给药时，胃的排空时间、酸碱度、肠蠕动快慢、肠内容物多少和性质，均可影响药物的吸收。若药物吸收时接触面积大，血液丰富，停留时间长或组织发炎等，均能使药物吸收增多。

6. 首过消除　又称首过作用，是指口服某些药物在吸收前，经肠肝时发生代谢，使进入体循环的药量减少。也称其为首过效应，或第一关卡效应。为了避开首过消除，可采用舌下给药、直肠给药、静脉给药、吸入给药途径。例如，硝酸甘油首过消除率达 90% 左右，常采用舌下给药，以充分发挥其疗效。

二、药物的分布

是指药物吸收后，随血流到达机体各组织器官的过程。药物在体内的分布程度，对各组织器官的作用强度不同。影响药物分布的因素有如下几方面。

1. 药物与血浆蛋白的结合　血浆中的药物以游离型和结合型两种形式存在。结合型药物是其储存形式，暂无药物活性，又不被代谢或排泄；只有游离型药物才有药物作用。多数药物与血浆蛋白有不同程度的可逆性结合，且结合型与游离型药物可以相互置换。药物与血浆蛋白的结合率是决定药物在体内分布的重要因素，结合率超高的药物，作用显现慢，持续作用长，否则，显效快，持续作用时间短。例如，常用的洋地黄毒苷和毒毛花苷 K，前者与血浆蛋白结合率达 97%，为慢效类；后者几乎不与血浆蛋白结合，为速效类。

2. 体液的酸碱度　正常状态细胞质内液呈中性、外液偏碱性。弱酸性药在酸性环境中解离较少，易透过细胞壁，胞内的浓度略低于胞外；弱碱性药物则相反，碱化血液和尿液，可促进弱酸性药物由组织向血液转移，促进药物的排泄。例如，巴比妥中毒时，点滴碳酸氢钠能促进其排泄。

3. 药物的理化性质　脂溶性药物或水溶性小分子药物，易通过毛细血管壁，分布到组织；水溶性大分子药物或离子型药物难以透过血管壁进入组织。例如，右旋糖酐分子量较大，不易透过血管壁，静脉给药后，能提高血浆胶体渗透压，提高血容量。

4. 药物与组织的亲和力　有些药物对某些组织具有较高的亲和力，使药物在其组织的浓度高于其他组织，也是药物分布不均的因素之一。例如，碘在甲状腺组织中的浓度比血浆高达 25 倍；氯喹在肝组织中浓度高于血浆 700 倍。这些都有治疗学上的意义。

5. 器官的血流量　机体各组织器官的血流量差别很大，以肝、肾、脑、肺、心等为高血流灌注器官，药物分布快且含量较高，而脂肪、皮肤、肌肉等为低血流灌注器官，药物分布慢且含量低。脂肪组织是脂溶性药物的储存库。例如，静脉给硫喷妥钠，药物随之进入脑组织而产生麻醉作用（快而短），随之再分布入脂肪组织。药物中毒时，肝肾等器官往往先受影响。

6. 特殊屏障　药物在血浆与组织器官之间转运时所受到的阻碍称之为"屏障"。如血脑屏障和胎盘屏障。血脑屏障有利于维持中枢神经系统内环境相对稳定。大多数药物较难通过，只有脂溶性较大、分子量较小及少数水溶性药物容易通过。也有特殊情况，如脑膜炎时，应用大剂量的青霉素可以到达脑组织中，达到有效治疗浓度。胎盘屏障是母亲与胎儿之间交换营养成分与代谢物排泄的"枢纽"。值得注意，几乎所有能通过生物膜的药物都能穿透胎盘屏障进入胚胎循环，所以，在妊娠期间要慎用或禁用对胎儿发育有影响的药物，防止造成胎儿中毒或致畸形。

三、药物的生物转化

也称药物的代谢，是指药物在体内发生的化学变化。是药物在体内消除的主要途径之一。大多数药物主要在肝脏，少数药物可在其他组织，被相关的酶催化进行化学变化。药物经生物转化后有的被灭活，是指由有活性药物转化为无活性的代谢物，绝大多数药物经生物转化后，作用和毒性均降低或消失。药物经生物转化后有的被活化，由无活性的药物变成有活性的药物。例如，可的松无活性，代谢后变为有活性的氢化可的松。药物经生物转化后有的变成毒性代谢产物，由无毒或毒性小的药物变成毒性代谢产物。例如，异烟肼转化为对肝脏有较大毒性的乙酰化代谢产物。

药物生物转化分两步进行，第一步为氧化、还原及水解反应；第二步为结合反应。第一步反应使大多数药物灭活，但有少数反而活化，故生物转化不能简单地称为解毒过程。第二步可与体内的葡萄糖醛酸、硫酸、乙酰基、甲基、甘氨酸结合，使药物活性降低或灭活，极性加大，水溶性增强，易于经肾排泄。

药物生物转化依赖于各种药物代谢酶的催化，才产生各种不同的代谢产物。体内药物代谢酶分为两类：特异性酶（专一性酶），其只能催化特定的底物。例如，胆碱酯酶只能代谢乙酰胆碱。非特异性酶（非专一性酶）：又称肝药酶或简称为药酶，一般是指肝脏微粒体混合功能酶系。存在于肝细胞内质网中，能催化数百种化合物。

1. 药酶诱导剂　是指能使药酶活性增强或合成增加的药物。这样能加速其自身和另一药物转化。如苯巴比妥、水合氯醛、眠尔通、苯妥英钠、扑痫酮、保泰松、尼可刹米、螺内酯、灰黄霉素、利福平等。

2. 药酶抑制剂　是指能使药酶活性降低或合成减少的药物。其结果能减慢某些药物的代谢，使其作用明显加强或延长。如氯霉素、双香豆素、异烟肼、华法林、甲苯磺丁尿、对氨基水杨酸、阿司匹林等。

四、药物的排泄

是指药物在体内以原型药或者代谢产物排出机体外的过程。排泄是大多数药物自机体内消除的重要方式。药物排泄途径主要是肾脏，其次是消化道、呼吸道、汗腺、乳腺、泪腺、精液等。

1. **肾脏排泄** 游离型药物及代谢产物经肾脏排泄的方式，主要是肾小球滤过，其次是肾小管的分泌。有些药物经肾小球滤过后，又有部分被肾小管重吸收。其吸收量的多少，主要与药物的脂溶性、尿量和尿液的酸碱度有关。脂溶性药物重吸收较多；水溶性药物重吸收较少，尿量增多，尿液中药物浓度降低，重吸收减少。其中影响药物排泄最主要因素的是肾功能与尿液的酸碱度。

在临床中，如果药物中毒时，常根据具体情况或酸化或碱化尿液，以增加药物的排泄速度。例如，如果巴比妥等药物中毒时，可用碳酸氢钠碱化尿液，促其排泄而解毒。

2. **消化道排泄** 是指口服药物后，在消化道未被吸收的、或有些药物经肝脏排入肠道后，随粪便排出体外。有的药物随胆汁排入肠道后，再次被吸收形成肝肠循环。这样，可使药物排泄减慢，作用时间延长。

3. **乳汁排泄** 是指脂溶性高的药物和弱碱性药物可经乳汁排出，故哺乳期妇女用药时应特别慎重。例如，吗啡、阿托品等，以免对婴儿引起不良反应。

4. **其他途径排泄** 有的药物还可以经唾液、汗液、泪液、呼吸道等途径排泄。

五、药物的消除与蓄积

1. **消除** 是指被吸收的药物经生物转化和排泄，使血药浓度逐渐降低的过程。药物消除的过程，影响药物效应强度和持续时间。大多数药物的消除是按恒比方式消除，即单位时间内，药物的消除比例是恒定的，药物浓度越高则消除量越大。也有少数药物是按恒量方式消除，即单位时间内，药物消除的数量是恒定不变的。

2. **蓄积** 是指多次反复给药时，若药物进入机体内的速度大于消除速度，使血药浓度不断增高。一般情况下，药物进入机体速度大于排出消除的速度时都会发生蓄积。在临床上用药，有计划地使药物在体内蓄积，以产生较佳疗效，然后再改用较小维持量。若药物使用量过多，给药时间过快或过久，均可使药物在体内蓄积过多，而引起蓄积性中毒。

工作项目三 血药浓度动态变化规律

一、时-量曲线

药物体内过程，是一个连续发生的动态变化过程。用药之后，总是经历着增长、平衡、衰减和消除的过程。这实质上反映了药物体内过程随时间变化的动态规律。血药浓度随时间而变化，表现为药物效应强弱与血药浓度高低为正比关系。在一定的范围内，药物的浓度随时间推进而降低，药物作用也随时间推进而减弱直至消失。

　　以时间为横坐标，血药浓度为纵坐标作图的曲线，表示时间与血药浓度（量）变化的关系，即为时-量曲线。

　　一次非血管给药时-量曲线可分为如下几期（图1-3）。

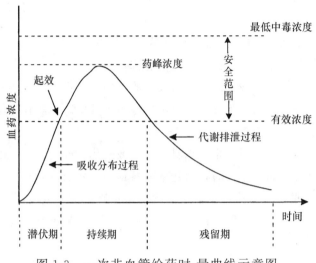

图1-3　一次非血管给药时-量曲线示意图

　　1. 潜伏期　是指用药后至开始出现药效的时间。其反映了药物的吸收并到达作用部位的过程。静脉给药，一般没有明显的潜伏期。

　　2. 持续期　是指药物维持最小有效浓度或维持基本疗效的时间。其长短取决于药物吸收量及消除速度。

　　3. 残留期　是指药物浓度降低至最低有效浓度以下，虽然是无效量，但尚未自体内完全排除，反映了药物在体内形成贮库。此期血药浓度虽然不高，若反复给药容易导致蓄积中毒。定期测定病人的血药浓度，一方面有利于防止蓄积中毒，另一方面有利于确定合理的剂量和给药间隔时间。

二、血浆半衰期

　　1. 血浆半衰期　简称为半衰期，是指血浆药物浓度下降一半所需要的时间。其反映了药物在的体内消除速度的指标，按恒比消除的药物，都有其固定的半衰期。

　　2. 半衰期的意义

　　（1）药物分类的依据　根据半衰期长短，可把药物分为长效药、中效药和短效药三类。

　　（2）确定给药间隔时间　半衰期长则给药间隔时间长；半衰期短则给药间隔时间短。

　　（3）预测达到稳态血药浓度时间　通常情况恒速静脉点滴或分次恒量给药，经过5个半衰期，给药速度与消除速度相等，便达到稳态血药浓度。

　　（4）预测药物基本消除的时间　通常停药时间达到4～5个半衰期，血药浓度降低95%即达到基本消除。见表1-5。

表 1-5 药物半衰期与其在体内消除量及累积量的关系表

半衰周期	一次给药		连续恒速量给药	
	消除药量	累积消除药量	消除药量	累积药量
1	$100\% \times \frac{1}{2} = 50\%$	50.00%	50.00%	50.00%
2	$100\% \times \left(\frac{1}{2}\right)^{2} = 25\%$	75.00%	75.00%	75.00%
3	$100\% \times \left(\frac{1}{2}\right)^{3} = 12.5\%$	87.50%	87.50%	87.50%
4	$100\% \times \left(\frac{1}{2}\right)^{4} = 6.25\%$	93.75%	93.75%	93.75%
5	$100\% \times \left(\frac{1}{2}\right)^{5} = 3.16\%$	96.87%	96.87%	96.87%
6	$100\% \times \left(\frac{1}{2}\right)^{6} = 1.56\%$	98.44%	98.44%	98.44%
7	$100\% \times \left(\frac{1}{2}\right)^{7} = 1.25\%$	99.22%	99.22%	99.22%

三、稳态血药浓度

是指给药速度等于消除速度时，血药浓度维持在一个基本稳定的水平。临床治疗通常需要连续恒速或分次恒量给药，以维持有效血药浓度，从而维持疗效。等量多次给药时，血药浓度呈锯齿状上升，随之趋于平稳，不会无限上升（图 1-4）。稳态血药浓度有重要的临床意义。

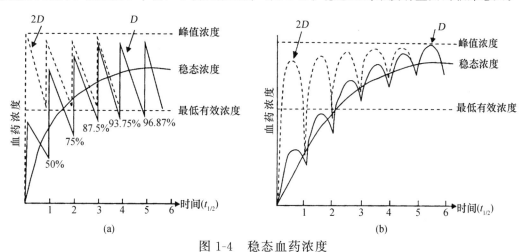

图 1-4 稳态血药浓度

（a）血管内给药　（b）血管外给药

1. 调整给药剂量的依据　若治疗效果不佳或发生不良反应时，可经测定稳态浓度来调整剂量。

2. 确定负荷剂量的依据　若临床上需要尽快达到稳态浓度，可在首次给药时采用负荷量，即静脉点滴时首次可用给药量的 1.44 倍静脉注射；口服药物首次加倍，即可迅速达到并维持稳态浓度，以后用维持量。

3. 制定理想给药方案的依据　理想的维持剂量，应使稳态浓度维持在最小中毒浓度与最小有效浓度之间，即最高的不超过最小中毒浓度，最低的不低于最小有效浓度。

思考与练习

1. 药物的体内过程各环节对药物作用有什么影响？
2. 何谓药酶？药酶诱导剂与药酶抑制剂对临床用药有何意义？
3. 何谓首过作用、肝肠循环、药物半衰期与稳态血药浓度？各有何临床意义？

工作任务四　影响药物作用的因素

1. 掌握生理、心理和病理因素对药物作用的影响。
2. 熟悉剂量、常用量、极量、治疗指数、安全指数的概念及意义。
3. 能针对药物和病人的实际情况，为病人正确合理地使用药物提供指导。

药物作用于机体，对于大多数人可产生预期的药物效应，但是对于具体的病人来说，药物效应可有一定的甚至是明显的差异。由于药物作用受许多方面因素的影响，除了已经讨论的体内过程等对药物作用的影响外，主要还有如下几方面的因素。

工作项目一　药物方面的因素

一、药物的化学结构

药物的化学结构是确定其性质和药理作用的依据。结构相似的药物，其作用也相似。例如，磺胺类药结构均相似，抗菌作用也相似。但是，某些结构相似的药物，也可引起相反的作用。例如，抗凝血药双香豆素与促凝血药维生素 K 的结构相似，其作用却相互对抗。

二、药物的剂型

药物的剂型可影响药物的吸收和消除，进而影响药效。相同剂量的同一药物，以注射吸收较快，内服剂型吸收较慢。注射剂中，溶液剂吸收较混悬剂及油剂快。在口服剂型中，溶液剂较散剂快，散剂较片剂和丸剂快。临床应用时应根据疾病类型、病情轻重、治疗方案和用药目的选择适当的剂型。

三、药物的剂量

剂量是指用药的分量，即用药量的多少。剂量的大小，是决定药物在体内浓度高低和作用强弱的主要因素之一。在一定范围内，剂量的大小与药物作用的强弱成正比，若超过一定的剂量，则由量变导致向质变的方向发展，可发生中毒，甚至死亡。例如，巴比妥类药物，随着剂量的增加其药理作用依次逐渐增强为：镇静、催眠、抗惊厥、抗癫痫、麻醉、呼吸麻痹直至死亡。因此，临床用药时要注意由量变到质变的关系，严格掌握药物的剂量。依据量-效关系，剂量可以分为如下几种类型。

1. **无效量**　是指用药物剂量过小，达不到有效血药浓度，不能引起明显的药理作用。

2. 最小有效量　是指随着剂量增大至开始出现治疗作用时的剂量。

3. 最大治疗量　简称极量，是指随着剂量的增加，出现最大治疗作用。

4. 最小中毒量　是指超过极量恰能引起中毒反应的剂量。

5. 中毒量与致死量　若剂量加大到发生中毒或死亡，分别称为中毒量或致死量。

6. 治疗量　是指最小有效量与极量之间的剂量范围。

7. 常用量　是指大于最小有效量并小于最大治疗量。临床最为常用，能产生良好的治疗效果，又不发生不良反应。

8. 安全范围　又称治疗作用宽度，通常是指最小有效量和最小中毒量之间的范围。这个范围越大则用药越安全，否则容易发生中毒。

量效关系示意图见图 1-5。

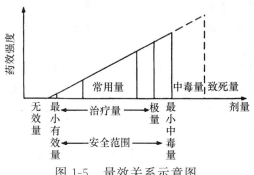

图 1-5　量效关系示意图

9. 治疗指数　中毒量与致死量，在临床治疗上没有实用意义，但在药物研究中，用实验动物来测定药物的毒性、有效性、安全性均有意义。半数致死量（LD_{50}）是指在药物毒理学实验中，测定引起实验动物半数死亡的剂量，作为衡量药物毒性大小的指标。LD_{50} 越小，表示药物毒性越大，否则，毒性小。半数有效量（ED_{50}）是指在药物学实验中，测定引起半数（50%）实验动物产生效应的剂量。ED_{50} 越小，表示药物效价高，作用强，否则，效价低，作用弱。治疗指数（TI）是指 LD_{50} 与 ED_{50} 的比值。即 $TI=LD_{50}/ED_{50}$。因此，治疗指数表示药物的安全性，其比值越大，药物越安全。治疗指数愈大，表明 LD_{50} 与 ED_{50} 相距愈远，用来衡量临床应用时愈安全。相反，其比值小，治疗指数小，表明 LD_{50} 与 ED_{50} 相距很近，很不安全。

工作项目二　机体方面的因素

一、年龄与体重

通常所称的药物剂量是指成人用药的平均剂量。国家药典规定 14 岁以下的用药剂量为儿童剂量；14～60 岁为成人剂量；60 岁以上为老年剂量。这是由于老年人与儿童生理状态不同，对药物的反应与成年人有较大差异。

1. 老年人　肝肾功能逐渐减弱，对药物的代谢能力及排泄能力降低，药物的耐受性较差，用药剂量常为成人的 3/4～1/2。例如，老年人对中枢抑制药、心血管药、利尿药、胰岛素等药的反应比较敏感，应用时要高度重视，应当慎用。

2. 小儿 正处于生长发育阶段，尤其是幼儿，组织器官的功能尚未发育完善，对药物的代谢及排泄能力差，对药物特别敏感。例如，小儿对肝灭活与肾排泄的药物易产生肝肾损伤；对中枢抑制药、利尿药和激素等较敏感。因此，小儿用药剂量应减少，通常根据年龄与体重的计算结果来确定小儿用药剂量。

二、性别

除性激素以外，男性与女性对药物的反应通常无明显差异。但是，在女性的特殊生理期时有明显不同，若应用药物不当，会导致严重的不良反应，应当慎重。月经期对剧烈泻药、抗凝血药等敏感。妊娠期胎儿对药物的敏感性，在妊娠的不同时期有较大差异，若妊娠早期应用性激素、酒精等可致畸形。分娩期要慎用镇痛药和镇静药等。哺乳期对甲硝唑、异烟肼、中效利尿药、口服降糖药及苯巴比妥钠等，均能大量从乳汁排出，对婴儿不安全，应当禁用。

三、个体差异

个体差异是指个体之间对同一药物的反应可以有明显差异。通常在年龄、性别、体重等相同的情况下，大多数人对药物反应是相似的，但有少数人存在着质和量的差异。

1. 量的差异 表现为高敏性和耐受性。

（1）高敏性 是指某些病人对药物特别敏感，即使是用很小剂量的药物能产生较强的效应，甚至毒性反应。例如，有许多聋哑人多是由于小儿时期使用了链霉素，甚至有的仅用一次所致。

（2）耐受性 是指某些病人对药物的反应性特别低，须使用较大剂量才出现药物原有的效应。若病原体对药物耐受性便成为抗药性（或称耐药性）。例如，在抗生素的使用中，产生耐药性这种现象较为普遍，甚至是全球性的问题。

2. 质的差异 表现为变态反应与特异质反应。

（1）变态反应（在药效学中已讲述）。

（2）特异质反应又称为基因缺陷病。例如，先天性葡萄糖-6-磷酸脱氢酶缺陷的病人，应用某些药物如磺胺类、阿司匹林、氯喹、伯氨喹、奎尼丁等药物或食用了蚕豆等，可引起急性溶血性贫血反应。

四、病理

疾病能影响到机体对药物的处理能力。例如，低蛋白血症使游离型药物增多，结合型药物减少，药效增强，易发生毒性反应；肝肾功能不全时，药酶活性降低，药物排泄能力减弱，半衰期延长，药效增强。疾病又能影响机体对药物的敏感性。例如，解热镇痛药仅对发热病人的体温下降，对正常人体温则无影响；有机磷农药中毒时可耐受数十倍中毒剂量的阿托品而不致中毒等。

五、心理

病人精神状态和思想情绪诸方面的心理因素对药物的疗效影响非常大。因此，应用药物时既要重视病人的生理与病理因素，又要重视病人的心理因素。相信某药物的作用，则疗效极佳，甚至无药理活性的安慰剂也有一定的药物效应，否则，即使药物有重要的药理作用疗效也不佳。

工作项目三　给药方法方面的因素

一、给药途径

给药途径不同，可直接影响到药物作用的快慢、强弱和维持时间的长短不同，有时导致药物作用性质也不同。不同给药途径药物作用的快慢顺序依次排列：静脉注射＞吸入给药＞舌下给药＞肌肉注射＞皮下注射＞口服给药＞肛门给药＞贴皮给药。有的药物，给药途径不同其作用性质不一样。例如 硫酸镁口服有导泻与利胆的作用；肌肉注射有明显的降压与抗惊厥作用；外敷有消肿止痛与收敛的作用。

二、给药时间和给药次数

给药时间与次数常需要根据病情的需要和药物的特点等情况而定。不同的药物有不同的用药时间规定。一般情况，饭前给药吸收较好，发挥作用较快；饭后给药吸收较差，显效也较慢。容易受胃酸影响的药物可饭前服用，对胃有刺激性的药物宜饭后服用。针对不同的治疗目的，选择适宜的给药时间。例如，驱虫药宜空腹或半空腹服用、苦味健胃药饭前服用、助消化药饭时服用、催眠药睡前服用、降糖药胰岛素餐前注射等。

大多数口服药物为每天服用3～4次，半衰期短、消除快的药物，给药次数应相应增加，否则，应延长间隔给药时间。对毒性大或消除慢的药物，应规定一日用药量与疗程。对肝功能不全的病人，须适当调整给药次数和间隔时间。例如，青霉素治疗急性感染性疾病，肌肉注射每日2～3次，点滴应大剂量，每日用药1次。若有风湿性疾病，用长效青霉素预防风湿病，每3周或1个月用1次。一般药物适宜服用时间见表1-6。

表1-6　一般药物适宜的服用时间

服药时间	类别与药物	注释
清晨	①肾上腺皮质激素　泼尼松、地塞米松 ②抗高血压药　氨氯地平、依那普利 ③抗抑郁药　氟西汀、帕洛西汀 ④利尿药　呋塞米、螺内酯 ⑤驱虫　阿苯达唑、哌嗪、噻嘧啶 ⑥泻药　硫酸镁、硫酸钠	减少反馈抑制，避免肾上腺皮质功能低下 有效控制高血压 抑郁、焦虑、猜疑等常表现晨重晚轻 避免夜间排尿次数过多 减少对药的吸收、增加药与虫体的接触 可迅速在肠道发挥作用
餐前	①胃黏膜保护药 ②收敛药　鞣酸蛋白 ③促胃动力药　甲氧氯普胺、多潘立酮 ④降糖药　甲苯磺丁脲、格列喹酮 ⑤抗生素　头孢拉定、氨苄西林、克拉霉素 ⑥广谱抗线虫药　伊维菌素	充分附着于胃壁，形成一层保护膜 迅速经胃进入小肠，遇碱性肠液分解出鞣酸 促胃蠕动和食物排空，帮助消化 餐前服用疗效好，血浆达峰浓度时间快 进食可延缓药物吸收 餐前1小时服用可增强疗效

服药时间	类别与药物	注释
餐中	①降糖药 二甲双胍、阿卡波糖、格列美脲 ②抗真菌药 灰黄霉素 ③助消化药 酵母、胰酶、淀粉酶 ④抗血小板药 噻氯匹定 ⑤减肥药 奥利司地 ⑥抗结核药 乙胺丁醇、对氨基水杨酸钠	减少对胃肠的刺激和不良反应 与脂肪餐同服可促吸收，提高血浓度 发挥酶助消化作用并免被胃液的破坏 餐中用可提高吸收率并减轻胃肠反应 餐时用可减少脂肪的吸收率 餐时用可减少对消化道的刺激
餐后	①非抗炎药 阿司匹林、贝诺酯、布洛芬 ②维生素 维生素 B_1、维生素 B_2 ③抗 H_2 受体药 西咪替丁、雷尼替丁 ④利尿药 氢氯噻嗪	减少对胃肠的刺激并延缓其吸收 随食物缓慢入小肠以利于吸收 餐后用较餐前用效果佳，因胃排空延迟 与食物裹在一起可增加生物利用度
睡前	①催眠药 水合氯醛、地西泮、苯巴比妥 ②平喘药 沙丁胺醇、二羟丙茶碱 ③血脂调节药 洛伐他汀、氟伐他汀 ④抗过敏药 苯海拉明、异丙嗪、赛庚啶 ⑤缓泻药 比沙可啶、液体石蜡	服后安然入睡 睡前用药效更好，因哮喘多在凌晨发作 睡前用药可增效，胆固醇合成峰期在夜间 睡前用药安全并利于睡眠，因服后易嗜睡 服后约12h排便，于次日晨起泻下

三、联合用药与药物相互作用

（一）联合用药

联合用药又称配伍用药，是指两种或两种以上的药物同时或短期内先后使用。一般情况，到医院诊治要联合使用两三种药物。联合用药的结果，使原有药物作用增强或者减弱。联合用药的目的在于：增强疗效、减少不良反应、解救药物中毒、延缓耐药性的产生等。例如，抗结核病联合用药的目的在于提高治愈率、降低复发率、降低毒性、防止耐药性产生。若仅用一种药物数日会产生耐药性，若两三种药联合应用，3个月至半年还有很好的治疗效果，且不良反应也会减少。

（二）药物相互作用

药物相互作用是指联合用药引起的药物作用和效应的变化。其结果改变了原有的药理效应，或产生协同作用，可使药效加强；或产生拮抗作用，使药效降低；或不良反应加重。在临床上，利用药物间的协同作用，进行增强疗效的治疗；利用药物间的拮抗作用，预防或减低不良反应，或解救药物中毒等。

配伍禁忌是指两种或两种以上的药物在体外混合时，发生物理或化学性的变化，从而影响药物疗效和安全性。根据其发生的原因不同，分为理化性配伍禁忌和药理性配伍禁忌。前者如20%的磺胺嘧啶钠（pH值为8.5～10.5）静脉给药时，不能用5%或10%葡萄糖溶液（pH值为3.5～5）稀释，因易产生沉淀，可用注射用水稀释；后者如应用强心苷期间静脉注射钙剂，易引起心脏严重毒性反应等。

临床上以注射剂之间的配伍变化为多见，其中又以静脉点滴的配伍禁忌更为多见。因此，在向输液瓶内加入其他药物时，首先要考虑到药物是否必须从静脉给药。因为静脉点滴成分复杂，溶液量大，持续时间久，发生配伍变化的可能性大，应尽可能避免。在配制成分复杂的输液时，要注意药物配伍变化等，配制后至少要观察 15min，有时药液外观要经 3 小时才出现变化。因此，在静脉点滴时尤其应该注意配伍禁忌。

思考与练习

1. 影响药物作用的因素有哪些？
2. 何谓剂量？常用量、极量、安全范围和治疗指数有何临床意义？

（模块一编者：万进军）

工作模块二

外周神经系统疾病用药

工作任务五　传出神经系统药物概论

❋学习目标

1. 熟悉传出神经递质的分类、受体的分类及效应。
2. 认识乙酰胆碱、去甲肾上腺素作用终止的方式。

工作项目一　传出神经系统按递质的分类

一、传出神经系统的递质

传出神经系统通过其末梢释放神经递质，进入突触间隙进行信息传递。传出神经的递质主要有乙酰胆碱（acetylcholine，Ach）和去甲肾上腺素（noradrenaline，NA）等。如图2-1。

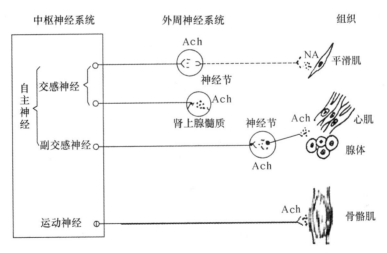

图 2-1　传出神经递质传递示意图

———胆碱能神经　　　……去甲肾上腺素能神经

1. 乙酰胆碱　乙酰胆碱主要在胆碱能神经末梢形成。胆碱和乙酰辅酶 A 在胆碱乙酰化酶的作用下形成乙酰胆碱，贮存于囊泡中。当神经冲动到达末梢时，囊泡内的乙酰胆碱以胞裂外排形式排出至突触间隙，释放出的乙酰胆碱作用于受体产生生理效应，又迅速（在几个毫秒内）被乙酰胆碱酯酶（AchE）水解为乙酸和胆碱。部分胆碱又可被胆碱能神经末梢摄取，再参与乙酰胆碱合成。

2. 去甲肾上腺素　去甲肾上腺素在去甲肾上腺素能神经末梢内合成。酪氨酸从血液进入神经元后，在酪氨酸羟化酶催化下生成多巴，再经多巴脱羧酶的催化，脱羧后生成多巴胺（dopamine），后者进入囊泡中，经多巴胺 β-羟化酶的催化，转变为去甲肾上腺素。酪氨酸羟化过程是去甲肾上腺素生物合成过程的限速过程。去甲肾上腺素形成后，贮存于囊泡中，并可避免被胞质液中的单胺氧化酶（MAO）所破坏。

当神经冲动到达末梢时，囊泡内的去甲肾上腺素以胞裂外排形式排出至突触间隙。在突触间隙，作用于受体产生生理效应。去甲肾上腺素主要靠突触前膜将其摄取入神经末梢内而使作用消失；这种摄取称为摄取1。摄取入神经末梢的去甲肾上腺素尚可进一步被摄取入囊泡，贮存起来以供下次的释放。部分未进入囊泡的去甲肾上腺素可被胞质液中线粒体膜上的单胺氧化酶（MAO）破坏。非神经组织如心肌、平滑肌等也能摄取去甲肾上腺素，称为摄取2。摄取之后，即被细胞内的儿茶酚氧位甲基转移酶（COMT）和 MAO 所代谢。另有极少部分去甲肾上腺素扩散到血液，然后在肝、肾等组织被 COMT 和 MAO 破坏。

二、传出神经按递质分类

不同类别的神经纤维兴奋时，其末梢释放的神经递质有所不同。根据传出神经末梢释放的递质不同，可将传出神经主要分为两大类。

1. 胆碱能神经　兴奋时其末梢释放 Ach。胆碱能神经包括：

（1）副交感神经节前、节后纤维。

（2）交感神经节前纤维，以及极少数交感神经节后纤维（支配汗腺分泌的神经和骨骼肌血管舒张神经）。

（3）运动神经。

2. 去甲肾上腺素能神经　兴奋时其末梢释放 NA（去甲肾上腺素，noradrenaline，NA）。绝大多数交感神经节后纤维属于此类。

工作项目二　传出神经系统受体的类型、分布及生理效应

一、胆碱受体

胆碱受体（cholinoceptor）是指能选择性地与 Ach 结合的受体。根据其对不同拟胆碱药敏感性不同，又可分为如下两类。

1. 毒蕈碱型受体（M 受体）　能特异性地与毒蕈碱（muscarine）结合的胆碱受体。主要分布于副交感神经节后纤维所支配的效应器细胞膜上，如心脏、血管、胃肠平滑肌、膀胱逼尿肌、瞳孔括约肌和各种腺体等处。激动时表现为：心脏抑制、血管扩张、内脏平滑肌收缩、瞳孔缩小及腺体分泌增加等，这些作用统称为 M 样作用。M 受体家族可分为 5 种亚型，目前公认的是 M_1、M_2、M_3 三种亚型，但 M 受体亚型的功能尚未完全阐明。传出神经作用的受体类型、分布及效应见表 2-1。

表 2-1　传出神经作用的受体类型、分布及效应

效应部位			胆碱能神经受体作用		去甲肾上腺素能神经受体作用		
			受体	M 样作用	受体	α 型作用	β 型作用
心脏		心肌	M	收缩力减弱	β_1		收缩力增强
		窦房结	M	心率减慢	β_1		心率加快
		传导系统	M	传导减慢	β_1		传导加快
平滑肌	血管	皮肤黏膜	M	扩张	α_1	收缩	
		内脏			$\alpha_1\beta_2$	收缩	扩张
		骨骼肌	M	扩张	$\alpha\beta_2$	收缩	扩张
		冠状			$\alpha_1\beta_2$	收缩	扩张
	支气管		M	收缩	β_2		扩张
	胆道		M	收缩	β_2		松弛
	胃肠	胃肠壁	M	收缩	$\alpha_2\beta_2$	收缩	松弛
		括约肌	M	松弛	α_1		
	膀胱	逼尿肌	M	收缩	β_2	收缩	松弛
		括约肌	M	松弛	α_1		
	眼	括约肌	M	收缩		收缩	松弛
		开大肌			α_1		
		睫状肌	M	收缩	β_2		
腺体		汗腺	M	分泌	α_1	局部分泌	
		唾液腺	M	分泌	α_1	分泌	
		胃肠及呼吸	M	分泌			
代谢		脂肪组织			$\alpha\beta_3$		脂肪分解
		肝			$\alpha\beta_2$		糖原分解
		肌肉			β_2		糖原分解
				N 样作用			
		自主神经节	N_1	兴奋			
		肾上腺髓质	N_1	分泌			
		骨骼肌	N_2	收缩	β_2		收缩

2. 烟碱型受体（N 受体）　能选择性地与烟碱（nicotine）结合的胆碱受体，又分为 N_1 和 N_2 两种亚型。N_1 受体主要分布在神经节，激动时表现为：神经节兴奋，导致节后纤维支配的多种效应器功能改变；肾上腺髓质分泌增多。N_2 受体主要分布在骨骼肌神经肌肉接头，激动时表现为：骨骼肌收缩。N_1 受体及 N_2 受体激动后的效应统称为 N 样作用。

二、肾上腺素受体

肾上腺素受体（adrenoceptor）是指能选择性地与肾上腺素或去甲肾上腺素结合的受体，又可分为：

1. α肾上腺素受体（α受体）　分为 α_1 和 α_2 两种亚型。α_1 受体主要分布在血管平滑肌（如皮肤、黏膜血管及部分内脏血管）、瞳孔。激动时表现为：血管收缩、瞳孔扩大。α_2 受体主要分布在去甲肾上腺素能神经的突触前膜上，受体激动时可使递质释放减少，对递质释放产生负反馈调节作用。

2. β肾上腺素受体（β受体）　可分为 β_1、β_2 和 β_3 三种亚型。β_1 受体主要分布在心脏，激动时表现为：心脏兴奋；β_2 受体主要分布在支气管和血管平滑肌等处，激动时表现为：支气管平滑肌松弛、骨骼肌血管及冠状动脉扩张等；β_3 受体分布于脂肪组织，激动时可引起脂肪分解。突触前膜上有 β_2 受体，激动时对递质释放起正反馈调节作用。

此外，在肾、肠系膜、心、脑等器官的血管平滑肌以及心肌上还有 DA 受体分布。

工作项目三　传出神经系统药物的作用机制及分类

一、传出神经系统药物的作用机制

（一）直接作用于受体

许多传出神经系统药物能直接与胆碱受体或肾上腺素受体结合，结合后可产生两种完全不同的结果。一种是激动受体，产生与递质相似的作用，称为激动药，例如胆碱受体激动药和肾上腺素受体激动药；另一种是阻断受体，妨碍递质与受体的结合，称为阻断药或拮抗药，例如胆碱受体阻断药和肾上腺素受体阻断药。

（二）影响递质

1. 影响递质生物合成　该类药物目前无临床应用价值，仅作研究的工具药。

2. 影响递质释放　例如，麻黄碱与新斯的明除直接激动相应的受体外，麻黄碱还具有促进去甲肾上腺素释放的作用，新斯的明还具有促进乙酰胆碱释放的作用。

3. 影响递质生物转化　例如，乙酰胆碱主要被胆碱酯酶水解而失活，因此，抗胆碱酯酶药通过抑制胆碱酯酶而妨碍乙酰胆碱水解，使乙酰胆碱堆积产生激动胆碱受体的效应。

4. 影响递质贮存　利血平主要抑制去甲肾上腺素能神经末梢囊泡对去甲肾上腺素的摄取，使囊泡内去甲肾上腺素减少以至耗竭，从而发挥拮抗去甲肾上腺素能神经的作用。

二、传出神经系统药物分类

简单可分为胆碱受体拟似药和拮抗药、肾上腺素受体拟似药和拮抗药四大类，进一步按其作用特点和对受体的选择性可分为：

1. 胆碱受体拟似药（胆碱受体激动药）

直接激动受体的药物：

（1）M、N 受体激动药（乙酰胆碱）

（2）M 受体激动药（毛果芸香碱）

（3）N 受体激动药（烟碱）

间接激动受体的药物：

（4）抗胆碱酯酶药（新斯的明、毒扁豆碱）

2. 胆碱受体拮抗药

（1）M 受体阻断药（阿托品、后马托品、溴丙胺太林）

（2）N 受体阻断药　①N_1 受体阻断药（美加明）；②N_2 受体阻断药（去极化型：琥珀胆碱。非去极化型：筒箭毒碱）。

3. 肾上腺素受体拟似药（肾上腺素受体激动药）

（1）α、β 受体激动药（肾上腺素）

（2）α 受体激动药　①α_1、α_2 受体激动药（去甲肾上腺素）；②α_1 受体激动药（去氧肾上腺素）；③α_2 受体激动药（可乐定）。

（3）β 受体激动药　①β_1、β_2 受体激动药（异丙肾上腺素）；②β_1 受体激动药（多巴酚丁胺）；③β_2 受体激动药（沙丁胺醇）。

4. 肾上腺素受体拮抗药

（1）α 受体阻断药　①α_1、α_2 受体阻断药（酚妥拉明）；②α_1 受体阻断药（哌唑嗪）；③α_2 受体阻断药（育亨宾）。

（2）β 受体阻断药　①β_1、β_2 受体阻断药（普萘洛尔）；②β_1 受体阻断药（美托洛尔）。

（3）α、β 受体阻断药（拉贝洛尔）

思考与练习

1. 简述传出神经系统递质的分类、受体的类型、分布、及其生理效应。

2. 简述传出神经系统药物的分类。

工作任务六　胆碱受体激动药

✖**学习目标**

1. 掌握毛果芸香碱、新斯的明的作用和用途。
2. 了解该类其他药的作用特点。

工作项目一　M胆碱受体激动药

毛果芸香碱（pilocarpine，匹罗卡品）

【药理作用】　能选择性地激动M胆碱受体，产生M样作用。对眼和腺体的作用最明显。

1. 对眼的作用

（1）缩瞳　虹膜内有两种平滑肌，一种是瞳孔括约肌，受动眼神经的副交感神经纤维（胆碱能神经）支配，兴奋时瞳孔括约肌收缩，瞳孔缩小；另一种是瞳孔开大肌，受去甲肾上腺素能神经支配，兴奋时瞳孔开大肌向外周收缩，瞳孔扩大。用毛果芸香碱后，可激动瞳孔括约肌上的M胆碱受体，表现为瞳孔缩小。

（2）降低眼内压　房水是从睫状体上皮细胞分泌及虹膜后房血管渗出而产生，经瞳孔流入前房，到达前房角间隙，主要经小梁网（滤帘）流入巩膜静脉窦，最后进入血流。毛果芸香碱可通过缩瞳作用使虹膜向中心拉紧，虹膜根部变薄，从而使处在虹膜周围部分的前房角间隙扩大，房水易于通过小梁网及巩膜静脉窦而进入血液循环，使眼内压下降。

（3）调节痉挛　使晶状体聚焦，适合于视近物的过程，称为眼调节作用。眼睛的调节主要取决于晶状体的曲度变化。晶状体囊富有弹性，使晶状体有略呈球形的倾向，但由于睫状小带（悬韧带）向外缘的牵拉，通常使晶状体维持于比较扁平的状态。睫状小带又受睫状肌控制，睫状肌由环状和辐射状两种平滑肌纤维组成，其中以胆碱能神经（动眼神经）支配的环状肌纤维为主。动眼神经兴奋时或用拟胆碱药如毛果芸香碱时使环状肌向瞳孔中心方向收缩，结果使睫状小带放松，晶状体变凸，屈光度增加，只适合于视近物，而看远物则难以使其清晰地成像于视网膜上；故看近物清楚，看远物模糊。拟胆碱药的这种作用称为调节痉挛。

睫状肌的辐射状肌纤维受去甲肾上腺素能神经支配，但这在眼睛调节中不占重要地位，故拟肾上腺素药一般不影响调节。

2. 腺体　吸收后能激动腺体的M胆碱受体，汗腺和唾液腺分泌增加最明显。

【临床应用】

1. 青光眼　其吸收作用除用作抗胆碱药阿托品等中毒的抢救外，其他应用价值不大。临床上主要局部用于治疗青光眼。滴眼后易透过角膜进入眼房，作用迅速，10min后出现作用，半小时达高峰。与毒扁豆碱比较，毛果芸香碱作用温和而短暂，故用药间隔时间宜短，水溶液比较稳定。

眼内压增高是青光眼的主要特征，可引起头痛、视力减退等症状，严重时可致失明。闭角型青光眼（急性或慢性充血性青光眼）病人前房角狭窄，眼内压增高。毛果芸香碱能使眼内压迅速降低，从而缓解或消除青光眼症状。毛果芸香碱也适用于开角型青光眼（慢性单纯性青光眼）的治疗。

2. 虹膜炎 与扩瞳药交替应用，可防止虹膜与晶状体粘连。

【不良反应】 药物大量吸收后可表现出 M 受体过度激动的表现，如流涎、多汗、腹泻、支气管痉挛等，可用阿托品对抗。滴眼时应压迫内眦，避免药液流入鼻腔而吸收中毒。滴眼浓度过高，可使睫状肌痉挛引起眼痛。M 受体激动药和 M 受体阻断药对眼作用见图 2-2。

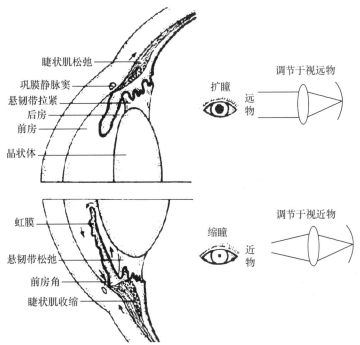

图 2-2　M 受体激动药和 M 受体阻断药对眼的作用

上：M 受体阻断药作用　下：M 受体激动药作用

工作项目二　抗胆碱酯酶药

抗胆碱酯酶药和乙酰胆碱一样，也能与胆碱酯酶结合，但结合较牢固，水解较慢，使酶失去活性，胆碱能神经末梢释放的乙酰胆碱便大量堆积，表现 M 及 N 样作用。

抗胆碱酯酶药可分为两类：一类是易逆性抗胆碱酯酶药，如新斯的明等；另一类为持久性抗胆碱酯酶药，如有机磷酸酯类。

一、易逆性抗胆碱酯酶药

新斯的明（neostigmine）

口服吸收少而不规则，一般口服剂量为皮下注射量的 10 倍以上。不易透过血脑屏障，无明显的中枢作用。溶液滴眼时，不易透过角膜进入前房，故对眼的作用也较弱。

【药理作用】　新斯的明能可逆地抑制胆碱酯酶，使乙酰胆碱堆积而表现出乙酰胆碱的 M 和 N 样作用。

新斯的明对心血管、腺体、眼和支气管平滑肌作用较弱，对胃肠道和膀胱平滑肌有较强的兴奋作用；而对骨骼肌的兴奋作用最强。因为他除通过抑制胆碱酯酶而发挥作用外，还能直接激动骨骼肌运动终板上的 N_2 胆碱受体，以及促进运动神经末梢释放乙酰胆碱。

【临床应用】

1. 重症肌无力　这是一种自身免疫性疾病，其主要特征是肌肉经过短暂重复的活动后，出现进行性肌无力症状。严重者可出现重症肌无力危象，表现为突然出现呼吸肌麻痹症状，甚至死亡。皮下或肌肉注射新斯的明后可使肌无力症状迅速改善。

2. 腹胀和尿潴留　新斯的明能兴奋胃肠道平滑肌及膀胱逼尿肌，促进排气和排尿，适用于手术后腹胀和尿潴留。

3. 阵发性室上性心动过速　在压迫眼球或颈动脉窦等兴奋迷走神经措施无效时，可通过新斯的明的拟胆碱作用使心室频率减慢。

4. 可用于非去极化型骨骼肌松弛药如筒箭毒碱过量时的解毒。

【不良反应】　副作用较小，过量可致"胆碱能危象"，使骨骼肌由兴奋转入抑制而导致肌无力加重。禁用于机械性肠梗阻、尿路梗塞和支气管哮喘病人。

吡斯的明（pyridostigmine）

作用较新斯的明稍弱。主要用于治疗重症肌无力，因肌力改善作用维持较久，故适于晚上用药。也可用于手术后腹胀和尿潴留。过量中毒的危险较少。禁忌证同新斯的明。

毒扁豆碱（physostigmine，依色林，eserine）

口服及注射都易吸收，因毒性大，故很少全身用药。现主要用于治疗青光眼，能缩小瞳孔，降低眼内压，收缩睫状肌而引起调节痉挛等。常用 0.25% 溶液滴眼，作用较毛果芸香碱强而持久，但刺激性较大。又由于收缩睫状肌的作用较强，可引起头痛。滴眼后 5 分钟即出现缩瞳，眼内压下降作用可维持 1～2d，调节痉挛现象消失较快。滴眼时应压迫内眦，避免药液流入鼻腔后吸收，引起中毒。

二、难逆性抗胆碱酯酶药

有机磷酸脂类（organophosphate）（详见特殊解毒药）

用药知识

应用毛果芸香碱、毒扁豆碱治疗青光眼前，要测量和记录病人用药前后眼内压，并告诫滴眼时应同时压迫内眦，防止药物通过鼻泪管吸收中毒。

应用新斯的明、吡斯的明治疗重症肌无力时应观察肌张力大小、肌肉疲劳程度、吞咽能力等，鼓励病人按医嘱坚持治疗，并监测心率，如心动过缓者先用阿托品使心率增加至 80 次/min 后再用本品。注意剂量个体化并记录给药次数，监测肌肉疲劳发生的次数，测定肌张力恢复状况，掌握病人手的握力，眼睑是否下垂，吞咽能力，有无呼吸麻痹，以便调整剂量，以达到疗效而不发生胆碱能危象。

新斯的明不宜与氨基糖苷类抗生素、利多卡因、多黏菌素、林可霉素等合用，因上述药物均作用于神经肌接头使骨骼肌张力下降，从而拮抗新斯的明兴奋骨骼肌的作用。

常用制剂与用法

硝酸毛果芸香碱　滴眼液：50mg/10ml，100mg/10ml，200mg/10ml，滴药次数按需要而定。

溴新斯的明　片剂：15mg，一次 15mg，一日 3 次。极量：一次 30mg，一日 100mg。

甲硫酸新斯的明　注射剂：0.5mg/1ml。一次 0.25～1mg，一日 1～3 次，皮下或肌肉注射。极量：一次 1mg，一日 5mg。

溴吡斯的明　片剂：60mg，一次 60mg，一日 3 次。极量：一次 120mg，一日 360mg。

水杨酸毒扁豆碱　滴眼剂：0.25％，次数按需要而定。

思考与练习

1. 简述毛果芸香碱对眼的作用。

2. 去掉动眼神经的家兔，左眼滴毛果芸香碱，右眼滴毒扁豆碱，其瞳孔各有何变化？为什么？

工作任务七　胆碱受体阻断药

1. 掌握阿托品的作用、用途、不良反应及应用注意事项。

2. 熟悉东莨菪碱、山莨菪碱、丙胺太林的作用特点及用途，了解其他 M 受体阻断药作用特点。

胆碱受体阻断药（cholinoceptorblocking drugs）能与胆碱受体结合而不产生或极少产生拟胆碱作用，却能妨碍乙酰胆碱或胆碱受体激动药与胆碱受体的结合，从而拮抗拟胆碱药作用。按其对 M 和 N 受体选择性的不同，可分为 M 受体阻断药和 N 受体阻断药。

工作项目一　M 受体阻断药

一、托品类生物碱

阿托品（atropine）

【药理作用】　阿托品与 M 胆碱受体结合后，因内在活性很小，一般不产生激动作用，却能阻断乙酰胆碱或胆碱受体激动药与受体结合，竞争性拮抗乙酰胆碱或胆碱受体激动药对 M 胆碱受体的激动作用。

1. 腺体　阿托品因阻断 M 胆碱受体而抑制腺体分泌，对唾液腺和汗腺最敏感，在用 0.5mg 阿托品时，唾液腺和汗腺就显著受抑制，引起口干和皮肤干燥，同时泪腺和呼吸道腺体分泌也大为减少。较大剂量可减少胃液分泌，但对胃酸浓度影响较小。

2. 眼

（1）扩瞳　阿托品松弛瞳孔括约肌，使瞳孔扩大。

（2）眼内压升高　由于瞳孔扩大，使虹膜退向四周边缘，因而前房角间隙变窄，阻碍房水回流入巩膜静脉窦，造成眼内压升高。因此阿托品禁用于青光眼或有眼内压升高倾向者。

（3）调节麻痹　阿托品能使睫状肌松弛而退向外缘，从而使悬韧带拉紧，使晶状体变为扁平，其屈光度减低，只适于看远物，而不能将近物清晰地成像于视网膜上，故看近物模糊不清，这一作用称为调节麻痹。

3. 平滑肌　阿托品能松弛多种内脏平滑肌，对过度活动或痉挛的内脏平滑肌，松弛作用较显著。它可抑制胃肠道平滑肌的痉挛，降低蠕动的幅度和频率，缓解胃肠绞痛。对尿道和膀胱壁平滑肌也有一定的松弛作用；但对胆管、输尿管和支气管的解痉作用较弱，对子宫平滑肌影响较小。

4. 心脏　较大剂量阿托品（1～2mg）可阻断心脏 M 受体，解除迷走神经对心脏的抑制，使心率加快，传导加速。

5. 血管　治疗量阿托品对血管与血压无显著影响，大剂量阿托品可使血管扩张，尤其是对处于痉挛状态的微血管有明显的解痉作用。扩血管作用的机制未明，但与阻断 M 受体作用无关，可能是阿托品直接扩张血管的作用。

6. 中枢神经系统　治疗量对中枢神经系统作用不明显；较大剂量（1～2mg）可兴奋延脑呼吸中枢；更大剂量（2～5mg）则能兴奋大脑，出现烦躁不安、多言、谵妄等反应；中毒剂量（如 10mg 以上）产生幻觉、定向障碍、运动失调和惊厥等，严重中毒由兴奋转入抑制，出现昏迷。

【临床应用】

1. 解除平滑肌痉挛　适用于各种内脏绞痛，如胃肠绞痛及膀胱刺激症状如尿频、尿急等疗效较好。对胆绞痛及肾绞痛的疗效较差，故在治疗这两种绞痛时，常和吗啡类镇痛药合用。

2. 制止腺体分泌　用于全身麻醉前给药，以减少呼吸道腺体的分泌，防止分泌物阻塞呼吸道及吸入性肺炎的发生。也可用于严重的盗汗和流涎症。

3. 眼科

（1）虹膜睫状体炎　0.5%～1%阿托品溶液滴眼，可松弛虹膜括约肌和睫状肌，使之充分休息，有利于炎症的消退；同时还可预防虹膜与晶状体的粘连。

（2）检查眼底　如需扩瞳，可用阿托品溶液滴眼，但因其扩瞳作用可维持 1～2 周，调节麻痹也可维持 2～3d，视力恢复较慢，目前常以作用较短的后马托品溶液取代之。

（3）验光配眼镜　眼内滴用阿托品类可使睫状肌的调节功能充分麻痹，晶状体固定，以便正确地检验出晶状体的屈光度，但阿托品作用持续时间过长，现已少用。只有儿童验光时仍用之。因儿童的睫状肌调节机能较强，需用阿托品发挥充分的调节麻痹作用。

4. 缓慢型心律失常　临床上可用于治疗迷走神经过度兴奋所致窦性心动过缓、房室传导阻滞等缓慢型心律失常。

5. 抗休克　对暴发型流行性脑脊髓膜炎、中毒性菌痢、中毒性肺炎等所致的感染中毒性休克，使用大剂量阿托品，可解除血管痉挛，舒张外周血管，改善微循环，增加重要组织器官的血流灌注量，迅速缓解组织缺氧状态。但对休克伴有高热或心率过快者，不宜使用阿托品。

6. 解毒　阿托品解救有机磷酸酯类中毒（详见特殊解毒药）以及 M 受体激动药中毒。

【不良反应及中毒防治】　阿托品的作用广泛，副作用较多。一般治疗剂量时常见口干及少汗、心率加快、瞳孔扩大、视物模糊、皮肤潮红、排尿困难、便秘等。随着剂量的增加，其不良反应可逐渐加重，甚至出现明显的中枢中毒症状：语言不清、激动不安、脉速而弱、瞳孔极度扩大、呼吸加快加深、出现谵妄、幻觉、惊厥等。严重中毒时，可由中枢兴奋转入抑制，产生昏迷和呼吸麻痹等。此外，误服中毒量的颠茄果、曼陀罗果、洋金花或莨菪根茎等，也可逐次出现上述症状。

阿托品中毒的解救以对症治疗为主，如属口服中毒除洗胃等清除毒物措施外，可注射新斯的明、毒扁豆碱或毛果芸香碱等。当解救有机磷酸酯类的中毒而用阿托品过量时，不能用新斯的明、毒扁豆碱等抗胆碱酯酶药，以免加重有机磷酸酯类的中毒。中枢兴奋症状明显时，可用安定或短效巴比妥类，但不可过量，以避免与阿托品类药的中枢抑制作用产生协同作用。

【禁忌证】 青光眼及前列腺肥大者禁用，后者因其可能加重排尿困难。老年人及心动过速者慎用。

山莨菪碱（anisodamine）

山莨菪碱是我国从茄科植物唐古特莨菪中提出的生物碱。也称 654，常用其人工合成品 654-2。其脂溶性低，口服给药吸收差，多肌肉注射给药。

本品对抗乙酰胆碱所致的平滑肌痉挛和抑制心血管的作用，与阿托品相似而稍弱，同时也能解除血管痉挛，改善微循环，增加组织血流量。但它的抑制唾液分泌和扩瞳作用则仅为阿托品的 $1/20 \sim 1/10$。因不易穿透血脑屏障，中枢兴奋作用很弱。和阿托品相比，其对血管痉挛的解痉作用的选择性相对较高，不良反应比阿托品少而轻，广泛代替阿托品用于感染中毒性休克、内脏绞痛。青光眼病人禁用。

东莨菪碱（scopolamine）

东莨菪碱对中枢神经的抑制作用较强，小剂量主要表现为镇静，较大剂量时，则致催眠作用。主要用于麻醉前给药，此外还有抗晕动病和抗震颤麻痹的作用和用途。防晕作用可能和抑制前庭神经内耳功能或大脑皮层及抑制胃肠道蠕动有关，可与苯海拉明合用以增加效果。预防性给药效果好，如已发生呕吐再用药则疗效差。也用于妊娠呕吐及放射病呕吐。对震颤麻痹症有缓解流涎、震颤和肌肉强直的效果，与其拮抗中枢神经的乙酰胆碱作用有关。

本品的外周作用和阿托品相似，但作用选择性强。其扩瞳、调节麻痹和抑制腺体分泌作用均较阿托品强，而对心血管系统和平滑肌作用较阿托品弱。由于能升高眼内压，故青光眼病人忌用。

二、阿托品的合成代用品

由于阿托品作用广泛，不良反应多，针对这些缺点，通过改变其化学结构，合成了一些作用与阿托品相似，但选择性更高、副作用更少的代用品，主要有三类，即合成扩瞳药、合成解痉药和选择性 M 受体阻断药。

（一）合成扩瞳药

后马托品（homatropine）和托吡卡胺（tropicamide）

后马托品属短效扩瞳药，其扩瞳作用与调节麻痹作用较阿托品出现快，持续时间短，调节麻痹作用约在用药后 $24 \sim 36h$ 消退，适用于一般眼科检查。其调节麻痹作用高峰出现较快，但不如阿托品调节麻痹作用强，特别是对于儿童，故儿童验光仍需用阿托品。托吡卡胺其作用起效快而恢复时间更短，为目前散瞳眼底检查和屈光检查首选药。

（二）合成解痉药

丙胺太林（propantheline，普鲁本辛）

为人工合成的季铵类解痉药，口服不易吸收，也不易通过血脑屏障。有与阿托品相似的 M 受体阻断作用。其特点对胃肠 M 受体选择性高，解除胃肠平滑肌痉挛作用强而持久，能延缓胃排空时间，抑制胃酸分泌。适用于胃、十二指肠溃疡和胃肠绞痛。也可用于遗尿症及妊娠呕吐。不良反应与阿托品相似，但少见。

（三）选择性 M 受体阻断药

哌仑西平（pirenzepine）

为 M_1 受体阻断药，能选择性地阻断胃壁细胞上的 M_1 受体，抑制胃酸和胃蛋白酶的分泌，用于消化性溃疡病。

工作项目二　N_2 受体阻断药

N_2 受体阻断药也称骨骼肌松弛药，简称肌松药，是一类通过阻断神经肌肉接头的 N_2 胆碱受体，妨碍神经冲动的传递，导致骨骼肌松弛的药物，主要用于外科麻醉的辅助用药，便于在较浅的麻醉下进行外科手术。根据其作用方式的特点，可分为除极化型和非除极化型两类。

一、除极化型肌松药

这类药物与神经-肌肉接头后膜上的 N_2 受体相结合，与乙酰胆碱相比，其被胆碱酯酶水解速度较慢，故产生与乙酰胆碱相似但较持久的除极化作用，使神经－肌肉接头后膜失去对乙酰胆碱的反应性，从而使骨骼肌松弛。

琥珀胆碱（succinylcholine，司可林，scoline）

【药理作用】　静脉注射 $10\sim30mg$ 琥珀胆碱后，病人先出现短时间肌束颤动，尤以胸、腹部肌肉明显。1min 内即转为松弛，通常从颈部肌肉开始，逐渐波及肩胛、腹部和四肢。约在 2min 时肌松作用最明显，在 5min 内作用消失。为了达到较长时间的肌松作用，可采用持续静脉滴注法。肌松作用出现时，四肢和颈部肌肉所受影响最大，而舌、咽、喉部肌肉次之，对呼吸肌麻痹作用不明显。

【体内过程】　琥珀胆碱在血液中被血浆假性胆碱酯酶迅速水解，1min 内血浆中总量的 90% 已被水解，其余部分在肝中被水解。首先水解成琥珀酰单胆碱，肌松作用大为减弱；然后又缓慢水解成为琥珀酸和胆碱，肌松作用消失。仅有不到 2% 琥珀胆碱以原形从肾排泄。新斯的明抑制血浆假性胆碱酯酶而加强和延长琥珀胆碱的作用。

【临床应用】　静脉注射作用快而短暂，对喉肌的麻痹力强，适用于气管内插管、气管镜、食道镜等短时间的操作。静脉滴注适用于较长时手术。

【不良反应】　过量致呼吸肌麻痹，用时必须备有人工呼吸机。肌束颤动的危害是损伤肌梭，引起肌肉酸痛甚至有形态的改变。一般 $3\sim5d$ 自愈。

此外，琥珀胆碱能使肌肉持久性除极化而释出钾离子，使血钾升高，故在烧伤，广泛性软组织损伤、偏瘫和脑血管意外的病人（一般血钾已较高），禁用琥珀胆碱，以免产生高血钾症性心跳骤停。琥珀胆碱可收缩眼外肌引起眼内压升高，故青光眼、白内障病人禁用。

二、非除极化型肌松药

此类药物与运动神经终板膜上的 N_2 胆碱受体结合，能竞争性地阻断 Ach 的除极化作用，使骨骼肌松弛。

筒箭毒碱（d-tubocurarine）

静脉注射后 $3\sim6min$ 即产生肌松作用，眼部肌肉首先松弛；然后波及四肢、躯干和颈部肌肉，继而因肋间肌松弛，出现腹式呼吸；如剂量加大，最终可致膈肌麻痹，病人呼吸停止。由于筒箭毒碱的作用维持时间较短，如及时进行人工呼吸，可挽救生命，同时可用新斯的明解救。筒箭毒碱毒性较大，现已少用。

 用药知识

　　用阿托品治疗期间应注意观察病人的心率、体温、血压，如心率每分钟高于100次，体温高于38℃及眼压升高的病人禁用阿托品；用药后多饮水及多食含纤维丰富的食物，以防止尿潴留及便秘。

　　滴眼时压迫内眦，以防药液经鼻泪管吸收中毒。

　　琥珀胆碱一旦中毒马上用呼吸机抢救，禁用新斯的明。

常用制剂与用法

　　硫酸阿托品　片剂：每片 0.3mg，一次 0.3～0.6mg，3 次/d。注射剂：0.5mg/1ml，1mg/2ml，5 mg/1ml。皮下或静脉注射，一次 0.3～0.5mg。极量：口服，一次 1mg，一日 3mg，皮下或静脉注射，一次 2mg。有机磷中毒时，可根据病情决定用量。

　　氢溴酸山莨菪碱　片剂：每片 5mg，一次 5～10mg。3 次/d。注射剂：10mg/1ml，20mg/1ml。一次 5～10mg，肌内或静脉注射，一日 1～2 次。

　　氢溴酸东莨菪碱　片剂：每片 0.3mg。口服：一次 0.3～0.6mg，一日 0.6～1.2mg，极量：一次 0.6mg，一日 2mg。注射剂：0.3mg/1ml；0.5mg/1ml。皮下注射：一次 0.3～0.5mg，极量：一次 0.5mg，一日 1.5mg。

　　溴丙胺太林　片剂：15mg，一次 15mg，一日 3～4 次。

　　氢溴酸后马托品　滴眼液：1%～2%，按需要而定。

　　氯化琥珀胆碱　注射剂：100mg/2ml，50mg/ml。成人一次 1～2mg/kg，静注，也可溶于 5% 葡萄糖中静滴。小儿肌注一次 1～2 mg/kg。极量：静注 0.25g/次。

　　氯化筒箭毒碱　注射剂：10mg/ml。全麻 6～9mg/次静注，必要时 3～5min 后追加 3～4.5mg。

思考与练习

　　1. 简述阿托品的药理作用，比较阿托品、山莨菪碱、东莨菪碱的作用特点。

　　2. 病人，男，28 岁，突发剑突下阵发性绞痛，伴呕吐 2h，经体查及辅助检查诊断为胆囊结石，此病人选用何药止痛？并说明用药的理论依据。

工作任务八　肾上腺素受体激动药

✻学习目标

1. 掌握肾上腺素、多巴胺、去甲肾上腺素、异丙肾上腺素的作用、用途、不良反应。
2. 熟悉麻黄碱、间羟胺、去氧肾上腺素作用特点。

工作项目一　α、β受体激动药

肾上腺素（adrenaline，epinephrine，AD）

肾上腺素是肾上腺髓质嗜铬细胞分泌的主要激素，参与心血管活动的调节。药用肾上腺素可从家畜肾上腺提取或人工合成。

口服后在碱性肠液及肠黏膜和肝内破坏，吸收很少，不能达到有效血药浓度。皮下注射因为能收缩血管，故吸收缓慢，作用可维持 1h 左右。肌肉注射给药吸收速度远较皮下注射为快，作用维持 10～30min。静脉注射立即起效，但仅维持数分钟。

【药理作用】　肾上腺素主要激动 α 和 β 两类受体，产生较强的 α 型和 β 型作用。

1. 心脏　肾上腺素主要激动心脏的 β_1 受体，产生强大的心脏兴奋作用。激动心肌、传导系统和窦房结的 β_1 受体，加强心肌收缩性，加速传导，加速心率，提高心肌的兴奋性，增加心输出量。肾上腺素同时舒张冠状血管，改善心肌的血液供应，且作用迅速。本药还可兴奋心脏异位起搏点。但其提高心肌代谢，使心肌氧耗量增加，加上心肌兴奋性提高，如剂量大或静脉注射快，可引起心律失常，出现期前收缩，甚至引起心室纤颤。

2. 血管　肾上腺素激动血管平滑肌上的 α 受体，使血管收缩；激动 β 受体，使血管扩张。小动脉及毛细血管前括约肌的肾上腺素受体密度高，血管收缩较明显；而静脉和大动脉的肾上腺素受体密度低，故收缩作用十分微弱；故对小动脉及毛细血管作用强。而对静脉和大动脉的作用较弱。此外，对体内不同部位血管，肾上腺素受体的种类和密度各不相同，因此肾上腺素的效应也不一致。皮肤、黏膜血管 α 受体占优势，β_2 受体相对较少，肾上腺素对其呈显著的收缩效应；骨骼肌血管以 β_2 受体为主，呈舒张效应；肾血管 α 受体占优势，也显著收缩。

3. 血压　肾上腺素对血压的影响与药物剂量密切相关。在皮下注射治疗量（0.5～1mg）或低浓度静脉滴注（每分钟滴入 10μg）时，可激动心脏 β_1 受体，兴奋心脏，心输出量增加，收缩压升高；激动 β_2 受体，骨骼肌血管舒张，激动 α_1 受体，收缩皮肤黏膜血管，由于 β_2 受体的舒张血管作用抵消或超过了 α_1 受体的皮肤黏膜血管收缩作用，故舒张压不变或下降；较大剂量时，除强烈兴奋心脏外，还可使血管平滑肌的 α_1 受体占优势尤其是皮肤、黏膜、肾血管和肠系膜血管强烈收缩使外周阻力显著增高，收缩压和舒张压均增高。

如事先给予 α 受体阻断药，可取消肾上腺素的 α 受体升压效应，使肾上腺素表现为 β_2 受体的激动作用，呈现明显的降压效应，称为"肾上腺素升压作用的翻转"（图 2-3）。

4. 支气管 能激动支气管平滑肌的 β_2 受体，发挥强大舒张作用。并能抑制肥大细胞释放过敏性物质如组胺等，还可使支气管黏膜血管收缩，降低毛细血管的通透性，有利于消除支气管黏膜水肿。

5. 代谢 治疗量的肾上腺素能明显提高机体新陈代谢。肾上腺素可促进肝糖原分解和糖原异生，升高血糖和乳酸，但极少出现糖尿。促进脂肪分解，使血中游离脂肪酸升高。

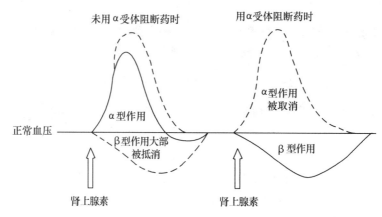

图 2-3 肾上腺素升压作用的翻转

实线表示实际的血压反应；虚线表示影响血压的因素

【临床应用】

1. 心脏骤停 可用于溺水、麻醉和手术过程中的意外，药物中毒、传染病和心脏传导阻滞等所致的心脏骤停。对电击所致的心脏骤停也可用肾上腺素配合心脏除颤器或利多卡因等除颤，同时必须进行有效的人工呼吸和心脏挤压等。

2. 过敏性休克 肾上腺素能抑制过敏介质的释放，收缩小动脉和毛细血管前括约肌，降低毛细血管通透性，改善心脏功能，解除支气管平滑肌的痉挛，从而迅速有效地缓解过敏性休克的临床症状，挽救病人的生命。临床上为治疗过敏性休克的首选药。

3. 支气管哮喘 控制支气管哮喘的急性发作，皮下或肌肉注射能于数分钟内奏效。本品由于不良反应严重，仅用于急性发作者。

4. 局部应用：

（1）与局麻药配伍 将微量肾上腺素（1∶200 000）加入局麻药注射液中，可收缩注射部位血管，延缓局麻药的吸收，减少吸收中毒的可能性，同时又可延长局麻药的麻醉时间。但在肢体末端如手指、足趾、阴茎等部位局麻时禁止加用肾上腺素，以免末端组织缺血、坏死。

（2）局部止血 当鼻黏膜和齿龈出血时，可将浸有 0.1% 盐酸肾上腺素的纱布或棉球填塞出血部位，使血管收缩而止血。

【不良反应和禁忌证】 治疗量时可引起烦躁、焦虑等中枢症状及心悸、出汗等。剂量过大则出现血压剧烈升高，有发生脑溢血的危险，也可引起心肌缺血和心律失常，甚至心室纤颤，应严格掌握剂量。

禁用于高血压、脑动脉硬化、器质性心脏病、糖尿病、甲状腺功能亢进症等。

多巴胺 （dopamine）

多巴胺是去甲肾上腺素生物合成的前体，药用主要为人工合成品。口服易在肠和肝中破坏而失效。一般采用静脉滴注给药，在体内迅速经 MAO 和 COMT 的催化而代谢失效，其作用时间短暂。多巴胺不易透过血脑屏障。

【药理作用】 在外周激动 α 受体和 β 受体，尚能激动 DA 受体。

1. 心脏 直接激动心脏 β_1 受体，同时促进去甲肾上腺素能神经末梢释放去甲肾上腺素，使心肌收缩性能加强，心输出量增加。诱发心律失常作用较肾上腺素少见。

2. 血管和血压 主要作用于血管的 α 受体和多巴胺受体，对 β_2 受体的影响十分微弱。小剂量时通过激动心脏 β_1 受体使心肌收缩力增强，心输出量增加，收缩压增高；通过激动 α_1 受体使皮肤、黏膜等部位血管收缩；激动 DA 受体使肾、肠系膜、冠状血管扩张。由于缩血管作用与扩血管作用相互抵消，对外周阻力影响不大，舒张压变化不大。大剂量时 α 受体激动作用占优势，外周阻力加大，血压升高。

3. 肾脏 多巴胺能激动肾血管 DA 受体，舒张肾血管，使肾血流量增加，肾小球的滤过率也增加；此外多巴胺尚能抑制肾小管重吸收钠离子，有排钠利尿作用。但大剂量使用时，反因肾血管 α 受体激动而使肾血管收缩，肾血流量减少。

【临床应用】

1. 抗休克 可用于各种休克，如感染中毒性休克、心源性休克、出血性休克等。尤其适用于伴有心肌收缩力减弱及尿少、尿闭者，最好同时补充血容量，纠正酸中毒。

2. 急性肾功能衰竭 本品与利尿药联合应用可增加尿量，治疗急性肾功能衰竭。

【不良反应】 一般较轻，偶见恶心、呕吐。如剂量过大或滴注太快可出现心动过速、心律失常和肾血管收缩引致肾功能下降等，一旦发生，应减慢滴注速度或停药。心动过速者禁用。

麻黄碱 （ephedrine）

麻黄碱是从中草药麻黄、中麻黄或木贼麻黄中提出的生物碱，现已人工合成。从麻黄中尚提取出伪麻黄碱等生物碱。

口服易吸收，易通过血—脑脊液屏障，大部分以原形经肾排泄，一次给药作用可维持 $3\sim6h$。

【药理作用】 麻黄碱除直接激动 α、β 两种受体外，还可促使去甲肾上腺素能神经末梢释放递质而间接产生作用。与肾上腺素相较，麻黄碱具有下列特点：性质稳定，口服有效；对心血管作用弱而持久；中枢兴奋作用较显著；易产生快速耐受性。

【临床应用】

1. 支气管哮喘 用于支气管哮喘预防发作和轻症的治疗，对重症急性发作效果较差。

2. 消除鼻黏膜充血引起的鼻塞 0.5%～1.0%溶液滴鼻可明显缓解鼻黏膜肿胀。

3. 防治某些低血压状态 如用于防治硬膜外和蛛网膜下腔麻醉所引起的低血压。

4. 缓解荨麻疹和血管性神经性水肿等变态反应的皮肤黏膜症状。

【不良反应】 剂量过大可出现震颤、焦虑、失眠、心悸、血压升高等，晚间服用宜加镇静催眠药防止失眠。

工作项目二　α受体激动药

去甲肾上腺素（noradrenaline，NA）

去甲肾上腺素是去甲肾上腺素能神经末梢释放的主要递质，也可由肾上腺髓质少量分泌。药用的是人工合成品，化学性质不稳定，见光、遇热易分解。口服给药不易吸收，易被碱性肠液破坏；皮下注射时，因血管剧烈收缩，易发生局部组织坏死，一般采用静脉滴注法给药。

【药理作用】　对α受体具有强大的作用，对心脏β₁受体作用较弱，对β₂受体无作用。

1. 心脏　较弱激动心脏的β₁受体，使心肌收缩力加强，心率加快，传导加速，心排出量增加。在整体情况下，心率可由于血压升高而反射性减慢。剂量过大，心脏自律性增加，也会出现心律失常，但较肾上腺素少见。

2. 血管　激动血管平滑肌上的α₁受体，使血管收缩，皮肤黏膜血管收缩最明显，其次是对肾脏血管的收缩作用。此外脑、肝、肠系膜甚至骨骼肌的血管也都呈收缩反应。冠状血管舒张，这主要由于心脏兴奋，心肌的代谢产物（如腺苷）增加所致，同时因血压升高，提高了冠状血管的灌注压力，故冠脉流量增加。

3. 血压　小剂量时由于心脏兴奋，收缩压升高，此时血管收缩作用尚不十分剧烈，故舒张压升高不多而脉压加大。较大剂量时，因血管强烈收缩使外周阻力明显增高，故收缩压升高的同时舒张压也明显升高，脉压变小。

【临床应用】

1. 休克　目前去甲肾上腺素类血管收缩药在休克治疗中已不占主要地位，仅限于少数休克类型如早期神经源性休克。短时应用小剂量去甲肾上腺素可保证重要脏器的血液供应，如长时间或大剂量应用反而加重微循环障碍。去甲肾上腺素还可用于药物中毒引起的急性低血压。

2. 上消化道出血　取本品1～3mg，适当稀释后口服，在食道或胃内因局部作用收缩黏膜血管，产生止血作用。

3. 药物中毒性低血压　去甲肾上腺素还可用于α受体阻断药、吩噻嗪类抗精神病药等中毒引起的低血压。

【不良反应】

1. 局部组织缺血坏死　静脉滴注时间过长、浓度过高或药液漏出血管，可引起局部缺血坏死，如发现外漏或注射部位皮肤苍白，应更换注射部位，进行热敷，并用局部麻醉药（普鲁卡因）或α受体阻断药（酚妥拉明）作局部浸润注射，以扩张血管。

2. 急性肾功能衰竭　滴注时间过长或剂量过大，可使肾脏血管剧烈收缩，导致急性肾功能衰竭，出现少尿、无尿等症状，故用药期间尿量至少保持在每小时25ml以上。

高血压、动脉硬化症、器质性心脏病及少尿、无尿、严重微循环障碍病人禁用。

间羟胺（metaraminol，阿拉明，aramine）

主要作用于α受体，对β₁受体作用较弱。此外可促进递质去甲肾上腺素释放，间接地发挥作用。本品不易被单胺氧化酶破坏，故作用较持久。短时间内连续应用，可因囊泡内去甲肾上腺素减少，使效应逐渐减弱，产生快速耐受性。

间羟胺收缩血管，升高血压作用较去甲肾上腺素弱而持久，略增加心肌收缩性，使休克病人的心输出量增加，对正常人心输出量影响不大。对心率的影响不明显，有时血压升高反射性地使心率减慢，很少引起心律失常；对肾脏血管的收缩作用也较弱，不易引起肾衰竭。由于间羟胺升压作用可靠，维持时间较长，比去甲肾上腺素较少引起心悸和少尿等不良反应，还可肌肉注射，应用方便，故临床上作为去甲肾上腺素的代用品，用于各种休克早期，手术后或脊椎麻醉后的休克。

去氧肾上腺素 （phenylephrine，新福林，neosynephrine，苯肾上腺素）

主要激动 α_1 受体，作用与去甲肾上腺素相似而较弱，维持时间较久，基本无 β 型作用。心率可由于血压升高而反射性减慢，对肾血流量的影响比去甲肾腺素更为明显，故在抗休克方面现已少用，主要用于防治椎管麻醉或全身麻醉所致的低血压、阵发性室上性心动过速。

去氧肾上腺素还能激动瞳孔开大肌上的 α_1 受体，产生扩瞳作用。一般不引起眼内压升高（老年人前房角狭窄者可能引起眼内压升高）。用其 $1.0\% \sim 2.5\%$ 溶液滴眼，在眼底检查时作为快速短效的扩瞳药。

工作项目三　β受体激动药

异丙肾上腺素 （isoprenaline）

系人工合成品，口服易在肠黏膜与硫酸结合而失效，气雾剂吸入给药，吸收较快。舌下含药因为能舒张局部血管，可从黏膜下的舌下静脉丛迅速吸收。不易透过血脑屏障，中枢兴奋作用不明显。

【药理作用】　对 β 受体有很强的激动作用，对 β_1 和 β_2 受体选择性很低，对 α 受体无激动作用。

1. 对心脏的作用　本品对心脏具有典型的 β_1 受体激动作用，使心肌收缩力增强，心率加快，传导加速，耗氧量明显增加。与肾上腺素比较，异丙肾上腺素加快心率、加速传导的作用较强；对窦房结和异位起搏点的作用不及肾上腺素，故虽能引起心律失常，但较肾上腺素少见。

2. 血管和血压　对血管有舒张作用，主要是使骨骼肌血管舒张（激动 β_2 受体），对肾血管和肠系膜血管舒张作用较弱，对冠状血管也有舒张作用。小剂量静脉滴注（每分钟 $2 \sim 10\mu g$），由于心脏兴奋和外周血管舒张，使收缩压升高而舒张压略下降，脉压加大。

3. 支气管平滑肌　激动支气管平滑肌上的 β_2 受体，松弛支气管平滑肌，作用比肾上腺素略强，特别是支气管平滑肌痉挛时松弛作用更为明显。也具有抑制组胺等过敏性物质释放的作用。但对支气管黏膜的血管无收缩作用，故消除黏膜水肿的作用不如肾上腺素。久用可产生耐受性。

4. 代谢　激动 β 受体，促进糖原和脂肪分解，增加组织的耗氧量，与肾上腺素比较，其升高血中游离脂肪酸作用相似，而升高血糖作用较弱。

【临床应用】

1. 支气管哮喘　舌下或气雾给药，可有效控制支气管哮喘急性发作，疗效快而强。

2. 房室传导阻滞　舌下含药或静脉滴注给药用于治疗 Ⅱ、Ⅲ 度房室传导阻滞。

3. 心脏骤停　可用于溺水、麻醉和手术过程中的意外、药物中毒、传染病和心脏传导阻滞等各种原因所致的心脏骤停，较少诱发心室纤颤。

4. 抗休克　在补足血容量的基础上，对心输出量少、外周阻力高的感染性休克病人有一定疗效。但异丙肾上腺素改善微循环作用不明显，且显著增加心肌耗氧量和加快心率，对休克不利，现已少用。

【不良反应】　常见不良反应有心悸、头晕、皮肤潮红等，少数病人有震颤、出汗、心绞痛等。如剂量过大，可致心肌耗氧量增加，易引起心律失常，甚至产生危险的心动过速及心室颤动。用药过程中应注意控制心率。长期应用可产生耐受性，停药 7～10d 耐受性可消失。禁用于冠心病、心肌炎、甲状腺功能亢进和嗜铬细胞瘤等病人。

多巴酚丁胺（dobutamine）

属于 β_1 受体激动药。本品的正性肌力作用显著。可用于治疗顽固性心力衰竭、心肌梗死并发心力衰竭及急性左心衰竭，应用最小有效量作短期治疗，可取得明显疗效。连续应用可产生快速耐受性。

 用药知识

肾上腺素用药过程中要监测病人的血压、心率、脉搏，注射肾上腺素后应有专门护理人员陪护在病人身旁，观察药物疗效及不良反应情况。多巴胺静脉滴注时应溶于静滴液中，从慢速开始逐渐增加滴速，最大滴速为 75～10μg/min。不宜与碱性药物配伍。

NA 不宜皮下、肌肉注射，只能加入到葡萄糖液中稀释后缓慢静脉滴注，约每分钟滴入 4～8μg，静注后 8h 内，每隔 1h 观察一次局部反应，严防药液外漏。一旦发现药液外漏、皮肤苍白，应立即更换注射部位，局部热敷，用普鲁卡因或 α 受体阻断药作局部浸润注射。严格控制点滴速度，以收缩压维持在 12kPa（90mmHg）为宜。并密切观察尿量，尿量至少保持在 25ml/h 以上。

对缺氧的支气管哮喘病人用异丙肾上腺素时，应严格控制剂量，剂量过大使心肌耗氧量过度增加，易致心动过速及心室颤动，故用药后密切观察心率变化，以维持心率在 130 次/min 以下为宜。

告诉病人反复用麻黄碱后出现快速耐受性，切勿自行加量。为避免中枢兴奋症状，勿在睡前服用麻黄碱。

常用制剂及用法

盐酸肾上腺素　注射剂：0.5mg/0.5ml，1mg/1ml。一次 0.25～0.5mg，皮下或肌肉注射。极量：皮下注射，一次 1mg。

盐酸多巴胺　注射剂：20mg/2ml，一次 20mg，以 5% 葡萄糖注射液或 0.9% 氯化钠注射液稀释后静滴。

盐酸麻黄碱　片剂：15mg，30mg，一次 15～30mg，3 次/d。注射剂：30mg/1ml。一次 15～30mg，45～60mg/d，皮下或肌肉注射。极量：口服或注射，一次 60mg，一日 150mg。

重酒石酸去甲肾上腺素　注射剂：2mg/ml，10mg/2ml。一次 2mg 加入 5% 葡萄糖注射液 500ml 中静脉滴注。

重酒石酸间羟胺　注射剂：10mg/ml，50mg/5ml。一次 10～20mg，肌肉注射。或以 10～40mg 溶于 5% 葡萄糖 100ml 静滴。极量：静脉滴注，一次 100mg（控制滴速）。

盐酸去氧肾上腺素　注射剂：10mg/ml。2～5mg/次，肌注。或 10～20mg 稀释后缓慢静滴。极量：肌注 10mg/次，静滴 0.18mg/min。

　　盐酸异丙肾上腺素　　片剂：10mg，一次 10mg，舌下含服。气雾剂：0.25%。极量：舌下含服，一次 20mg，一日 60mg；气雾吸入，一次 0.4mg，一日 2.4mg。

思考与练习

1. 什么是肾上腺素升压作用的翻转？
2. 试比较肾上腺素、去甲肾上腺素、异丙肾上腺素对血压影响的不同之处。

工作任务九 肾上腺素受体阻断药

❋学习目标

1. 掌握普萘洛尔的作用、用途、不良反应。
2. 熟悉酚妥拉明的作用、用途、不良反应。

肾上腺素受体阻断药根据其对 α 受体和 β 受体的选择性可分为 α 受体阻断药、β 受体阻断药和 α、β 受体阻断药三大类。其中 α、β 受体阻断药将在抗高血压药中介绍。

工作项目一 α 受体阻断药

α 受体阻断药能选择性地与 α 肾上腺素受体结合，其本身不激动或较少激动肾上腺素受体，却能妨碍去甲肾上腺素能神经递质及肾上腺素受体激动药与 α 受体结合，从而产生抗肾上腺素作用。他们能将肾上腺素的升压作用翻转为降压作用，这个现象称为"肾上腺素作用的翻转"。根据药物作用时间的不同，可将 α 受体阻断药分为短效和长效两类。

一、短效类 α 受体阻断药

酚妥拉明（phentolamine，立其丁，regitine）

【药理作用】 选择性地阻断 α 受体，但对 α_1 受体和 α_2 受体的选择性很低，作用较弱，维持时间短。

1. 血管 通过阻断血管平滑肌 α_1 受体和直接舒张作用使血管扩张，血压下降，外周阻力降低。

2. 心脏 由于阻断血管平滑肌 α_1 受体和直接舒张血管作用使血压下降，反射地引起心脏兴奋；还可通过阻断去甲肾上腺素能神经末梢突触前膜 α_2 受体，从而促进去甲肾上腺素释放引起心脏兴奋。使心收缩力加强，心率加快，输出量增加。

3. 其他 本药还有拟胆碱作用和组胺样作用，使胃肠平滑肌兴奋，胃酸分泌增加，皮肤潮红等。

【临床应用】

1. 外周血管痉挛性疾病 可用于治疗血栓闭塞性脉管炎、肢端动脉痉挛性疾病及冻伤后遗症等。在长期静脉滴注去甲肾上腺素发生外漏，可用本品 10mg 溶于 10～20ml 生理盐水中，作皮下浸润注射。

2. 嗜铬细胞瘤 也可用于肾上腺嗜铬细胞瘤的诊断、嗜铬细胞瘤手术过程中骤发高血压危象以及手术前的准备（能使嗜铬细胞瘤所致的高血压下降）。

3. 抗休克　在补足血容量的基础上，酚妥拉明扩张血管，降低外周阻力，兴奋心脏增加心输出量，使机体的血流重新分布，从而改善休克状态时的内脏血液灌注，解除微循环障碍。并能降低肺循环阻力，防止肺水肿的发生。适用于感染性休克、神经源性休克和心源性休克。有人主张合用去甲肾上腺素，目的是对抗去甲肾上腺素的 α 型收缩血管的作用，使血管收缩不致过分剧烈，保留其 β 型加强心肌收缩力的作用。

4. 充血性心力衰竭　在心力衰竭时，因心输出量不足，交感张力增加，外周阻力增高，肺充血和肺动脉压力升高，易产生肺水肿。酚妥拉明扩张小动脉，降低外周阻力，使心脏后负荷明显降低；扩张小静脉，回心血量减少，减轻心脏前负荷；同时使肺毛细血管压降低，减轻肺水肿，有利于改善冠脉供血，心力衰竭得以减轻。

【不良反应】　常见的反应有低血压，胃肠道平滑肌兴奋所致的腹痛、腹泻、呕吐，可诱发溃疡。静脉给药有时可引起心动过速、心律失常，诱发和加重心绞痛，因此须缓慢注射或滴注。胃炎、胃、十二指肠溃疡病、冠心病病人慎用。

二、长效类 α 受体阻断药

酚苄明（phenoxybenzamine，苯苄胺，dibenzyline）

酚苄明为非选择性 α 受体阻断药，可阻断 α_1 受体和 α_2 受体，药理作用与临床应用和酚妥拉明相似，但起效较慢，作用强大而持久。主要用于外周血管痉挛性疾病，也可用于抗休克、嗜铬细胞瘤和良性前列腺增生的治疗。

常见的不良反应有体位性低血压、心悸和鼻塞；口服可致恶心、呕吐，少数病人出现嗜睡，疲乏等中枢抑制症状。

工作项目二　β 肾上腺素受体阻断药

β 受体阻断药能选择性地与去甲肾上腺素能神经递质或肾上腺素受体激动药竞争 β 受体从而拮抗其 β 型作用。β 受体阻断药种类较多，主要有普萘洛尔（propranolol，心得安）、噻吗洛尔（timolol）、美托洛尔（metoprolol）、吲哚洛尔（pindolol）、阿替洛尔（atenolol）等。

【药理作用】

1. β 受体阻断作用

（1）心血管系统　阻断心脏 β_1 受体，可使心率减慢，心肌收缩力减弱，传导减慢，心输出量减少，心肌耗氧量下降，血压下降。

（2）支气管平滑肌　支气管的 β_2 受体阻断使之收缩而增加呼吸道阻力。但这种作用较弱，对正常人影响较少，只有在支气管哮喘或慢性阻塞性肺疾病的病人，可诱发或加重哮喘的急性发作。

（3）代谢　β 受体阻断药可抑制交感神经兴奋所引起的脂肪、糖原分解。

（4）抑制肾素释放　通过阻断肾小球旁器细胞 β_1 受体而抑制肾素的释放，这可能是其降压作用原因之一。

2. 内在拟交感活性　有些 β 受体阻断药在阻断 β 受体的同时，还有较弱的激动 β 受体的能力，即内在拟交感活性。由于 β 受体阻断药内在拟交感活性的强度远较其阻断作用弱，这种激动作用常被阻断作用掩盖。

3. 膜稳定作用 有些β受体阻断药在高浓度时可降低细胞膜对钠离子的通透性，产生膜稳定作用。但所需浓度高于β受体阻断药有效血药浓度的 50～100 倍，故临床意义不大。

【临床应用】

1. 心律失常 β受体阻断药对多种原因引起的室性和室上性心律失常有效，如窦性心动过速，全身麻醉药或拟肾上腺素药引起的心律失常等。

2. 心绞痛和心肌梗死 本品对心绞痛有良好的疗效，长期应用可降低心肌梗死复发率和猝死率。

3. 高血压 β受体阻断药能使高血压病人的血压下降，尤其是伴有高肾素水平及心输出量偏高的高血压病人。

4. 其他 β受体阻断药还可用于甲状腺功能亢进，对控制激动不安，心动过速和心律失常等症状有效，并能降低基础代谢率。普萘洛尔可用于嗜铬细胞瘤和肥厚型心肌病；试用于偏头痛、肌震颤、肝硬化所致的上消化道出血等；噻吗洛尔可局部应用治疗青光眼，降低眼内压。

【不良反应】 一般的不良反应如恶心、呕吐、轻度腹泻等，停药后迅速消失。偶见过敏反应如皮疹、血小板减少等。若应用不当可引起急性心力衰竭，可增加呼吸道阻力，诱发支气管哮喘。长期用后突然停药，可出现反跳现象，使原来病症加剧，故停药时应逐步减量。

窦性心动过缓、重度房室传导阻滞和支气管哮喘者禁用。糖尿病及肝功能不全者慎用。心力衰竭不是绝对禁忌证，但应用前应先给予洋地黄及利尿剂。

 用药知识

应用α受体阻断药应密切观察血压、心率、脉搏的变化，观察病人肢体循环的情况。注药后嘱病人卧床休息 30min，起床时逐渐变换体位，以防直立性低血压发生。如一旦发生直立性低血压，立即将病人头部放低，置于仰卧位进行补液，同时用 NA 或间羟胺升压，禁用肾上腺素。酚苄明刺激性强，不宜皮下或肌肉注射，一般以 5％ 葡萄糖稀释后静脉滴注。

用β受体阻断药重点观察血压和心率，休息时心率不能低于 55 次/min，心率过低时应及时报告医生。

注意联合用药，利福平、苯巴比妥等肝药酶诱导剂可加快普萘洛尔的代谢，降低其疗效；氯霉素、西咪替丁等抑制普萘洛尔的代谢，提高其浓度，易致中毒反应。

长期用β受体阻断药者不可突然停药，应逐渐减量、缓慢停药，以免发生反跳现象。

常用制剂与用法

甲磺酸酚妥拉明 注射剂：5mg/ml，10mg/ml。5～10 mg/次，肌注或静注。

盐酸酚苄明 片剂：10mg。开始一次 10mg，一日 2 次，隔日增加 10mg；维持量一次 20～40mg，一日 2 次。注射剂：10mg/ml。一次 0.5～1mg/kg，加入 5％ 葡萄糖 200～500ml 中静滴，滴速不能太快。一日总量不超过 2mg/kg。

盐酸普萘洛尔片　　片剂；10mg。10～20mg/次，3～4 次/d。视病情适当调整剂量。

马来酸噻吗洛乐　滴眼剂：12.5mg/5ml，25mg/5ml。1 滴/次，2 次/d。

酒石酸美托洛尔　　胶囊：50mg。治疗高血压 50～100mg/次，2 次/d。预防心绞痛 50 mg/次，一日 150mg。

吲哚洛尔　片剂：1mg，5mg。一次 5～10mg，一日 3 次。

阿替洛尔　片剂：25mg，50mg，100mg。一次 50～100mg，一日 1～2 次。

思考与练习

1. 简述扩血管药用于抗休克的理论基础。

2. 简述 β 受体阻断药的用途。

3. 病人，男，62 岁，因左下肢疼痛，麻木，行走不便就诊，经检查诊断为左下肢血栓闭塞性脉管炎。肌注了 5mg 酚妥拉明，3min 后病人突然昏倒在注射室门前，请问此病为什么出现上述症状，应如何防治？

（模块二编者：潘朝旺）

工作模块三

中枢神经系统疾病用药

工作任务十　麻　醉　药

❉学习目标

1. 熟悉各类麻醉药的给药方法、适用范围及常用麻醉药的特点、适应证及主要不良反应。

2. 了解吸入麻醉、静脉麻醉、复合麻醉的概念和各类常用药物的特点。

麻醉是机体或机体的一部分暂时失去对外界刺激反应的一种状态或指造成这种状态的方法，它是外科手术的必要条件。能够引起麻醉状态的药物称为麻醉药，可分为局部麻醉药和全身麻醉药。

工作项目一　局部麻醉药

局部麻醉药简称局麻药，是一类局部应用于神经末梢或神经干周围的药物，它们能暂时、可逆性地阻断神经冲动的产生和传导。在意识清醒的条件下，使局部痛觉暂时消失的药物。对各类组织均无明显损伤性影响。

局部麻醉药可分为酯类和酰胺类，其作用机制是通过阻断 Na^+ 内流，阻断神经冲动的产生和传导，从而产生局麻作用。

一、局麻药的作用

1. 局麻作用　局麻药对神经冲动的产生和传导的阻断作用程度与局麻药的剂量、浓度、神经纤维的类别以及刺激强度等因素有关，低浓度时阻断感觉神经冲动的产生和传导，较高浓度时对自主神经、运动神经和中枢神经均有阻断作用。一般细的、无髓鞘的神经纤维比粗的、有髓鞘的神经纤维对局麻药的作用更敏感。用药后，一般痛觉首先消失，其次是冷觉、温觉、触觉和压觉，功能恢复的顺序则相反。

局麻药作用于神经细胞膜 Na^+ 通道内侧，阻滞 Na^+ 内流，阻止动作电位的产生和传导，从而产生局麻作用。

2. 吸收作用　局麻药的剂量过大或浓度过高吸收入血并达到足够浓度，或误注入血管中，均可引起全身作用，一般为局麻药的毒性反应。

（1）中枢作用　表现为先兴奋后抑制，初期表现为眩晕、烦躁不安、肌肉震颤，进一步发展为神志错乱及阵挛性惊厥；最后转入昏迷，呼吸抑制，严重时可因呼吸衰竭而死亡。

（2）心血管系统　局麻药对之有直接抑制作用。表现为心肌收缩力减弱、不应期延长、传导减慢及血管扩张等。中毒初期时血压上升及心率加快是中枢兴奋的结果，以后表现为心率减慢、血压下降、传导阻滞直至心搏停止。心肌对局麻药耐受性较高，中毒后常见呼吸先停止，故应及时采取给氧、人工呼吸等措施进行抢救。

二、局麻药的应用方法

1. 表面麻醉　又称黏膜麻醉，是将穿透性较强的局麻药滴、喷、涂于黏膜表面，使黏膜下神经末梢麻醉。适用于眼、鼻、咽喉、气管、尿道等黏膜部位的浅表手术。

2. 浸润麻醉　将局麻药注入皮内、皮下或深部组织，使局部的神经末梢被麻醉。常用于表浅的小手术和检查。

3. 传导麻醉　又称神经干阻滞麻醉，是将局麻药注射到神经干周围，阻断神经冲动的传导，使该神经分布的区域产生麻醉。常用于四肢、面部和口腔等手术。

4. 蛛网膜下腔麻醉　又称腰麻，是将局麻药经腰椎间隙注入蛛网膜下腔，以阻滞该部位的脊神经根。适用于下腹部或下肢手术。腰麻时，由于交感神经被阻滞，也常伴有血压下降，可用麻黄碱防治。此外由于硬脊膜被刺破，使脑脊液渗漏，易致麻醉后头痛。

5. 硬膜外麻醉　是将药液注入硬脊膜外腔使通过此腔穿出椎间孔的脊神经根麻醉。麻醉范围广，适用于颈部至下肢的多种手术。对硬脊膜无损伤，不引起麻醉后头痛反应。硬脊膜外腔不与颅腔相通，注药水平可高达颈椎，不会麻痹呼吸中枢。如果插入停留导管，重复注药可以延长麻醉时间。但用药量比腰麻时大5～10倍，如误注入蛛网膜下腔，可引起严重的毒性反应。硬膜外麻醉也能使交感神经麻醉，引起血压下降，也用麻黄碱防治。

局部麻醉方法见图3-1。

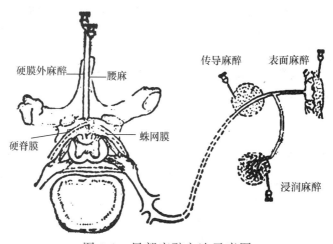

图 3-1　局部麻醉方法示意图

三、常用局麻药

普鲁卡因（procaine）

普鲁卡因（又称奴佛卡因）为酯类短效局麻药。它亲脂性低，不易穿透黏膜，故只作注射用药。

【作用及应用】

1. 局部麻醉　本药对黏膜穿透力弱，一般不用于表面麻醉。毒性较小，主要用于浸润麻醉、传导麻醉、蛛网膜下腔麻醉和硬膜外麻醉。

2.局部封闭　用 0.25%～0.5% 的溶液注射于病灶周围，可减轻病灶对中枢神经系统的不良刺激，可使炎症、损伤部位的症状缓解，并改善局部营养过程，促进病变愈合。

【不良反应及注意事项】

1.毒性反应　用量过大或误注入血管时，出现中枢神经系统和心血管系统的毒性反应。因此，用药过程中应注意：

（1）严格控制剂量和浓度　一次极量 1g，腰麻不宜超过 200mg。对耐受力低下、年老体弱的病人应适当减量。

（2）防止药物过快吸收　为避免局麻药误注入血管内，局部注射推药前应回抽有无回血。在局麻药中加入少量肾上腺素（1∶200 000），可延缓局麻药的吸收，减少中毒的发生，同时使局麻作用时间延长。但手指、足趾和阴茎等部位局麻时禁加肾上腺素，否则可致局部组织坏死。心脏病、高血压、甲状腺功能亢进症等病人进行局麻时也应禁加肾上腺素。

（3）用药过程中应监测呼吸、血压、心率和中枢神经系统的反应　若发现中毒迹象，应及时进行抢救。着重维持呼吸和循环功能，采取给氧、升压、给予地西泮等措施。

2.变态反应　极少数人用药后出现皮肤潮红、荨麻疹、哮喘甚至过敏性休克。故用药前应询问病人有无过敏史，并做过敏皮试，阳性者禁用。一旦出现过敏症状，立即停药，并用肾上腺素抢救。过敏者可用利多卡因代替。

3.局麻药液均呈酸性，不能与碱性药物配伍。普鲁卡因在体内可被假性胆碱酯酶水解生成对氨基苯甲酸（PABA）和二乙氨基乙醇，前者对抗磺胺类药物的抗菌作用，后者可使强心苷的毒性增强，因此不能与磺胺类、强心苷类药物合用。

利多卡因（lidocaine）

利多卡因为酰胺类局麻药，作用比普鲁卡因快、强而持久，安全范围较大，能穿透黏膜，可用于多种局麻方法，故有全能局麻药之称。临床主要用于：表面麻醉、浸润麻醉、传导麻醉和硬膜外麻醉。但由于扩散力强，麻醉范围不易控制，一般不用于腰麻。此外利多卡因还可用于抗室性心律失常，如室性早搏、室性心动过速等。

丁卡因（tetracaine，地卡因，dicaine）

丁卡因为酯类局麻药，作用及毒性均比普鲁卡因强 10 倍，穿透力强，易被吸收入血。此药与神经脂质亲和力较大，在血中被胆碱酯酶水解速度较普鲁卡因慢，故作用较持久。常用作：表面麻醉、腰麻、传导麻醉及硬膜外麻醉。因毒性大，一般不用于浸润麻醉。

布比卡因（bupivacaine，麻卡因，marcaine）

布比卡因为酰胺类局麻药，是目前常用局麻药中作用维持时间最长的药物，5～10h。其局麻作用较利多卡因强 4～5 倍，安全范围较利多卡因宽，无血管扩张作用。主要用于浸润麻醉、传导麻醉、腰麻和硬膜外麻醉。本药因为穿透力弱，不宜用于表面麻醉。

工作项目二　全身麻醉药

全身麻醉药简称全麻药，是一类能可逆性地抑制中枢神经系统功能的药物，使意识、感觉和反射暂时消失及骨骼肌松弛的药物，主要用于外科手术前麻醉。全麻药按给药途径可分为吸入性麻醉药和静脉麻醉药两类。

一、吸入性麻醉药

吸入性麻醉药是一类挥发性液体或气体，前者如乙醚、氟烷、异氟烷、恩氟烷等，后者如氧化亚氮。吸入性麻醉药经肺泡动脉入血，而到达脑组织，阻断其突触传递功能，引起全身麻醉。

麻醉乙醚（anesthetic ether）

麻醉乙醚为无色澄明易挥发的液体，有特殊的臭味，易燃易爆，易氧化生成过氧化物及乙醛，使毒性增加。其优点为麻醉分期明显，安全范围大，对呼吸功能和血压几无影响，对心、肝、肾的毒性也小且肌肉松弛作用较强。但此药对呼吸道有强烈刺激导致腺体分泌增加，影响呼吸通畅，可引起吸入性肺炎及窒息，再加上诱导期和苏醒期较长，易发生意外，现已少用。

氟烷（halothane）

氟烷为无色透明液体，有水果味，不燃不爆，麻醉作用强大而迅速，故诱导期短，苏醒快，但氟烷的肌肉松弛和镇痛作用较弱。增加心肌对儿茶酚胺的敏感性，易诱发心律失常等。反复应用偶致肝炎或肝坏死，应予警惕。使脑血管扩张，升高颅内压；子宫平滑肌松弛常致产后出血，禁用于脑外科手术及难产或剖宫产病人。

恩氟烷（enflurane）

和氟烷比较，麻醉诱导平稳、迅速，苏醒也快，肌松作用良好，不增加心肌对儿茶酚胺的敏感性。反复使用对肝脏无明显毒性，偶有恶心呕吐。是目前较为常用的吸入性麻醉药。

氧化亚氮（nitrous oxide）

氧化亚氮（又称笑气）为无色、味甜、无刺激性液态气体，性质稳定，不燃不爆。用于麻醉时，病人感觉舒适愉快，诱导期短，镇痛作用强，停药后苏醒较快，对呼吸和肝、肾功能无不良影响。但对心肌略有抑制作用。氧化亚氮的麻醉效能很低，单独应用无法达到理想的麻醉效果。主要用于诱导麻醉或与其他全身麻醉药配伍使用。

二、静脉麻醉药

经静脉途径给药产生全身麻醉的药物，称为静脉麻醉药。

硫喷妥钠（thiopental sodium）

硫喷妥钠为超短效的巴比妥类药物。脂溶性高，静脉注射后几秒钟即可进入脑组织，麻醉作用迅速，无兴奋期。但由于此药在体内迅速重新分布，从脑组织转运到肌肉和脂肪等组织，因而作用维持时间短，脑中 $t_{1/2}$ 仅 5min。硫喷妥钠的镇痛效应差，肌肉松弛不完全，临床主要用于诱导麻醉、基础麻醉和脓肿的切开引流、骨折、脱臼的闭合复位等短时手术。

硫喷妥钠对呼吸中枢有明显抑制作用，新生儿、婴幼儿易受抑制，故禁用。还易诱发喉头和支气管痉挛，故支气管哮喘者禁用。

氯胺酮（ketamine）

氯胺酮对中枢既有抑制又有兴奋。能选择性地阻断痛觉冲动向丘脑和大脑皮层的传导，同时又能兴奋脑干及边缘系统。病人痛觉消失，意识模糊，短暂性记忆缺失，但意识并未完全消失，常有梦幻，肌张力增加，血压上升。此状态又称分离麻醉。

氯胺酮麻醉时起效快、镇痛力强，诱导迅速，维持时间短，苏醒期较长；对体表镇痛作用明显，内脏镇痛作用差，对呼吸影响轻微，对心血管具有明显兴奋作用。用于短时的体表小手术，如烧伤清创、切痂、植皮等。

三、复合麻醉

复合麻醉是指同时或先后应用两种以上麻醉药物或其他辅助药物，以达到完善的手术中和术后镇痛及满意的外科手术条件。目前各种全麻药单独应用都不够理想。为克服其不足，常采用联合用药或辅助以其他药物，此即复合麻醉。

1. 麻醉前给药　指病人进入手术室前应用的药物。手术前常用苯巴比妥或地西泮（安定）使病人消除紧张情绪，注射阿片类镇痛药，以增强麻醉效果，注射阿托品以防止唾液及支气管分泌所致的吸入性肺炎。

2. 基础麻醉　进入手术室前给予大剂量催眠药，如巴比妥类等，以进入深睡状态，在此基础上进行麻醉，可使药量减少，麻醉平稳。常用于小儿。

3. 诱导麻醉　应用诱导期短的硫喷妥钠或氧化亚氮，使迅速进入外科麻醉期，避免诱导期的不良反应，然后改用其他药维持麻醉。

4. 合用肌松药　在麻醉同时注射琥珀胆碱或筒箭毒碱类，以满足手术时肌肉松弛的要求。

5. 低温麻醉　合用氯丙嗪使体温在物理降温配合下降至较低水平（28～30℃），降低心、脑等生命器官的耗氧量，以便于截止血流，进行心脏直视手术。

6. 控制性降压　加用短时作用的血管扩张药硝普钠或钙拮抗剂使血压适度适时下降，并抬高手术部位，以减少出血。常用于止血比较困难的颅脑手术。

7. 神经安定镇痛术　常用氟哌利多及芬太尼按 50∶1 制成的合剂作静脉注射，使病人达到意识模糊、自主动作停止、痛觉消失，适用于外科小手术。如同时加用氧化亚氮及肌松药则可达满意的外科麻醉，称为神经安定麻醉。

用药知识

局麻药不得与碱性药液混合使用，酯类局麻药（如普鲁卡因）可减弱磺胺类抗菌药的抗菌效应；增强洋地黄的毒性，不宜与其合用。炎症坏死组织的局部体液呈酸性，使局麻药的作用减弱，故在切开脓肿手术前，必须在脓肿周围做环形浸润才能奏效。

普鲁卡因和利多卡因均可增强琥珀胆碱的肌松作用，合用时后者应减量。

为减少局麻药过多吸收而中毒，并延长局麻药时间，可将 0.1% 的肾上腺素 0.1ml 加入 20ml 局麻药液中作浸润和传导麻醉；但有心脑血管疾病、高血压病人不得使用含肾上腺素的局麻药；老人慎用；手指、脚趾、耳垂、阴茎等处手术时，局麻药禁止配伍肾上腺素。

应注意部分病人在苏醒前可能会发生自我伤害，应加强护理，避免发生意外；保持腰麻病人头低脚高仰卧位 12h 可减轻其头痛、尿闭症状。

恩氟烷可致肝坏死，肝功能不良者不宜应用；使用氟烷后，短期内不能使用恩氟烷。

氟烷在病人缺氧和呼吸性酸中毒时容易引起心律失常，因此在麻醉过程中应严格观察呼吸，并不宜同时使用肾上腺素。

用药知识

少数人在氟烷麻醉后出现肝炎、肝坏死，尤其是短期内反复应用者。有肝疾患及有变态反应者不宜使用；术前避免反复使用肝药酶诱导剂；重复使用氟烷至少间隔3～6个月。

使用氧化亚氮前吸纯氧3～5min，浓度为70％；停止 N_2O 麻醉后应继续吸纯氧5～10min，以防"弥散性缺氧"；肠梗阻、气胸、气脑造影等病人禁用氧化亚氮。

硫喷妥钠呈碱性，误入动脉内可引起动脉强烈收缩，肢体和肢端剧痛，皮肤苍白，动脉搏动消失。一旦发生，应立即动脉注入利多卡因、罂粟碱等血管扩张药，以及作臂丛阻滞，以解除动脉痉挛。如处理不及时可造成肢体坏死。肌肉注射本品部位要深。注射阿托品可预防发生喉痉挛，但支气管哮喘及呼吸道梗阻者仍应禁用本品。

氯胺酮可引起血压升高，心率加快，但对休克或心功能不全病人可致血压骤降，心跳停止。亦应注意呼吸抑制和呕吐时误吸等并发症发生。高血压、动脉硬化、肺动脉高压、颅内压增高、青光眼病人禁用或慎用。

常用制剂与用法

盐酸普鲁卡因　注射剂：100mg/10ml，50mg/20ml，100mg/20ml，40mg/2ml。粉针剂：0.15g，1 g。浸润麻醉用0.25％～0.5％溶液。传导麻醉1％～2％，一次不超过1g。硬膜外麻醉2％溶液，一次极量1g。腰麻一次不超过0.15g。

盐酸利多卡因　注射剂：100mg/5ml，400mg/20ml。浸润麻醉用0.25％～0.5％溶液。表面麻醉2％～4％，一次不超过100mg。传导麻醉1％～2％，一次不超过400mg。硬膜外麻醉1％～2％。

盐酸丁卡因　注射剂：50mg/5ml。表面麻醉用1％溶液喷雾或涂抹。传导麻醉0.1％～0.3％。硬膜外麻醉0.15％～0.3％，一次极量0.1g。腰麻用10～15mg与脑脊夜混合后注入。

盐酸布比卡因　注射剂：12.5mg/5ml，25mg/5ml，37.5mg/5ml。常用量 1～3mg/kg。浸润麻醉0.1％～0.25％溶液。传导麻醉0.5％～0.75％。腰麻用0.25％溶液。

麻醉乙醚　100ml/瓶，150ml/瓶，250ml/瓶。吸入给药，吸气内药物浓度按蒸气计：全麻诱导，成人10％～15％，小儿4％～6％；全麻维持，成人4％～6％，小儿2％～4％。

氟烷　20ml/瓶。吸入气内药物浓度：诱导麻醉1％～4％，维持0.5％～20％。

恩氟烷　25ml/瓶，250ml/瓶。吸入气内药物浓度：诱导麻醉2％～2.5％，维持麻醉1.3％～2％。

氧化亚氮　钢瓶装液化气体。与氧混合后吸入，诱导麻醉80％，维持麻醉50％～70％。

硫喷妥钠　粉针剂：0.5g/瓶，1g/瓶。用时配成2.5％溶液缓慢静注，一次极量1 g，静滴一日极量2g。

盐酸氯胺酮　注射剂：0.1g/2ml，0.1g/10ml。静脉诱导麻醉1～2mg/kg，维持用量，每次0.5mg/kg。

思考与练习

1. 比较常用的局部麻醉药的作用特点及应用。

2. 为什么局麻药中常规加入适量的肾上腺素？

3. 简述常用的复合麻醉方法。

工作任务十一　镇静催眠药

✲学习目标

1. 掌握地西泮的作用、用途、不良反应和用药注意事项。
2. 熟悉巴比妥药物的用途、不良反应和急性中毒的解救。
3. 能为失眠症选择有效的治疗药物。

镇静催眠药是一类作用于中枢神经系统，能够引起镇静和近似生理睡眠的药物。随着剂量的增加，抑制程度加深，小剂量产生镇静作用，较大剂量可产生催眠作用。按化学结构分为三类：苯二氮䓬类、巴比妥类及其他类。

工作项目一　苯二氮䓬类

根据半衰期（$t_{1/2}$）长短不同，可苯二氮䓬类分为长、中、短效三类。现以地西泮（diazepam，安定）为例介绍本类药物，其他临床常用的苯二氮䓬类药物及其特点见表 3-1。

表 3-1　常用苯二氮䓬类药物特点及作用

类别	药物	半衰期（h）	作用特点
长效	地西泮	44±13	抗焦虑、肌松作用比氯氮䓬强 5 倍，抗惊厥作用强 10 倍。
	氟西泮	74±24	催眠作用强而持久。
中效	硝西泮	26±3	催眠作用显著，抗惊厥作用较强。
	氯氮䓬	10±3.4	抗焦虑、镇静、催眠、抗惊厥、中枢性肌松。
	奥沙西泮	7.6±2.2	抗焦虑、抗惊厥作用较强。
	艾司唑仑	20±5	抗焦虑、镇静、催眠、抗惊厥、麻醉前给药。
短效	三唑仑	2.3±0.4	催眠作用强而短。

地西泮（diazepam，安定）

【作用与用途】

1. 抗焦虑作用　小于镇静剂量即可，是治疗焦虑症的常用药。持续性焦虑状态，可选用长效类药物；间断性严重焦虑病人，可选用中、短效类药物。

2. 镇静催眠作用　缩短睡眠诱导时间，延长睡眠持续时间。对快相睡眠影响小，反跳较轻，对慢相睡眠延长，但无明显不良后果。安全性高。对入睡困难者，选用起效快的短效类药物较好；对维持睡眠困难及早醒者，选用长效类较好。此外，应注意对因治疗。

常用于手术麻醉前给药，可缓和病人恐惧情绪，减少麻醉药用量使病人对术中的不良刺激在术后不复记忆。也用于心脏电击复律或内窥镜检查前给药等，多用地西泮静脉注射。

3. 抗惊厥、抗癫痫作用　所有本类药物都有抗惊厥作用，临床用于治疗破伤风、子痫、小儿高热、药物中毒引起的惊厥。地西泮静脉注射是治疗癫痫持续状态的首选药。

4. 中枢性肌肉松弛作用　对中枢神经病变和局部病变引起的肌张力增高、肌肉痉挛可起到肌肉松弛作用。

【不良反应与注意事项】　治疗量连续用药可出现头晕、嗜睡、乏力等副作用。大剂量可致共济失调。过量急性中毒可致昏迷、呼吸抑制等。长期用药或滥用可产生耐受性和依赖性，停药时出现戒断症状，但比巴比妥类药物发生较迟、较轻。

急性中毒可采用特异解毒药氟马西尼（flumazenil），它是中枢性苯二氮䓬类受体拮抗剂。

工作项目二　巴比妥类

巴比妥类（barbiturates）是巴比妥酸的衍生物，主要有苯巴比妥（phenobarbital，鲁米那，luminal）、异戊巴比妥（amobarbital）、司可巴比妥（secobarbital）、硫喷妥钠（thiopental sodium）。脂溶性越高，起效越快，作用维持时间越短。常用巴比妥见表3-2。

表 3-2　常用巴比妥类药物特点及作用

类别	药物	显效时间（h）	作用持续时间（h）	临床应用
长效	苯巴比妥	0.5～1	6～8	镇静、催眠、抗惊厥、抗癫痫
	巴比妥	0.5～1	6～8	镇静、催眠
中效	戊巴比妥	0.25～0.5	3～6	抗惊厥
	异戊巴比妥	0.25～0.5	3～6	镇静、催眠
短效	司可巴比妥	0.25	2～3	抗惊厥、镇静、催眠
超短效	硫喷妥钠	静脉注射立即	0.25	静脉麻醉

【作用与用途】　巴比妥类对中枢神经系统起普遍抑制作用。随剂量由小到大，相继出现镇静、催眠、抗惊厥和麻醉作用，过量中毒可抑制呼吸致死。其安全性小于苯二氮䓬类且较易发生依赖性，故较少用于镇静催眠。苯巴比妥可用于抗惊厥、抗癫痫，硫喷妥可用于小手术或内镜检查等的静脉麻醉。

【不良反应与注意事项】

1. 后遗效应　服药后次晨出现头晕、嗜睡、精神不振等，亦称宿醉反应。

2. 耐受性与依赖性　长期反复使用可产生耐受性；久用可产生依赖性，停药可诱发戒断症状，如兴奋、焦虑、头痛、呕吐、震颤、惊厥等。

3. 过敏反应　少数人可出现皮疹、血管神经性水肿，偶见剥脱性皮炎。

4. 急性中毒　大剂量服用或静脉注射过速，可引起急性中毒，表现为昏迷、呼吸抑制、血压下降、体温降低、多种反射减弱或消失，最后因呼吸衰竭而死亡。抢救措施主要是排除毒物、支持和对症治疗。

排除毒物可采用洗胃、导泻、碱化血液和尿液、利尿、血液透析等。支持和对症治疗主要是保持呼吸道通畅，给氧或进行人工呼吸，给予呼吸兴奋药、升压药，以维持呼吸和循环功能。

工作项目三　其他镇静催眠药

水合氯醛（chloral hydrate）

具有镇静、催眠、抗惊厥作用。不缩短快动眼睡眠时间，反跳轻；局部刺激性大，应稀释后口服。久服也可引起耐受性、依赖性和成瘾性。主要用于顽固性失眠，也可缓解小儿高热、破伤风及中枢兴奋药引起的惊厥。

甲丙氨酯（meprobamate）、格鲁米特（glutethimide）和甲喹酮（methaqualone）

均具有镇静催眠作用，久服都可成瘾。

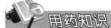

用药知识

　　苯二氮䓬类与其他中枢抑制药或乙醇合用时宜减少剂量。该类药物可产生依赖性，宜短期或间断性用药，用药超过2～3周应逐渐减量。过量中毒可洗胃、对症治疗，并使用氟马西尼（flumazenil）救治。

　　苯巴比妥为肝药酶诱导剂，与奥美拉唑、咪达唑仑等药物合用时，使后者作用减弱，持效缩短，使用时宜适当增加剂量，而停用苯巴比妥前则须减少这些药物的剂量，避免发生中毒反应。本类药物也可加速华法林、氢化可的松、地塞米松、性激素、氯丙嗪、地高辛、氯霉素、苯妥英钠的代谢使血药浓度降低。

　　巴比妥类中毒的解救应强调支持疗法以维持呼吸、循环功能，保持呼吸道通畅，吸氧，必要时行人工呼吸，甚至气管切开；进行洗胃、导泻、碱化尿液、利尿、血液透析等。

常用制剂与用法

地西泮（diazepam，安定）　　片剂：2.5mg，5mg。抗焦虑、镇静：2.5～5mg/次，3次/d。抗癫痫：5～10mg/次,3次/d。注射剂：10mg/2ml。癫痫持续状态5～20mg/次，缓慢静脉注射。

盐酸氟西泮（Flurazepam，氟安定）　　胶囊剂：15mg，30mg。催眠：每次15～30mg，睡前服。

硝西泮（nitrazepam）　　片剂：5mg。催眠：每次5～10mg，睡前服。抗癫痫：5～15mg/d，分3次口服。

奥沙西泮（oxazepam）　　片剂：15mg。15～30mg/次，2～3次/d。

氯氮䓬（chlordiazepoxide）　　片剂：5mg，10mg。抗焦虑、镇静：5～10mg/次，3次/d。催眠：10～20mg/次，睡前服。抗癫痫：10～20mg/次，30～60mg/d。

三唑仑（triazolam）　　片剂：0.25mg，0.5mg。催眠：0.25～0.5mg/次，睡前服。

艾司唑仑（estazolam）　　片剂：1mg，2mg。镇静：1～2mg/次，3次/d。催眠：2～4mg/次，睡前服。抗癫痫：2～4mg/次，3次/d。麻醉前给药：2～4mg/次，术前1h口服。

苯巴比妥（phenobarbital，鲁米那，Luminal）　　片剂：10mg，15mg，30mg，100mg。镇静：15～30mg/次，2～3次/d。催眠：60～100mg/次，睡前服。抗癫痫：从15mg/次开始，可逐渐增至60mg/次，3次/d。注射剂：0.1g/瓶。抗惊厥：肌注，0.1～0.2g/次。癫痫持续状态：0.1～0.2g/次，缓慢静注。

异戊巴比妥（amobarbital）　　片剂：0.1g。催眠：每次0.1～0.2g，睡前服。粉针剂：0.1g/瓶，0.25g/瓶。抗惊厥：成人0.1～0.25g/次，肌注或静脉注射。

司可巴比妥（secobarbital，速可眠，seconal）　　胶囊剂：0.1g，催眠：0.1～0.2g/次，睡前服。

水合氯醛（chloral hydrate） 溶液剂：10％溶液。催眠：5～10ml/次，睡前服。抗惊厥：10～20ml/次，口服或稀释1～2倍灌肠。

思考与练习

1. 苯二氮䓬类有何作用与用途？
2. 简述巴比妥类中毒的表现及抢救措施。

抗癫痫药和抗惊厥药

✖ 学习目标

1. 掌握苯妥英钠的作用、用途及不良反应。
2. 熟悉苯巴比妥、卡马西平、乙琥胺、丙戊酸钠的特点及应用。
3. 熟悉硫酸镁的作用、用途及给药途径。

工作项目一 抗癫痫药

癫痫是脑神经元突发性异常高频率放电并向周围扩散而出现的大脑功能失调综合征。具有暂时性、反复性、突然发作性的特征。癫痫主要有以下类型：

1. 大发作（强直-阵挛发作）　突然意识丧失，肌肉强直收缩，呼吸肌强直收缩迫使肺内空气外流而发生"尖叫"，跌倒在地，口吐白沫。发作持续 1～5min，随后进入深睡，1～2h后苏醒。

如果一次大发作之后，意识尚未恢复，便又出现另一次发作，使病人处于持续昏迷抽搐状态，称为癫痫持续状态，为危重急症。

2. 小发作（失神发作）　主要表现为突然短暂的意识丧失和动作中断（如两眼凝神、手持物体落地等），常持续几秒或几分钟而迅速恢复，多见于小儿。

3. 精神运动性发作　主要表现为阵发性精神失常（如恐惧、忧郁）及无意识的非自主活动（如吵闹、幻觉、遗忘等），病人无意识丧失，也无抽搐，每次发作可持续数分钟或数日不等。

4. 局限性发作　表现为一侧面部或肢体肌肉抽搐或感觉异常。如果抽搐发展到对侧，则意识丧失，全身抽搐如大发作。

抗癫痫药的作用机制，从电生理学观点看，有两种方式：抑制病灶神经元过度放电，或作用于病灶周围正常神经组织，以遏制异常放电的扩散。上述效应的基础可能与增强脑内GABA 能神经的抑制作用有关，如苯二氮䓬类和苯巴比妥；也可能与干扰 Na^+、Ca^{2+}、K^+等离子通道有关，如苯妥英钠。

一、常用药物

苯妥英钠（phenytoin sodium，大仑丁）

作为最常用的抗癫痫药已有半个多世纪的历史。

【作用机制】　苯妥英钠对细胞膜（包括神经细胞膜和心肌细胞膜）有稳定作用，降低其兴奋性。该药可减少 Na^+、Ca^{2+}内流，促进 K^+外流，抑制其高频反复放电，相对延长有效不应期。此外，苯妥英钠能抑制神经末梢对 GABA 的摄取，诱导 GABA 受体增生，间接增强 GABA 的作用，使 Cl^- 内流增加而出现超极化，也可抑制异常高频放电的发生和扩散。

【临床应用】

1. 抗癫痫　苯妥英钠是治疗大发作的首选药。但对小发作（失神发作）无效，有时甚至使病情恶化。

2. 治疗外周神经痛　包括三叉神经痛、舌咽神经痛及坐骨神经痛等，其神经元放电与癫痫有相似的发作机制。感觉通路神经元在轻微刺激下即产生强烈放电，引起剧烈疼痛。苯妥英钠能使疼痛减轻，发作次数减少。

3. 抗心律失常　主要用于室性心律失常，对于治疗强心苷中毒所致尤为有效。

【不良反应】

1. 胃肠刺激反应　碱性强，口服可致恶心、呕吐、上腹痛、胃炎等。饭后服用可减轻。

2. 神经系统反应　包括眩晕、共济失调、眼球震颤、复视等。严重者出现昏睡甚至昏迷。

3. 过敏反应　如皮疹，还可见粒细胞缺乏、血小板减少、再生障碍性贫血。偶见肝损害。

4. 齿龈增生　儿童及青少年多见，注意口腔卫生，经常按摩牙龈，可防止或减轻。一般停药 3～6 个月后可恢复。

5. 巨幼红细胞性贫血　久服可致叶酸吸收及代谢障碍，抑制二氢叶酸还原酶所致，补充甲酰四氢叶酸治疗。

6. 其他　长期应用可加速维生素 D 的代谢；妊娠早期应用可致畸胎；静注过快可致房室传导阻滞、血压下降；偶见肝脏损害。

【药物相互作用】　苯妥英钠为肝药酶诱导剂，能加速多种药物，如皮质类固醇和避孕药等的代谢而降低药效。卡马西平能降低苯妥英钠的血浓度，苯妥英钠也能降低卡马西平的血浓度。苯巴比妥能通过药酶诱导作用，加速苯妥英钠的代谢，降低苯妥英钠的血药浓度。

苯巴比妥（phenobarbital，鲁米那，Luminal）

苯巴比妥的作用与苯妥英钠相似，除失神小发作以外的各型癫痫，包括癫痫持续状态，都有效。常见的不良反应为镇静、嗜睡、眩晕和共济失调等。偶可发生巨幼细胞性贫血、白细胞减少和血小板减少。

卡马西平（carbamazepine）

对精神运动性发作有良好疗效，为首选药。对癫痫并发的精神症状，以及锂盐无效的躁狂、抑郁症也有效。卡马西平对外周性痛症（三叉神经痛和舌咽神经痛）有效，其疗效优于苯妥英钠。

用药早期可出现多种不良反应，如头昏、眩晕、恶心、呕吐和共济失调等，亦可有皮疹和心血管反应。但一般并不严重，不需中断治疗，1 周左右逐渐消退。

少见而严重的反应，包括骨髓抑制（再生障碍性贫血、粒细胞减少和血小板减少）和肝损害。

扑米酮（primidone，扑痫酮）

对局限性发作和大发作的疗效优于苯巴比妥；但对精神运动性发作的疗效不及卡巴西平

和苯妥英钠。

乙琥胺 （ethosuximide）

只对失神小发作有效，至今仍是治疗小发作的首选药，对其他型癫痫无效。常见副作用有嗜睡、眩晕、呃逆、食欲不振和恶心、呕吐等。偶见嗜酸性白细胞增多症和粒细胞缺乏症。严重者可发生再生障碍性贫血。

丙戊酸钠 （sodium valproate）

对各种类型的癫痫发作都有一定疗效。对失神小发作的疗效优于乙琥胺，但因丙戊酸钠有肝毒性，临床仍愿选用乙琥胺。对大发作有效，但不及苯妥英钠和卡马西平。对小发作的疗效不及氯硝西泮。对精神运动性发作的疗效近似卡马西平。对其他药物未能控制的顽固性癫痫有时可能奏效。不良反应较轻，长期应用有胃肠道反应，中枢反应，偶有肝损害。

苯二氮䓬类

苯二氮䓬类有：地西泮 （diazepam）、氯硝西泮 （clonazepam）、硝西泮 （nitrazepam）。

地西泮 治疗癫痫持续状态的首选药。

氯硝西泮 各型癫痫均有效，尤以对小发作为佳。

硝西泮 主要用于小发作。

二、抗癫痫药用药原则

1. 对症选药 针对单纯类型癫痫常选用一种有效药物即可。

2. 剂量渐增 由于个体差异大，用药量需从小剂量开始，以控制症状制止发作又不产生严重副作用为度，然后维持治疗。

3. 先加后撤 在治疗过程中，不宜随意更换药物，必须换用他药时，应在原药的基础上加用新药，待发挥疗效后，渐撤原药。

4. 久用慢停 癫痫需长期用药，待症状完全控制后至少维持 2～3 年，并在 1～2 年内逐渐减量停药，否则会导致复发。

工作项目二 抗惊厥药

惊厥是由各种原因引起的中枢神经过度兴奋而表现为全身骨骼肌不自主强烈收缩的一种症状。常用抗惊厥药有巴比妥类、地西泮、水合氯醛和硫酸镁。

硫酸镁 （magnesium sulfate）

口服难吸收，产生导泻及利胆作用。外敷消炎消肿。注射给药有抑制中枢、松弛骨骼肌和降压作用。神经化学传递和骨骼肌收缩均需 Ca^{2+} 参与。Mg^{2+} 与 Ca^{2+} 由于化学性质相似，可以特异地竞争 Ca^{2+} 受点，拮抗 Ca^{2+} 的作用，抑制神经化学传递和骨骼肌收缩，从而使肌肉松弛。与此同时，也作用于中枢神经系统，引起感觉和意识消失。对于各种原因所致的惊厥，尤其是子痫，有良好的抗惊厥作用。过量时，引起呼吸抑制、血压骤降以至死亡。静脉缓慢注射氯化钙，可立即消除 Mg^{2+} 的作用。

用药知识

苯妥英钠用药期间应随时监测血药浓度；其注射液冷藏若有沉淀，加热到室温可溶解；溶液浑浊不可用；用药后可能有粉红-红-红棕色尿。

注意药物相互作用：磺胺类、水杨酸类、苯二氮䓬类和口服降糖药可与苯妥英钠竞争血浆蛋白结合位点，导致苯妥英钠游离血药浓度增高；氯霉素、异烟肼等抑制肝药酶可提高苯妥英钠的血药浓度；苯巴比妥、卡马西平等诱导肝药酶可降低苯妥英钠的血药浓度。

服用苯妥英钠期间应注意口腔卫生、经常按摩牙龈以防齿龈增生。

多数抗癫痫药易引起血细胞减少和肝肾功能损害，用药期间应勤查血象，严重肝肾功能不全者禁用苯妥英钠。

硫酸镁连续用药期间应经常检查腱反射。中毒时应立即停药，进行人工呼吸，并缓慢静脉注射氯化钙或葡萄糖酸钙。

常用制剂与用法

苯妥英钠　片剂：0.05g，0.1 g。0.1～0.3g/d，分 2～3 次服，极量：0.6g/d。注射剂：0.25g/5ml。肌注，0.25～0.5g；静注，0.125～0.25g 加入 5%葡萄糖 20～40ml，缓慢静注。一日总量不超过 0.5g。

卡马西平　片剂：0.1g，0.2g。开始剂量：100mg/次，2 次/d，以后逐渐增至 600～900mg/d，分 2～4 次服用。最大剂量 1g～1.2g/d。

扑米酮　片剂：50mg，100mg，250mg。开始 0.06g/次，3 次/d，1 周后逐渐增至 0.25g/次，2～3 次/d。极量：2g/d。

乙琥胺　胶囊剂：0.25g。成人 0.25～0.5g/次，2 次/d。糖浆剂：含 5%乙琥胺。6 岁以上儿童和成人 5～10ml/次，2～3 次/d。6 岁以下儿童开始 0.25 g/次。1 次/d，以后根据病情渐增至 1g/d。

丙戊酸钠　片剂：0.1g，0.2g。成人 0.6g～1.8g/d。小儿 15～35mg/（kg·d），分 3 次服用。

氯硝西泮　片剂：0.5mg，2mg。开始剂量成人不超过 1.5mg/d，维持量 4～8mg/d，分 2～3 次服。儿童每日 0.01～0.03mg/kg，分 3 次服。以后逐渐递增，维持量每日 0.1～0.2mg/kg。注射剂：1 mg/ml。肌肉注射 1～2mg/次，2～4mg/d。静脉注射 1～4mg/次。

硝西泮　片剂：5mg。催眠：每晚 5～10mg。抗癫痫 5～30mg /d，分 3 次服。

硫酸镁　注射剂：1g/10ml，2.5g/10ml。1g/次，肌肉注射或以 5%葡萄糖注射液稀释成 1%溶液缓慢静脉滴注，1～2.5g/次。因滴注过快会引起血压下降和呼吸暂停，故使用时宜备有氯化钙或葡萄糖酸钙注射液。

思考与练习

1. 苯妥英钠不良反应有哪些？如何防治？

2. 注射硫酸镁可能会出现何种毒性反应？如何观察中毒先兆？事先应准备好的抢救药品是什么？

工作任务十三　抗精神失常药

❋学习目标

1. 掌握氯丙嗪的药理作用、用途和主要不良反应。
2. 熟悉奋乃静、氯氮平、五氟利多、丙米嗪及碳酸锂等的作用特点及应用。
3. 能为精神分裂症病人选择有效的治疗药物。

精神失常是由多种原因引起的在认知、情感、意识、行为等精神活动方面出现异常的一类疾病。治疗精神失常的药物按临床用途分为：抗精神病药、抗躁狂抑郁症药及抗焦虑药三类。

工作项目一　抗精神病药

抗精神病药（antipsychotic drugs）主要用于治疗精神分裂症及躁狂症。根据化学结构可分为吩噻嗪类、硫杂蒽类、丁酰苯类及其他类。

一、吩噻嗪类

氯丙嗪（chlorpromazine，冬眠灵，wintermin）

药理作用广泛而复杂。阻断脑内不同部位的 DA 受体，既可产生抗精神病作用，也可产生锥体外系不良反应。此外，也能阻断 α 肾上腺素受体和 M 胆碱受体。

【药理作用】

1.对中枢神经系统的作用

（1）镇静、抗精神病作用　对以精神运动性兴奋和幻觉妄想为主的 I 型精神分裂症疗效较好，亦用于治疗躁狂症。可迅速控制兴奋、躁动，继续用药，可使病人恢复理智、情绪安定、生活自理。

抗精神病作用机制主要是阻断中脑-边缘系统及中脑-皮质通路中的多巴胺受体。

（2）镇吐作用　对多种疾病和药物引起的呕吐都有效，系阻断催吐化学感受区（CTZ）的多巴胺受体所致。大剂量则直接抑制呕吐中枢。但对刺激前庭引起的呕吐无效，故对晕动病无效。

（3）对体温调节的影响　抑制体温调节中枢，使体温调节失灵，体温随环境温度变化而升降。在物理降温配合下，可使体温降至正常以下。用于低温麻醉以及和异丙嗪、哌替啶配伍用于人工冬眠疗法。

（4）加强中枢抑制药的作用　可增强麻醉药、镇静催眠药、镇痛药及乙醇的作用。

2. 对自主神经系统的作用　阻断 α 受体致血管扩张，血压下降，连续用药可产生耐受性。阻断 M 受体可致口干、便秘、视物模糊等较弱的阿托品样作用。

3. 对内分泌系统的作用　阻断结节-漏斗通路的多巴胺受体，抑制催乳素抑制因子的分泌，从而促进催乳素释放；抑制生长激素的分泌；抑制促肾上腺皮质激素的分泌；抑制促性腺激素的分泌。

【不良反应】

1. 常见不良反应　中枢抑制症状（嗜睡、淡漠、无力等）、M 受体阻断症状（视物模糊、口干、无汗、便秘、眼压升高等）和 α 受体阻断症状（鼻塞、血压下降、自主性低血压及反射性心悸等）。本药局部刺激性较强，可用深部肌肉注射。静脉注射可致血栓性静脉炎，应以生理盐水或葡萄糖溶液稀释后缓慢注射。为防止直立性低血压，注射给药后立即卧床休息 2 小时左右后缓慢起立。

2. 锥体外系反应

（1）帕金森综合征　表现为肌张力增高、面容呆板、动作迟缓、肌肉震颤、流涎等。

（2）静坐不能　病人表现坐立不安、反复徘徊。

（3）急性肌张力障碍　多出现在用药后第 1～5 天。由于舌、面、颈及背部肌肉痉挛，病人可出现强迫性张口、伸舌、斜颈、呼吸运动障碍及吞咽困难。

以上三种反应是由于氯丙嗪阻断了黑质-纹状体通路的多巴胺受体，使纹状体中的 DA 功能减弱、胆碱能神经的功能增强所致。可用减少药量、停药来减轻或消除，也可用中枢抗胆碱药来缓解。

（4）迟发性运动障碍　表现为口面部不自主的刻板运动，广泛性舞蹈样手足徐动症。用中枢抗胆碱药反使症状加重，宜尽早停药。

3. 内分泌系统　长期用药可致内分泌系统紊乱，引起乳房肿大及泌乳、排卵延迟、生长减慢等。

4. 过敏反应　常见皮疹、光敏性皮炎。少数病人出现肝损害及粒细胞缺乏，应立即停药，并用抗生素预防感染。

5. 急性中毒　一次吞服超大剂量（1～2g）氯丙嗪，可发生急性中毒。病人出现昏睡、血压下降甚至休克，并出现心肌损害，此时应立即对症治疗。因氯丙嗪有明显的 α 受体阻断作用，可引起体位性低血压，也可翻转肾上腺素的升压效应，因而氯丙嗪引起的低血压不可用肾上腺素抢救。

【禁忌证】　氯丙嗪能降低惊厥阈，诱发癫痫，有癫痫史者禁用。昏迷病人（特别是应用中枢抑制药后）禁用。伴有心血管疾病的老年病人慎用。严重肝功能损害者禁用。

奋乃静（perphenazine）、氟奋乃静（fluphenazine）、三氟拉嗪（trifluoperazine）

抗精神病作用强于氯丙嗪，锥体外系的副作用也很显著，镇静作用较弱。抗精神病作用好，临床常用。

二、硫杂蒽类

氯普噻吨（chlorprothixene）

镇静作用强，其他作用均较弱。另有较弱的抗抑郁作用，适用于伴有焦虑、抑郁症的精神分裂症，更年期抑郁症等。

三、丁酰苯类

氟哌啶醇（haloperidol）

抗精神病及锥体外系反应均很强，镇吐作用强，镇静、降压作用弱，常用于精神分裂症及呕吐。

四、其他类

五氟利多（penfluridol）

为长效抗精神病药，每周口服 1 次，尤适用于慢性精神分裂症维持与巩固疗效。

氯氮平（clozapine）

抗精神病作用强，可改善精神病的阳性及阴性症状，对急、慢性病人均有效，对其他药物无效的病例仍有效。无锥体外系反应，严重不良反应为粒细胞减少，需警惕。

工作项目二　抗躁狂症、抑郁症药及抗焦虑药

躁狂和抑郁症是一种以情感活动异常高涨或低落为主要特征的精神病。其病因是由于脑内单胺类神经递质功能失衡所致。5-HT 缺乏伴 NA 能神经功能亢进表现为躁狂；5-HT 缺乏伴 NA 能神经功能不足表现为抑郁。

一、抗躁狂症药

碳酸锂（lithium carbonate）

对躁狂发作者有显著疗效。能够抑制脑内 NA 及 DA 的释放，并促进其再摄取，降低突触间隙 NA 浓度而抗躁狂。口服吸收快，显效较慢，安全范围窄。不良反应较多，主要有恶心、呕吐、腹痛、腹泻、肌无力、多尿等。过量可致锂盐中毒，表现为意识障碍、反射亢进、肌张力增高、共济失调、震颤、惊厥、昏迷等。应监测用药者的血锂浓度。静滴生理盐水可加速锂的排泄。

二、抗抑郁症药

丙米嗪（imipramine，米帕明）

三环类抗抑郁药，连续用药 2～3 周，可呈现明显的抗抑郁作用。作用机制可能与抑制突触前膜对 NA 及 5-HT 的再摄取，使突触间隙递质浓度升高，促进突触传递功能有关。主要用于各型抑郁症的治疗。常见副作用为阿托品样作用，体位性低血压及心动过速。

三、抗焦虑药

焦虑是多种精神病的常见症状，焦虑症则是一种以急性焦虑反复发作为特征的神经官能症，并伴有自主神经功能紊乱。发作时，病人多自觉恐惧、紧张、忧虑、心悸、出冷汗、震颤及睡眠障碍等。无论是焦虑症或焦虑状态，临床多用抗焦虑药治疗。常用的为苯二氮䓬类。

此外尚有丁螺环酮（buspirone）为选择性 5-HT 受体的部分激动剂，减少 5-HT 释放，

降低 5-HT 神经功能而治疗焦虑症。不良反应少，无明显药物依赖性。

 用药知识

　　氯丙嗪可增强乙醇、镇静催眠药、抗组胺药、镇痛药等的作用，合用时注意调整剂量；与吗啡、哌替啶等合用时，应注意呼吸和血压的变化；苯妥英钠、卡马西平等可诱导肝药酶，加速氯丙嗪代谢，应适当调整剂量；氯丙嗪禁止与肾上腺素合用。

　　氯丙嗪局部刺激性强，宜深部肌注；静脉注射时用生理盐水或葡萄糖溶液稀释后缓慢注射，以防血栓性脉管炎；注射给药后即卧床 2h，起立时应缓慢，以防发生直立性低血压。

　　一次吞服大量氯丙嗪可造成急性中毒，出现昏迷、血压下降和心功能损害，宜采取对症治疗，可用去甲肾上腺素升压，禁用肾上腺素。

常用制剂与用法

　　盐酸氯丙嗪　　片剂：12.5mg，25mg，50mg。镇吐：12.5～50mg/次，3 次/d。治疗精神病：50～800mg/d。开始 25～50mg/d，分 2～3 次服，逐渐增至 300～450mg/d，症状减轻后再减至 100～150mg/d。注射剂：25mg/ml，10mg/ml。25～50mg/次，肌肉注射。治疗精神病：25～100mg/次。镇吐：25～50mg/次。

　　奋乃静　　片剂：2mg，4mg。用于呕吐和焦虑：2～4mg/次，3 次/d。精神病：30～60mg/d。注射剂：5mg/ml。5～10mg/次。治疗精神病：轻症 20～30mg/d，重症 40～60mg/d，分 2 次肌肉注射。

　　盐酸氟奋乃静　　片剂：2mg，5mg。治疗精神病：10～20mg/d，分 2～3 次服。

　　盐酸三氟拉嗪　　片剂：1mg，5mg。治疗精神病：5～10mg/次，15～30mg/d。镇吐：1～2mg/次，2～4mg/d。

　　氯普噻吨　　片剂：12.5mg，25mg，50mg。25～50mg/次，3～4 次/d。

　　氟哌啶醇　　片剂：2mg，4mg。用于呕吐和焦虑：0.5～1.5mg/d。治疗精神病：16～20mg/d。注射剂：5mg/ml。5～10mg/次，2～3 次/d，肌肉注射。

　　五氟利多　　片剂：5mg，20mg。30～40mg/次，1 次/周。少数人可用至 120mg/周，孕妇慎用。

　　氯氮平　　片剂：25mg，50mg。150～300mg/d，2～3 次/d。

　　碳酸锂　　片剂：0.25g。20～25mg/（kg·d），2～3 次/d，开始用小剂量，0.5g/d，症状控制后用维持量 0.75～1.5g/d。

　　盐酸丙米嗪　　片剂：12.5mg，25mg。25～75mg/次，3 次/d。

　　盐酸丁螺环酮　　片剂：5mg，10mg。5mg/次，2～3 次/d，可每隔 2～3d 增加 5mg，最大用量 45～60mg/d，老年人最大量 30mg/d。

思考与练习

1. 氯丙嗪有哪些作用、用途？长期大剂量使用氯丙嗪有何不良反应？如何防治？
2. 氯丙嗪引起的低血压为什么不能用肾上腺素治疗？

工作任务十四 镇 痛 药

✳学习目标

1. 掌握镇痛药吗啡、哌替啶的作用、用途、不良反应和用药注意事项。
2. 熟悉其他常用阿片受体激动药特点。
3. 能为急慢性疼痛选择有效的治疗药物。

镇痛药是一类主要作用于中枢神经系统，选择性地消除或缓解疼痛的药物。此类药镇痛作用强大，多用于各类剧痛，反复应用易致成瘾，又称为麻醉性镇痛药。典型的镇痛药为阿片生物碱类（吗啡、可待因）与人工合成品（哌替啶、芬太尼、美沙酮、喷他佐辛、二氢埃托啡等）。

工作项目一 阿片类生物碱

阿片为罂粟科植物罂粟未成熟蒴果浆汁的干燥物，含有 20 余种生物碱，吗啡和可待因为菲类生物碱，具有镇痛作用。

吗啡（morphine）

吗啡是镇痛药的代表，主要作用于中枢神经系统及胃肠平滑肌。

【药理作用】

1. 中枢神经系统

（1）镇痛、镇静作用 吗啡有强大选择性镇痛作用，皮下注射 5～10mg 即能明显减轻或消除疼痛，但意识及其他感觉不受影响。吗啡对各种疼痛都有效，而对持续性慢性钝痛的效力大于间断性锐痛。吗啡还有明显镇静作用；并能消除由疼痛所引起的焦虑、紧张、恐惧等情绪反应，因而显著提高对疼痛的耐受力。随着疼痛的缓解以及对情绪的影响，可出现欣快。如外界安静，则可使病人入睡。大剂量（15～20mg）时镇痛镇静作用更明显。一次给药，镇痛作用可持续 4～5h。

镇痛机制 现有资料证明，在体内存在有"镇痛系统"，他由脑啡肽神经元、脑啡肽及阿片受体共同组成。去极化或刺激脑啡肽神经通路可引起脑啡肽释放，并依赖于钙离子。在正常情况下有 20%～30% 的阿片受体与脑啡肽结合，起着疼痛感觉的调控作用，维持正常痛阈，发挥生理性止痛机能，镇痛药可以激动阿片受体，激活了脑内"镇痛系统"，阻断痛觉传导，产生中枢性镇痛作用。如图 3-2。

（2）抑制呼吸 吗啡可直接抑制呼吸中枢，治疗量吗啡即可抑制呼吸，使呼吸频率减慢、潮气量降低；剂量增大，则抑制增强。急性中毒时呼吸频率可减慢至 3～4 次/min。

（3）镇咳、缩瞳、催吐 吗啡抑制咳嗽中枢，有镇咳作用。吗啡可缩瞳，针尖样瞳孔为其中毒特征。吗啡也可引起恶心、呕吐。

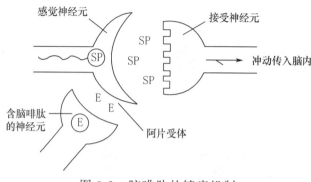

图 3-2 脑啡肽的镇痛机制

2. 平滑肌 吗啡可兴奋胃肠平滑肌，提高其张力，产生止泻及致便秘作用；也可引起胆道奥狄括约肌痉挛性收缩，提高胆囊内压而导致上腹不适甚至胆绞痛。提高膀胱括约肌张力，导致尿潴留；大剂量尚能收缩支气管；可对抗缩宫素对子宫的兴奋作用，延长产程。

3. 心血管系统 吗啡能扩张血管，产生降压作用。吗啡抑制呼吸，使体内 CO_2 蓄积，可扩张脑血管，使颅内压增高。

【临床用途】

1. 镇痛 吗啡对各种疼痛都有效，但易产生依赖性，仅用于其他镇痛药无效时的急性锐痛如严重创伤、烧伤等。对于心肌梗死引起的剧痛，如果血压正常，可用吗啡止痛；此外，由于吗啡有镇静及扩张血管作用，可减轻病人的焦虑情绪及心脏负担，更有利于治疗。

2. 心源性哮喘 对于左心衰竭突然发生急性肺水肿而引起的呼吸困难（心源性哮喘），除应用强心苷、氨茶碱及吸入氧气外，静脉注射吗啡常可产生良好效果。其作用机制是由于吗啡扩张外周血管，降低外周阻力；同时其镇静作用有利于消除病人的焦虑恐惧情绪；因而可减轻心脏负荷。此外，吗啡降低呼吸中枢对 CO_2 的敏感性，使急促浅表的呼吸得以缓解。但对于休克、昏迷及严重肺功能不全者禁用。

3. 止泻 适用于急、慢性消耗性腹泻以减轻症状。可选用阿片酊或复方樟脑酊；如为细菌感染，应同时服用抗菌药。

【不应良反】

1. 一般不良反应 治疗量吗啡有时可引起眩晕、恶心、呕吐、便秘、排尿困难、胆绞痛、呼吸抑制、嗜睡等副作用。

2. 耐受性及依赖性 连续反复多次应用吗啡易产生耐受性及依赖性，一旦停药，即出现戒断症状，表现为兴奋、失眠、流泪、流涕、出汗、震颤、呕吐、腹泻，甚至虚脱、意识丧失等。若给以治疗量吗啡，则症状立即消失。成瘾者为追求吗啡的欣快感及避免停药所致戒断症状的痛苦，常不择手段获取吗啡（称为"强迫性觅药行为"），危害极大。故对吗啡等成瘾性药物应严格控制使用，并按国家颁布的《麻醉药品管理条例》严格管理。

3. 急性中毒 表现为昏迷、瞳孔极度缩小、呼吸高度抑制、血压降低甚至休克。呼吸麻痹是致死的主要原因。需用人工呼吸、给氧抢救；吗啡拮抗药纳洛酮对吗啡之呼吸抑制有显著效果。

【禁忌证】 吗啡能通过胎盘、乳汁抑制新生儿呼吸，同时能对抗催产素对子宫的兴奋作用而延长产程，故禁用于分娩止痛及哺乳妇女止痛。由于抑制呼吸及抑制咳嗽反射以及释放组胺而致支气管收缩，故禁用于支气管哮喘及肺心病病人。颅脑损伤所致颅内压增高的病人、肝功能严重减退病人禁用。

可待因 （codeine）

其镇痛作用为吗啡的 1/10，镇咳作用为其 1/4，成瘾性也弱于吗啡。常用于缓解中等程度疼痛，也作为中枢性镇咳药应用。

工作项目二 人工合成镇痛药

哌替啶 （pethidine，度冷丁，dolantin）

对中枢神经系统的影响与吗啡相似，但镇咳作用弱，且维持时间短。也有扩张外周血管及脑血管的作用。对平滑肌的影响与吗啡有所不同，不引起便秘，也无止泻作用；不对抗催产素对子宫的兴奋作用，故不延缓产程。

【药理作用】

1. 中枢神经系统 与吗啡相似，作用于中枢神经系统的阿片受体而发挥作用。皮下或肌肉注射后 10min 可产生镇静、镇痛作用，但持续时间比吗啡短，仅 2～4h。镇痛效力弱于吗啡，注射 80～100mg 哌替啶约相当于 10mg 吗啡的镇痛效力。10％～20％病人用药后出现欣快。哌替啶与吗啡在等效镇痛剂量时，抑制呼吸的程度相等。对延脑 CTZ 有兴奋作用，并能增加前庭器官的敏感性，易致眩晕、恶心、呕吐。

2. 平滑肌 能中度提高胃肠道平滑肌及括约肌张力，减少推进性蠕动，但因作用时间短，故不引起便秘，也无止泻作用。能引起胆道括约肌痉挛，提高胆道内压力，但比吗啡弱。治疗量对支气管平滑肌无影响，大剂量则引起收缩。对妊娠末期子宫，不对抗催产素兴奋子宫的作用，故不延缓产程。

3. 心血管系统治 治疗量可致体位性低血压，原因同吗啡。由于抑制呼吸，也能使体内 CO_2 蓄积，脑血管扩张而致脑脊液压力升高。

【临床应用】

1. 镇痛 哌替啶对各种剧痛如创伤性疼痛、手术后疼痛、内脏绞痛、晚期癌痛都有止痛效果。但对慢性钝痛则不宜使用，因仍有成瘾性。新生儿对哌替啶抑制呼吸作用极为敏感，故产妇于临产前 2～4h 内不宜使用。

2. 麻醉前给药及人工冬眠 哌替啶的镇静作用可消除病人手术前紧张、恐惧情绪，减少麻醉药用量；与氯丙嗪、异丙嗪合用组成冬眠合剂用于人工冬眠疗法。

3. 心源性哮喘 可替代吗啡治疗心源性哮喘。

【不良反应】 治疗量哌替啶与吗啡相似，可致眩晕、出汗、口干、恶心、呕吐、心悸及因体位性低血压而发生晕厥等。久用也可成瘾。剂量过大可明显抑制呼吸。偶可致震颤、肌肉痉挛、反射亢进甚至惊厥，中毒解救时可配合抗惊厥药。禁忌证与吗啡同。

芬太尼 （fentanyl）

镇痛作用较吗啡强 100 倍，用量小，作用迅速，维持时间短。可用于各种剧痛。与全麻药或局麻药合用，可减少麻醉药用量。外科小手术时，与氟哌啶醇合用有安定镇痛作用。本药成瘾性较小。

美沙酮 （methadone）

药理作用与吗啡相似但较弱。主要特点是口服与注射同样有效。其耐受性与成瘾性发生较慢，戒断症状略轻。适用于各种剧痛，也可作为戒除吗啡成瘾的替代药物。

喷他佐辛 （pentazocine）

为阿片受体部分激动剂，成瘾性很小，在药政管理上已列入非麻醉品。其镇痛效力为吗啡的 1/3，呼吸抑制为吗啡的 1/2，口服后作用持续 5h 以上。用于各种慢性剧痛。本药对心血管系统的影响与吗啡不同，大剂量引起血压升高，心率加快。

二氢埃托啡 （dihydroetorphine）

为我国生产的强效镇痛药，阿片受体激动剂，其镇痛作用是吗啡的 12 000 倍，用量小，作用时间短 （2h）。反复用药也可成瘾。主要用于镇痛。

工作项目三　其他镇痛药

罗通定 （rotundine）

镇痛作用弱于哌替啶，强于解热镇痛药。其镇痛作用与阻断脑内多巴胺受体有关。对慢性持续性钝痛效果较好，对创伤或手术后疼痛或晚期癌症的止痛效果较差。可用于治疗胃肠及肝胆系统等内科疾病所引起的钝痛、一般性头痛以及脑震荡后头痛等。也可用于痛经及分娩止痛，对产程及胎儿均无不良影响。

罗通定还有安定、镇静及催眠作用，还可用于失眠，安全性大，无成瘾性。

不良反应轻微，偶见眩晕、乏力、恶心及锥体外系症状。

工作项目四　阿片受体拮抗剂

纳洛酮 （naloxone） 与纳曲酮 （naltrexone）

是阿片受体拮抗剂，其本身无明显药理效应及毒性。但对吗啡成瘾者可迅速诱发戒断症状。对吗啡急性中毒者，可解救呼吸抑制及其他中枢抑制症状，使昏迷病人迅速复苏。此外还是研究阿片受体的重要工具药。纳曲酮口服生物利用度较高，作用维持时间较长。

 用药知识

本类药应严格按照麻醉药品管理条例的规定保管和使用。

镇静催眠药、氯丙嗪、三环类抗抑郁药、单胺氧化酶抑制药、抗组胺药可延长并加剧吗啡的抑制作用。吗啡可减弱噻嗪类利尿药的利尿作用，且不良反应增加，可发生直立性低血压。长期使用吗啡可增强抗凝血药的作用，可使凝血酶原时间延长。

下列情况禁用吗啡：原因不明的疼痛、支气管哮喘、外伤出血、分娩止痛及哺乳妇女止痛、颅脑外伤及颅内占位性病变、肝功能损害者。

吗啡急性中毒可进行人工呼吸、给氧、洗胃、注射阿片受体拮抗剂纳洛酮、使用呼吸兴奋剂，给予支持疗法。

哌替啶与单胺氧化酶抑制药合用，可导致谵妄、高热、惊厥、呼吸抑制、昏迷甚至

用药知识

死亡；氯丙嗪、异丙嗪、三环类抗抑郁药可加重哌替啶的呼吸抑制；儿童慎用；老年人减量；孕妇临产前2～4h不宜使用；其他禁忌同吗啡；急性中毒解救原则同吗啡，但需合用抗惊厥药。

使用纳洛酮可能使痛觉突然出现；交感神经兴奋而使血压升高、心率加快、心律失常、致肺水肿、室颤等，应予注意。

常用制剂与用法

盐酸吗啡　片剂：5mg，10mg。5～10mg/次，15～60mg/d。注射剂：10mg/ml。5～10mg/次；皮下注射。极量：口服30mg/次，100mg/d；皮下注射20mg/次，60mg/d。

磷酸可待因　片剂：15mg，30mg。15～30mg/次，3次/d。糖浆剂：0.5％。3～6ml/次。极量：口服0.1g/次，0.25g/d。注射剂：15mg/ml，30mg/ml。15～30mg/次，30～90mg/d；皮下注射。

盐酸哌替啶　注射剂：50mg/ml，100mg/2ml。25～100mg/次，100～400mg/d，肌肉注射，极量150mg/次，600mg/d。

枸橼酸芬太尼　注射剂：0.1mg/2ml。0.05～0.1mg/次；静脉或肌肉注射。

盐酸美沙酮　片剂：2.5mg。5～10mg/次，10～15mg/d；极量10mg/次，20mg/d。注射剂：5mg/ml。2.5～5mg/次，10～15mg/d；皮下或肌肉注射；极量10mg/次，20mg/d。

盐酸喷他佐辛　片剂：25mg，50mg。50mg/次。

乳酸喷他佐辛　注射剂：30mg/ml。30mg/次，皮下或肌肉注射。

罗通定　片剂：30mg，60mg。60～120mg/次，1～4次/d。

硫酸罗通定　注射剂：60mg/2ml。60～90mg/次，肌肉注射。

盐酸纳洛酮　注射剂：0.4mg/ml。0.4～0.8mg/次，肌内或静脉注射，极量：40mg/d。

思考与练习

1. 简述镇痛药吗啡、哌替啶的作用、用途、不良反应和用药注意事项。
2. 简述其他常用阿片受体激动药特点。

工作任务十五　解热镇痛抗炎药

1. 掌握解热镇痛抗炎药解热、镇痛、抗炎的作用共同特点。

2. 掌握阿司匹林作用、用途、主要不良反应和用药注意事项。了解其他常用解热镇痛抗炎药的特点。

3. 能为感冒的常见症状选择有效的治疗药物。

工作项目一　解热镇痛抗炎药的基本作用

解热镇痛抗炎药是一类具有解热、镇痛、大多数还有抗炎、抗风湿作用的药物。又称为非甾体抗炎药。此类药物通过抑制体内前列腺素（PG）合成而发挥作用。

1. **解热作用**　解热镇痛抗炎药能降低发热者的体温，而对体温正常者无影响。这和氯丙嗪对体温的影响不同，在物理降温配合下，氯丙嗪能使正常人体温降低。

下丘脑体温调节中枢通过对产热及散热两个过程的精细调节，使体温维持于相对恒定水平（正常人为 37℃ 左右）。传染病之所以发热，是由于病原体及其毒素刺激中性粒细胞，产生与释放内热原，后者进入中枢神经系统，作用于体温调节中枢，将调定点提高至 37℃ 以上，这时产热增加，散热减少，因此体温升高。其他能引起内热原释放的各种因素也都可引起发热。内热原并非直接作用于体温调节中枢，因为实验证明，全身组织的多种 PG 都有致热作用，微量 PG 注入动物脑室内，可引起发热，这说明内热原可能使中枢合成与释放 PG 增多，PG 再作用于体温调节中枢而引起发热。

解热镇痛药对内热原引起的发热有解热作用，但对直接注射 PG 引起的发热则无效。因此认为他们是通过抑制中枢 PG 合成而发挥解热作用的。治疗浓度的解热镇痛药可抑制 PG 合成酶（环加氧酶），减少 PG 的合成。

发热是机体的一种防御反应，而且热型也是诊断疾病的重要依据。故对一般发热病人可不必急于使用解热药；但热度过高和持久发热消耗体力，引起头痛、失眠、谵妄、昏迷、小儿高热易发生惊厥，严重者可危及生命，这时应用解热药可降低体温，缓解高热引起的并发症。但解热药只是对症治疗，因此仍应着重病因治疗。

2. **镇痛作用**　解热镇痛药仅有中等程度镇痛作用，对各种严重创伤性剧痛及内脏平滑肌绞痛无效；对临床常见的慢性钝痛如头痛、牙痛、神经痛、肌肉或关节痛、痛经等则有良好镇痛效果；不产生欣快感与成瘾性，故临床广泛应用。

本类药物镇痛作用部位主要在外周。在组织损伤或发炎时，局部产生与释放某些致痛化学物质（也是致炎物质）如缓激肽等，同时产生与释放 PG，缓激肽作用于痛觉感受器引起疼痛；PG 则可使痛觉感受器对缓激肽等致痛物质的敏感性提高。因此，在炎症过程中，PG 的释放对炎性疼痛起到了放大作用，而 PG 本身也有致痛作用。解热镇痛药可防止炎症时 PG 的合成，因而有镇痛作用。这说明为何这类药物对尖锐的一过性刺痛（由直接刺激感觉神经末梢引起）无效，而对持续性钝痛（多为炎性疼痛）有效。

3. 抗炎作用　大多数解热镇痛药都有抗炎作用，对控制风湿性及类风湿性关节炎的症状有肯定疗效，但不能根治，也不能防止疾病发展及合并症的发生。PG 还是参与炎症反应的活性物质，将极微量（ng 水平）PG 皮内或静脉或动脉内注射，均能引起炎症反应；而发炎组织（如类风湿性关节炎）中也有大量 PG 存在；PG 与缓激肽等致炎物质有协同作用。解热镇痛药抑制炎症反应时 PG 的合成，从而缓解炎症。

工作项目二　常用解热镇痛抗炎药

解热镇痛抗炎药按化学结构分为水杨酸类、苯胺类、吡唑酮类及其他有机酸等四类。各类药物均具有解热、镇痛作用，但在抗炎作用方面则各具特点，如乙酰水杨酸和吲哚美辛的抗炎作用较强，某些有机酸的抗炎作用中等，而苯胺类无抗炎作用。

一、水杨酸类

水杨酸类药物包括阿司匹林和水杨酸钠。水杨酸本身因刺激性大，仅作外用，有抗真菌及溶解角质的作用。

阿司匹林（aspirin，乙酰水杨酸）

【体内过程】　口服后，小部分在胃、大部分在小肠吸收。$0.5 \sim 2h$ 血药浓度达峰值。尿液 pH 值的变化对水杨酸盐排泄量的影响很大，在碱性尿时可排出 85%；而在酸性尿时则仅 5%。这是由于碱性尿中，水杨酸盐解离增多，再吸收减少而排出增多；尿呈酸性时则相反。故同时服用碳酸氢钠可促进其排泄，降低其血浓度。

【药理作用及临床应用】

1. 解热镇痛及抗风湿　有较强的解热、镇痛作用，常与其他解热镇痛药配成复方，用于头痛、牙痛、肌肉痛、神经痛、痛经及感冒发热等；抗炎抗风湿作用也较强，可使急性风湿热病人于 $24 \sim 48h$ 内退热，关节红、肿及剧痛缓解，血沉下降，病人主观感觉好转。由于控制急性风湿热的疗效迅速而确实，故也可用于鉴别诊断。对类风湿性关节炎也可迅速镇痛，消退关节炎症，减轻关节损伤，目前仍是首选药。用于抗风湿最好用至最大耐受剂量，一般成人每日 $3 \sim 5g$，分 4 次于饭后服。

2. 影响血栓形成　血栓素 A_2（TXA_2）是强大的血小板聚集诱导剂，乙酰水杨酸能使抑制 PG 合成酶（环加氧酶），减少血小板中 TXA_2 的生成而抗血小板聚集及抗血栓形成。但在高浓度时，乙酰水杨酸也能抑制血管壁中 PG 合成酶，减少了前列环素（PGI_2）合成。PGI_2 是 TXA_2 的生理对抗剂，它的合成减少可能促进血栓形成。因此采用小剂量（每日口服 75mg）用于防止血栓形成。治疗缺血性心脏病、包括稳定型、不稳定型心绞痛及进展性心肌梗死病人能降低病死率及再梗塞率。对一过性脑缺血发作者，服用小剂量乙酰水杨酸（30～50mg），可防止脑血栓形成。

【不良反应】　短期服用副作用少；长期大剂量用于抗风湿则不良反应较多。

1. 胃肠道反应　最为常见。口服可直接刺激胃黏膜，引起上腹不适、恶心、呕吐。血浓度高则刺激延脑催吐化学感应区（CTZ），也可致恶心及呕吐。较大剂量口服（抗风湿治疗）可引起胃溃疡及不易察觉的胃出血（无痛性出血）；原有溃疡病者，症状加重。饭后服药，将药片嚼碎，同服抗酸药如碳酸钙，或服用肠溶片可减轻或避免以上反应。

2. 凝血障碍　一般剂量乙酰水杨酸就可抑制血小板聚集，延长出血时间。大剂量（5g/d以上）或长期服用，还能抑制凝血酶原形成，维生素K可以预防。严重肝损害、低凝血酶原血症、维生素K缺乏等均应避免服用阿司匹林。手术前1周应停用。

3. 过敏反应　少数病人可出现荨麻疹、血管神经性水肿、过敏性休克。某些哮喘病人服阿司匹林或其他解热镇痛药后可诱发哮喘，称为"阿司匹林哮喘"，它不是以抗原-抗体反应为基础的过敏反应，而与它们抑制PG生物合成有关。因PG合成受阻，而由花生四烯酸生成的白三烯以及其他脂氧酶代谢产物增多，内源性支气管收缩物质居于优势，导致支气管痉挛，诱发哮喘。肾上腺素治疗"阿司匹林哮喘"无效。哮喘、鼻息肉及慢性荨麻疹病人禁用阿司匹林。

4. 水杨酸反应　阿司匹林剂量过大（5g/d）时，可出现头痛、眩晕、恶心、呕吐、耳鸣、视、听力减退，总称为水杨酸反应，是水杨酸类中毒的表现。严重者可出现过度呼吸、酸碱平衡失调，甚至精神错乱。严重中毒者应立即停药，静脉滴入碳酸氢钠溶液以碱化尿液，加速水杨酸盐自尿排泄。

5. 瑞夷（Reye）综合征　患病毒性感染伴有发热的儿童或青年服用乙酰水杨酸后有发生瑞夷综合征的危险，表现为严重肝功能不良合并脑病，虽少见，但可致死，宜慎用。

【药物相互作用】　本药与双香豆素合用时，因从血浆蛋白结合部位置换后者，提高游离型双香豆素血浓度，增强其抗凝作用，易致出血。本药也可置换甲磺丁脲，增强其降血糖作用，易致低血糖反应。与肾上腺皮质激素合用，也因蛋白置换而使激素抗炎作用增强，但诱发溃疡的作用也增强。本药妨碍甲氨蝶呤从肾小管分泌而增强其毒性。与呋塞米合用，因竞争肾小管分泌系统而使水杨酸排泄减少，造成蓄积中毒。

二、苯胺类

对乙酰氨基酚（acetaminophen，扑热息痛，paracetamol）、非那西丁（phenacetin）

对乙酰氨基酚是非那西丁的代谢产物，二者都是苯胺衍生物，具有相同的药理作用。

对乙酰氨基酚和非那西丁的解热镇痛作用缓和持久，强度类似乙酰水杨酸，但其抗炎作用很弱，无实际疗效。非那西丁常配成复方应用，但由于它对肾脏及血红蛋白的毒性，近年来已为对乙酰氨基酚所取代。临床用于感冒发热、头痛、神经痛、关节痛、肌肉痛等。儿童因病毒感染引起的发热、头痛需用解热镇痛药时，首选对乙酰氨基酚。

用治疗量且疗程短时，不良反应少，对乙酰氨基酚过量，急性中毒可致肝坏死；而非那西丁过量则产生高铁血红蛋白血症和溶血性贫血；这类药物长期应用还能导致肾损害。

三、吡唑酮类

保泰松（phenylbutazone）

抗炎抗风湿作用强而解热镇痛作用较弱，临床主要用于风湿性及类风湿性关节炎、强直性脊柱炎。不良反应多且严重，如溃疡、再生障碍性贫血、剥脱性皮炎等，临床少用。

四、其他抗炎有机酸类

吲哚美辛（indomethacin，消炎痛）

是最强的环氧酶抑制剂之一，有显著的抗炎及解热镇痛作用。由于不良反应多，仅用于其他药物疗效不显著的病例。主要治疗各类关节炎和强直性脊柱炎，对癌性发热及其他不易控制的发热常能见效。主要不良反应有胃肠道反应、头痛、眩晕、精神失常、血细胞减少及过敏反应，也可引起"阿司匹林哮喘"。

布洛芬（ibuprofen）

具有抗炎、解热及镇痛作用，主要用于治疗风湿性及类风湿性关节炎，也可用于一般解热镇痛，疗效并不优于乙酰水杨酸，但主要特点是胃肠反应较轻，易耐受。

不良反应有轻度消化不良、皮疹；胃肠出血不常见，但长期服用者仍应注意；偶见视力模糊及中毒性弱视，出现视力障碍者应立即停药。

吡罗昔康（piroxicam）

为强效、长效解热镇痛抗炎药。适用于风湿性关节炎、骨关节炎、急性肌肉骨骼损伤及急性痛风。每日服药 1 次。剂量过大或长期服用可致消化道溃疡、出血。

工作项目三　解热镇痛药的复方配伍

一些常用解热镇痛药常相互配伍，或配伍巴比妥类、咖啡因或抗组胺药（如氯苯那敏）以期提高疗效和减少不良反应。但据一些对照观察，复方并不优于单用，且复方中大多含有非那西丁（苯胺类），久用可致肾乳头坏死，并可能引起肾盂癌；非那西丁还可能与某些复方久用引起依赖性有关。此外，不少复方都含氨基比林（吡唑酮类），少数病人服用后出现粒细胞缺乏。因此，对这些复方需重新评价；对含氨基比林的复方应慎用。常用复方解热镇痛药成分见表 3-3。

表 3-3　常用复方解热镇痛药成分

名称	成分与含量（g/片）							用法
	乙酰水杨酸	非那西丁	氨基比林	安替比林	咖啡因	巴比妥	氯苯那敏	
复方阿司匹林片（APC）	0.22	0.15			0.035			1～2 片/次，3 次/d
复方氯苯那敏片	0.2268	0.162			0.0324		0.002	1～2 片/次，3 次/d
氨啡咖片		0.15	0.1		0.03			1～2 片/次，3 次/d
去痛片		0.15	0.15		0.05	0.015		1～2 片/次，3 次/d
安痛定注射液（2ml）			0.1	0.04			0.18	皮下或肌注，一次 2ml

用药知识

　　阿司匹林与香豆素类抗凝药、磺酰脲类降血糖药、甲氨蝶呤等合用，可从血浆蛋白结合部位置换出使用的药物，提高这些药物的游离血药浓度，增强其作用及毒性。与肾上腺皮质激素合用，可加剧胃肠出血、诱发溃疡。消化性溃疡病病人禁用。

　　餐后服药或服用阿司匹林肠溶片，可减轻或避免胃肠反应。

　　严重肝损害、低凝血酶原血症、维生素 K 缺乏、血友病病人、哮喘、鼻息肉及慢性荨麻疹病人禁用；病毒性感染患儿慎用阿司匹林。术前 1 周应停用阿司匹林，以防出血。

　　出现水杨酸反应时立即停用阿司匹林，静脉滴注碳酸氢钠溶液以碱化尿液、促进排泄。

常用制剂与用法

　　阿司匹林　片剂：0.05g，0.1g，0.3g，0.5g。解热镇痛：0.3g～0.6g/次，3 次/d，饭后服。抗风湿：0.6～1g/次，3～4g/d，症状控制后逐渐减量。泡腾片：0.3g，0.5g。放温水 150～250ml，溶化后饮下。肠溶片：0.3g。

　　阿司匹林赖氨酸　注射剂：0.9g/瓶，0.5g/瓶。肌肉注射或静脉注射，0.9～1.8g/次，2 次/d。儿童 10～25mg/kg，临用时用 0.9％氯化钠或注射用水 4ml 溶解后注射。

　　对乙酰氨基酚　片剂：0.3g，0.5g。0.3～0.6g/次，0.6～1.8g/d，日量不超过 2g，疗程不宜超过 10d。

　　保泰松　片剂：0.1g。0.1～0.2g/次，3 次/d，症状减轻后改为 1 次/d。

　　吲哚美辛　胶囊剂：25mg。25mg/次，2～3 次/d，饭后服。

　　布洛芬　片剂：0.1g，0.2g。0.2～0.4g/次，3 次/d，餐中服。

　　吡罗昔康　片剂：20mg。20mg/次，1 次/d，早餐后服。

思考与练习

　　1. 解热镇痛药有何共同作用？

　　2. 阿司匹林与氯丙嗪对体温的影响有什么不同？

　　3. 某病人长期上腹部疼痛，自购阿司匹林，服用 5d 后上腹部疼痛加重，且出现黑便。分析此病人的情况，并叙述防止阿司匹林不良反应发生的方法。

工作任务十六　中枢兴奋药

1. 熟悉尼可刹米、咖啡因的作用特点与应用。
2. 了解其他中枢兴奋药的作用特点。

中枢兴奋药是能提高中枢神经系统功能活动的一类药物。根据其主要作用部位可分为三类：①主要兴奋大脑皮层的药物，如咖啡因等；②主要兴奋延脑呼吸中枢的药物，又称呼吸兴奋药，如尼可刹米等；③主要兴奋脊髓的药物，如士的宁等。这种分类是相对的。随着剂量的增加，其中枢作用部位也随之扩大，过量均可引起中枢各部位广泛兴奋而导致惊厥。脊髓兴奋药因毒性较大，无临床应用价值，故不作介绍。

工作项目一　主要兴奋大脑皮层的药物

咖啡因（caffeine）

为咖啡豆和茶叶的主要生物碱。此外，茶叶还含茶碱，均属黄嘌呤类，药理作用相似，但咖啡因的中枢兴奋作用较强，临床主要用作中枢兴奋药；茶碱的舒张平滑肌作用较强，主要用作平喘药。

【药理作用】

1. 中枢神经系统　咖啡因兴奋中枢神经系统的范围与剂量有关，小剂量（50～200mg）口服时，能兴奋大脑皮层，表现为振奋精神，思维活跃，减少疲劳，消除困倦，提高工作效率，并提高对外界的感受性。较大剂量（250～500mg）能直接兴奋呼吸中枢，使呼吸中枢对 CO_2 的敏感性增加，呼吸加深加快，换气量增加，特别是因疾病或药物（如巴比妥类或吗啡）中毒而引起呼吸抑制状态时。中毒量可引起惊厥。

2. 心血管系统　大剂量咖啡因对心血管有直接作用，使心率加快，心肌收缩力增强，心输出量增加。直接松弛外周血管平滑肌，使血管扩张，外周阻力降低。但此作用往往因兴奋迷走神经中枢及血管运动中枢而被掩盖，无治疗价值。但能收缩脑血管，减少脑血管搏动性头痛。

3. 其他　还可舒张支气管平滑肌，并有利尿及刺激胃酸分泌作用。

【临床应用】　临床主要用于解救因急性感染中毒，催眠药、麻醉药、镇痛药中毒等引起的呼吸、循环衰竭。与麦角胺配伍可治疗偏头痛。与解热镇痛药配伍治疗一般性头痛。

【不良反应】　不良反应少见，较大剂量可引起激动、不安、失眠、头痛、心悸、恶心、呕吐；过量可引起惊厥。特别是乳婴儿高热时易致惊厥，应避免使用含咖啡因的解热复方制剂。

【禁忌证】　因增加胃酸分泌，消化性溃疡病病人不宜久用。孕妇慎用。

哌醋甲酯（methylphenidate，利他林）

有温和的中枢兴奋作用，其精神兴奋作用强于运动兴奋，能改善精神活动，振奋精神，消除睡意及疲乏感。大剂量也能引起惊厥。对儿童多动综合征也有效，多动综合征可能由于脑干网状结构上行激活系统内去甲肾上腺素、多巴胺、5-羟色胺等递质中某一种缺乏而引起，哌醋甲酯可促进这类递质释放。可作为中枢抑制药过量引起的昏迷和呼吸抑制的急救药，也可用于小儿遗尿症。

治疗量时不良反应少，偶见失眠，心动过速等。大剂量时可使血压升高、头痛、眩晕，甚至惊厥。

工作项目二　主要兴奋延脑呼吸中枢的药物

尼可刹米（nikethamide，可拉明）

【药理作用】　能直接兴奋延脑呼吸中枢，也可刺激颈动脉体化学感受器反射性兴奋呼吸中枢，提高呼吸中枢对 CO_2 的敏感性，使呼吸加深加快。其作用温和、短暂，一次静脉注射仅维持 $5\sim10min$。故需间歇性多次静脉给药。

【临床应用】　临床主要用于各种原因引起的中枢性呼吸抑制。对肺心病引起的呼吸衰竭及吗啡过量引起的呼吸抑制疗效较好，对巴比妥类药中毒时的解救效果较差。

【不良反应】　不良反应少见。用量过大时出现血压升高、心悸、出汗、呕吐、震颤及阵挛性惊厥等。惊厥时可用短效巴比妥类药（硫喷妥钠）控制。

山梗菜碱（lobeline，洛贝林）

刺激颈动脉体和主动脉体的化学感受器而反射性兴奋延脑呼吸中枢。较少引起惊厥，安全性高。常用于治疗新生儿窒息、小儿感染性疾病引起的呼吸衰竭、CO 中毒。过量能引起心动过速，甚至惊厥。

二甲弗林（dimefline，回苏灵）

直接兴奋呼吸中枢。呼吸兴奋作用比尼可刹米强。临床用于各种原因引起的中枢性呼吸抑制。过量可致惊厥。静脉给药需稀释后缓慢注射，并严密观察病人反应。

用药知识

咖啡因与单胺氧化酶抑制剂合用可导致高血压危象；与麻黄碱、肾上腺素合用有协同作用，不宜同时应用；剂量过大或用于婴幼儿高热时易致惊厥，故宜选用不含咖啡因的复方解热药；消化性溃疡病人和孕妇慎用。

尼可刹米与碱性药物、氯霉素、金属盐等配伍可发生沉淀。

二甲氟林易致惊厥，静脉给药需稀释后缓慢注射，并严密观察病人反应。

使用中枢兴奋药期间应密切观察病人的呼吸、血压、脉搏、肌腱反射情况，并检测血氧饱和度。若用药后出现心率加快、心律不齐、血压升高、反射亢进、激动、震颤等，应立即减量或停药，并通知医生。必要时，可注射适量地西泮或短效巴比妥类对抗。

中枢兴奋药主要用于对抗中枢抑制药中毒或某些传染病引起的中枢性呼吸衰竭。它

用药知识

们的选择性一般都不高，安全范围小，兴奋呼吸中枢的剂量与致惊厥剂量之间的距离小。中枢兴奋药应用时应严格掌握剂量。宜限于短时就能纠正的呼吸衰竭病人。临床主要采用人工呼吸机维持呼吸，因为它远比呼吸兴奋药有效而且安全可靠。

常用制剂与用法

苯甲酸钠咖啡因　注射剂：0.5g/2ml。1～2ml/次，2～4ml/d，皮下或肌肉注射。

盐酸哌甲酯　片剂：10mg。10mg/次，2～3次/d。

尼可刹米　注射剂：0.5g/2ml，0.375g/1.5ml。0.25～0.5g/次，肌肉或静脉注射，必要时每1～2h重复注射1次。

盐酸洛贝林　注射剂：3mg/ml，10mg/ml。皮下注射或肌注，成人3～10mg/次。儿童1～3mg/次。静注，成人3mg/次，儿童0.3～3mg/次。

盐酸二甲弗林　片剂：8mg。8～16mg/次，2～3次/d。注射剂：8mg/2ml。8～16mg/次，用5%葡萄糖溶液稀释后缓慢静脉注射。

思考与练习

1. 简述尼可刹米、咖啡因的作用特点与应用。

2. 中枢兴奋药过量或给药过快可导致何种情况出现？应如何处理？

（模块三编者：汪中华）

工作模块四

心血管系统疾病用药

工作任务十七 抗高血压药

1. 掌握各类抗高血压药的临床应用特点、主要不良反应。
2. 熟悉抗高血压药的分类和应用原则。
3. 能为高血压病选择有效的治疗药物。

工作项目一 抗高血压药物的分类

高血压是一类以体循环动脉血压升高为主要表现的临床综合征，是常见心血管疾病，发病率高，对人类健康危害大。成人静息时收缩压和（或）舒张压 ≥ 140/90mmHg（18.6/12.0kPa）即为高血压。绝大部分（90%以上）高血压病因不明，成为原发性高血压或高血压病；少数高血压继发于其他疾病，称继发性高血压或症状性高血压，常见病因如原发性醛固酮增多症、妊娠中毒症、肾动脉狭窄等。随着高血压疾病的发展，可引发脑血管意外、心力衰竭、肾衰竭等。凡能有效降低血压用于高血压治疗的药物成为抗高血压药，也称降压药。

合理使用抗高血压药不仅可以控制血压，还可以减少心、脑、肾等器官的损伤，降低病死率，提高生活质量，延长寿命。多数高血压病人需长期服药以控制症状，若能配合非药物治疗，如低盐饮食，减少饮酒，控制体重，改变生活方式等，可取得更好的效果。

根据各种药物作用环节及机理的不同，将抗高血压药分为以下几类。

1. 利尿降压药 代表药物有：氢氯噻嗪。
2. 肾上腺素受体阻断药
(1) β受体阻断药 代表药物有：普萘洛尔、美托洛尔。
(2) $α_1$受体阻断药 代表药物有：哌唑嗪。
(3) α和β受体阻断药 代表药物有：拉贝洛尔。
3. 钙通道阻滞药 代表药物有：硝苯地平、尼群地平。
4. 肾素-血管紧张素系统抑制药
(1) 血管紧张素转化酶（ACE）抑制药 代表药物有：卡托普利、依那普利。
(2) 血管紧张素Ⅱ受体阻滞药 代表药物有：氯沙坦。
5. 直接扩张血管药 代表药物有：肼屈嗪、硝普钠。
6. 钾通道开放药 代表药物有：米诺地尔。
7. 中枢交感神经抑制药 代表药物有：可乐定、甲基多巴。

8. 神经节阻滞药 代表药物有：美加明。

9. 去甲肾上腺素能神经末梢阻滞药 代表药物有：利血平、胍乙啶。

治疗高血压是一个长期的过程，目前临床上应用广泛、疗效好、毒性低的抗高血压药，成为一线降压药，有利尿降压药、肾上腺素受体阻断药、钙通道阻滞药、血管紧张素转化酶抑制药、血管紧张素Ⅱ受体阻滞药等几类。

工作项目二 常用抗高血压药

一、利尿降压药

利尿药是 WHO 推荐的一线降压药，常作为治疗高血压的基础药物。各类利尿药单用即有降压作用。与其他降压药合用，能明显增强其他降压药的疗效，减少其他降压药引起的水钠潴留等不良反应。常用药物为噻嗪类，其中以氢氯噻嗪最常用。髓袢利尿剂呋塞米、布美他尼主要用于高血压危象及伴有慢性肾功能不良的高血压病人。

氢氯噻嗪 （hydrochlorothiazide）

【药理作用】 氢氯噻嗪降压作用温和、持久、可靠，降压过程平稳，长期应用不易发生耐受性。目前认为，用药初期，降压机制是通过排钠利尿，使细胞外液及血容量减少而降压；长期应用使小动脉细胞内低钠，通过 Na^+-Ca^{2+} 交换机制减少 Ca^{2+} 内流，降低细胞内 Ca^{2+}，使血管扩张而降压。

【临床应用及注意事项】 可单用于轻度高血压或与其他降压药合用治疗各类高血压，联合用药可增强降压作用，并防止其他药物引起的水钠潴留。该药长期大剂量使用可致低血钾，引起血脂、血糖及尿酸升高，还能增高血浆肾素活性，合用保钾利尿药、β受体阻断药、血管紧张素转化酶抑制药，可避免或减少不良反应的发生。

二、肾上腺素受体阻断药

（一）α_1 受体阻断药

降压机制为选择性阻断突触后膜 α_1 受体，扩张血管，血压下降，对突触前膜 α_2 受体无影响，降压时不引起反射性心率加快。长期应用有一定的降血脂作用。

哌唑嗪 （prazosin）

【作用及用途】 降压作用中等偏强，用于轻、中度高血压及伴有肾功能障碍者，重度高血压需合用利尿药或β受体阻滞药，也用于嗜铬细胞瘤的治疗。

【不良反应】 有首剂现象（首次用药 90min 内出现体位性低血压、心悸、晕厥、意识消失），用药数次后这种现象可消失。若首次剂量减为 0.5mg，在临睡前服用可避免其发生。其他不良反应有眩晕、疲乏、鼻塞、口干、尿频、头痛、嗜睡及胃肠道反应等，一般不用停药。

（二）β受体阻断药

β受体阻断药除用于治疗心律失常、心绞痛外，也是疗效确切的抗高血压药，主要有普萘洛尔及美托洛尔、阿替洛尔、纳多洛尔、吲哚洛尔等。

普萘洛尔 （propranolol）

【药理作用】 该药为非选择性β受体阻断药，对 β_1、β_2 受体都有作用。降压机制目前认为和下列作用有关：① 阻断心肌 β_1 受体，使心肌收缩力减弱，心率减慢，心排出量减少而发挥作用。② 阻断肾小球旁器部位的 β_1 受体，减少肾素分泌，从而抑制肾素血管紧张素系统。③ 阻断去甲肾上腺素能神经突触前膜 β_2 受体，消除正反馈作用，减少 NA 的释放。④ 阻断中枢 β 受体，抑制外周交感神经张力而降压。

【临床应用】　适用于轻、中度高血压，对伴有心排出量偏高或血浆肾素活性增高者以及伴有冠心病、脑血管病变者更适宜。该类药物长期使用不能突然停药，以免诱发或加重心绞痛，支气管哮喘。严重左心室衰竭及重度房室传导阻滞者禁用。

（三）α、β 受体阻断药

拉贝洛尔 （labetalol）

【药理作用】　拉贝洛尔属于 α、β 受体阻断药，阻断 β_1 受体的作用比阻断 β_2 受体的作用略强，对 α_1 受体作用弱，对 α_2 受体无作用。阻断 β 受体，心率减慢、心肌收缩力减弱、血压下降。阻断 α_1 受体，血管扩张，外周阻力降低，心脏前后负荷降低。

【临床应用】　用于各型高血压及高血压伴有心绞痛的病人。静脉注射可以治疗高血压危象、妊娠期高血压、嗜铬细胞瘤、麻醉或手术时的高血压。

【不良反应】　不良反应较轻，可产生体位性低血压，其他不良反应有胃肠道反应、头痛、乏力等。

三、钙通道阻滞药

该类药物的基本作用是抑制细胞外 Ca^{2+} 的内流，使血管平滑肌细胞内 Ca^{2+} 降低，导致血管平滑肌松弛、血管扩张、血压下降。降压的同时不减少心输出量，不引起体位性低血压和水钠潴留。代表药物主要有硝苯地平、尼群地平和氨氯地平等。

硝苯地平 （nifedipine）

【药理作用】　抑制细胞外 Ca^{2+} 的内流，选择性松弛血管平滑肌。降压时伴有反射性心率加快，心排出量增加，血浆肾素活性增高。

【临床应用】　各型高血压，可单用或与利尿药、β 受体阻滞药、ACEI 合用，以增强疗效，减少不良反应。若使用该药的控释剂或缓释剂，减少血药浓度波动，可降低不良反应的发生率，延长作用时间，减少用药次数。

【不良反应】　一般较轻，常见面部潮红、头痛、眩晕、心悸、踝部水肿等不良反应。

尼群地平 （nitrendipine）

尼群地平作用、用途与硝苯地平相似，对血管平滑肌松弛作用较硝苯地平强，降压作用温和持久。不良反应与硝苯地平相似，肝功能不良者慎用或减量。

氨氯地平 （amlodipine）

该药起效缓和，渐进降压，由血管扩张引起的头痛、面红、心率加快等症状不明显。口服吸收好，生物利用度高，$t_{1/2}$ 长达 $40\sim50h$，每日只需服药 1 次，降压作用可维持 24h，血药浓度较稳定，可减少血压波动造成的器官损伤，用于治疗各型高血压。

四、肾素—血管紧张素系统抑制药

肾素-血管紧张素-醛固酮系统（RAAS）在血压调节及体液的平衡中起到十分重要的作用。作用于该系统的药物主要为 ACEI（血管紧张素转化酶抑制药）和 Ang Ⅱ（血管紧张素

Ⅱ）受体拮抗药。

（一）血管紧张素转化酶抑制药

卡托普利是第一个口服有效的 ACEI。近年来又合成了 10 余种高效、长效且不良反应较少的 ACEI。该类药物降压机制主要涉及：① 抑制血管紧张素Ⅰ转化酶（ACE），减少 AngⅡ形成，从而取消 AngⅡ收缩血管作用，并减少醛固酮分泌，有利于水、钠排出。② ACE 又称激肽酶Ⅱ，能降解缓激肽等，使之失活。抑制 ACE，可减少缓激肽降解，提高缓激肽在血中的含量，增强扩张血管效应。

该类药物降压时不伴有反射性心率加快，对心排血量没有明显影响、能增加肾血流量、保护肾脏、不引起电解质紊乱和脂质代谢改变、久用不易产生耐受性。

卡托普利（captopril）

【药理作用与临床应用】　中等强度降压药，可降低外周阻力，不伴有反射性心率加快，同时可以增加肾血流量。用于各型高血压，降压作用与病人的血浆肾素水平有关，对血浆肾素活性高者疗效较好，尤其适用于合并有糖尿病、左心室肥厚、心力衰竭、心肌梗死的高血压病人。重型及顽固性高血压宜与利尿药及 β 受体阻滞药合用。

【不良反应】　耐受性良好，但应从小剂量开始使用。主要不良反应有咳嗽、血管神经性水肿、皮疹、味觉及嗅觉改变等。久用可发生中性粒细胞减少，应定期检查血象。因减少 AngⅡ生成的同时减少醛固酮分泌，可致高血钾。

依那普利（enalapril）

作用机制与卡托普利相似，但抑制 ACE 的作用较卡托普利强 10 倍，降压作用强而持久，主要用于高血压，对心功能的有益影响优于卡托普利，其他不良反应与卡托普利相似。

（二）血管紧张素Ⅱ受体拮抗药

血管紧张素Ⅱ受体（AT）主要有 AT_1 和 AT_2 两种亚型。AT_1 主要分布在心血管、肾、肺及神经，对心血管功能的稳定具有调节作用。AT_2 主要分布在肾上腺髓质，生理作用尚不完全清楚。该类降压药主要阻断 AT_1 受体，常用药有氯沙坦（losartan）、缬沙坦（valsartan）、伊贝沙坦（irbesartan）等。

血管紧张素Ⅱ受体拮抗药可直接阻断 AngⅡ的缩血管作用而降压，与 ACEI 相比，选择性更强，不影响缓激肽的降解，对 AngⅡ的拮抗作用更完全，不良反应较 ACEI 少，是继 ACEI 后的新一代肾素–血管紧张素系统抑制药。

氯沙坦（losartan）

用于各型高血压，用药 3～6d 可达最大降压效果。该药长期应用还有促进尿酸排泄作用。不良反应较 ACEI 少，主要有头晕、高血钾和与剂量相关的体位性低血压。孕妇及哺乳期妇女禁用。

工作项目三　其他抗高血压药

一、直接扩张血管药

肼屈嗪（hydralazine）

【药理作用与临床应用】　通过松弛小动脉平滑肌，降低外周阻力而降压。降压作用快而较强，口服后 20～30min 显效。一次给药维持 12h，降压的同时伴有反射性交感神经兴奋，使心率加快，心排出量增加，从而减弱其降压作用。降压时还伴有血浆肾素活性增高及水钠潴留。

治疗中、重度高血压。较少单独使用，仅在常用药无效时加用。与 β 受体阻滞药、利尿药合用可增强疗效，相互纠正不良反应。

【不良反应】　多由血管扩张及其反射性反应产生，如头痛、面红、黏膜充血、心动过速，并可诱发心绞痛和心力衰竭，大剂量长期应用产生红斑狼疮样综合征，每日用量在 200mg 以下则很少发生。一旦发生，应停药并用皮质激素治疗。其他还有胃肠道反应、感觉异常、麻木，偶见药热、荨麻疹等过敏反应。冠心病、心绞痛、心动过速者禁用。

硝普钠（sodium nitroprusside）

硝普钠可直接松弛小动脉和静脉平滑肌，在血管内通过释放 NO 而产生强大的舒张血管作用。静脉滴注后 1～2min 起效。主要用于高血压危象、难治性心衰及麻醉时控制性降压。静脉滴注可见恶心、呕吐、出汗、头痛、发热、不安、肌肉痉挛等不良反应。

二、钾通道开放药

是一类新型的血管扩张药，主要有米诺地尔（minoxidil）、吡那地尔（pinacidil）、尼可地尔（nicorandil）等。该类药物通过激活血管平滑肌细胞膜钾通道开放，K^+ 外流增加，导致细胞膜超极化，使细胞膜电压依赖性钙通道失活，Ca^{2+} 内流减少，从而降低细胞内 Ca^{2+} 而产生平滑肌舒张作用。

米诺地尔（minoxidil，长压定）

为作用强大的小动脉扩张药，口服吸收完全，能较持久地贮存于小动脉平滑肌中。其不良反应有水、钠潴留，心悸及多毛症。此外该药可治疗（男性）脱发。

三、中枢交感神经抑制药

可乐定（clonidine）

【药理作用】　降压作用中等偏强，主要是激动血管运动中枢延髓腹外侧咪唑啉（I_1）受体，使外周交感张力降低，从而产生降压作用；还激动外周交感神经突触前膜 α_2 受体，负反馈抑制去甲肾上腺素的释放。此外，该药还有镇静、抑制胃肠道分泌和运动作用。

【临床应用】　较少单独用，可与利尿剂合用。用于其他降压药无效的中、重度高血压，对兼有溃疡病的高血压及肾性高血压较为适宜。

【不良反应】　常见口干、嗜睡、便秘、头痛、眩晕、腮腺肿痛、鼻黏膜干燥、阳痿、抑郁、水钠潴留、体重增加和心动过缓等不良反应。突然停药可引起交感神经亢进的停药综合征，表现为血压骤升、心悸、兴奋、震颤、腹痛、出汗等，再用可乐定或用酚妥拉明治疗。

四、神经节阻滞药

因不良反应多而严重，且易发生体位性低血压和耐受性，目前已基本不用，仅偶尔用于高血压危象、高血压脑病等危急情况以及外科手术中的控制性降压，以减少手术中出血。代表药物有美加明（mecamylamine，美卡拉明）及樟磺咪芬（trimetaphan camsilate）。

五、去甲肾上腺素能神经末梢阻滞药

通过抑制交感神经末梢摄取去甲肾上腺素和多巴胺，耗竭递质而产生降压作用，如利血平（reserpine）及胍乙啶（guanethidine）。利血平是印度萝芙木所含的一种生物碱，国产萝芙木所含总生物碱的制剂称为降压灵。该药降压作用弱，不良反应较多（并可至消化性溃疡、精神抑郁），现已少用。作用较强的胍乙啶也因不良反应多而少用。

工作项目四　抗高血压药应用原则

高血压为临床常见的严重危害人类健康的心血管疾病。有些病人经药物治疗后血压接近正常，停药后，疾病易出现反复，因此需要长期用药。药物治疗的目标不仅是单纯的降低血压，更重要的是减轻或逆转病人的靶器官损伤，降低并发症的发生和病死率。抗高血压药物种类多，各有特点，在选用抗高血压药时应遵循以下原则：

1. 根据高血压程度选用药物　根据药物作用及安全性将药物归为以下三类。

Ⅰ类：利尿降压药。

Ⅱ类：肾上腺素受体阻断药、钙拮抗药及肾素—血管紧张素系统抑制药。

Ⅲ类：直接扩张血管药、钾通道开放药、中枢交感神经抑制药。

轻度高血压可选择Ⅰ或Ⅱ，如氢氯噻嗪、卡托普利、硝苯地平等中的一种。中度高血压可采用Ⅰ＋Ⅱ或Ⅱ＋Ⅱ两种药物联合治疗，如氢氯噻嗪合用β受体阻断药。重度高血压可采用Ⅰ＋Ⅱ＋Ⅲ或Ⅰ＋Ⅱ＋Ⅱ三药联用，如氢氯噻嗪＋钙离子阻滞药＋β受体阻断药。疗效不满意时可改用降压作用较强的直接扩张血管药、中枢性降压药等。高血压危象及脑病时，宜静脉给药以迅速降低血压，可选用硝普钠、二氮嗪，也可用高效利尿药如呋塞米等，但应注意不可降压过快，以免造成重要器官灌流不足等。

必须指出现有抗高血压药物长期单独使用后常会出现药效降低，如加大剂量又易引起不良反应，所以临床实践中常采用联合用药，以增强疗效及减少不良反应的发生。联合用药可从不同环节发挥协同降压作用，又能相互减轻各自的不良反应，各药用量也可相应减少。但联合用药时要注意各药的作用特点，同类药物不宜合用。

2. 根据病人特点及并发症选用药物

（1）高血压合并心功能不全、心扩大者，宜用利尿药、卡托普利、哌唑嗪等，不宜用β受体阻断药。

（2）高血压合并肾功能不良者，宜用卡托普利、硝苯地平、甲基多巴。

（3）高血压合并窦性心动过速，年龄在50岁以下者，宜用β受体阻断药，如美托洛尔。

（4）高血压合并消化性溃疡者，宜用可乐定，不用利血平。

（5）高血压合并支气管哮喘、慢性阻塞性肺部疾病人，不用β受体阻断药。

（6）高血压伴有潜在性糖尿病或痛风者，不宜用噻嗪类利尿药。

（7）高血压伴有精神抑郁者，不宜用利血平或甲基多巴。

3. 持续、平稳降压，长期用药　高血压病的治疗需要长期系统用药甚至终生用药，应提高病人对长期治疗重要性的认识，坚持按医嘱用药，即使血压趋向正常也不能随便停药。力求将血压控制在138/83mmHg（目标血压）以下。药物宜从小剂量开始，逐步增加，达到

效果后改用维持量，应避免降压过快。血压波动过大可增加靶器官的损害，更换药物应逐步替代，不要突上突下，力求保持降压效果的稳定性。

4. 剂量个体化　应根据病人的年龄、性别、病情程度、并发症、合并其他疾病等情况制定合理的用药方案。应坚持"最好疗效，最小不良反应"的原则，综合不同病人的病情和药物特点，采用个体化治疗方案。

用药知识

抗高血压药要长期用药并将血压平稳降至最佳水平，即中青年血压＜17.3/11.3kPa（130/85mmHg），老年人血压＜18.7/12.0kPa（140/90mmHg）；不同降压机制的药物可合用，同类药不可合用；选长效药平稳降压。

抗高血压药用药期间定期测定血压水平，固定测量时间及条件。注意直立性低血压的发生，特别是用药早期。切勿突然停药。

硝普钠应新鲜配制并避光使用。普萘洛尔、拉贝洛尔、硝苯地平等要避光保存。

硝苯地平与双香豆素、强心苷类、苯妥英钠、奎尼丁、华法林等合用，可使这些药物游离浓度增加。用药期间，注意监测血压、心电图及病人心前区症状，当收缩压＜12kPa（90mmHg）时，立即停药。使用缓释片或控释片时，要整片服用，不可嚼碎或掰开服用。

卡托普利宜在餐前1h服。首次使用时注意监测病人血压、心率，有恶心、呕吐、出汗、胸痛及低血压时，立即停药。注意监测各种不良反应征兆，如血管神经性水肿，一旦发生，立即停药，迅速注射1：1 000的肾上腺素注射液0.3～0.5ml解救。

常用制剂与用法

氢氯噻嗪　片剂：25mg。12.5～25mg/次，2次/d，见效后酌减，给维持量。

盐酸哌唑嗪　片剂：1mg，2mg。开始1mg/次，2～3次/d。以后渐增至6～15mg/d，分2～3次服。

盐酸普萘洛尔　片剂：10mg。10～20mg/次，3～4次/d，以后每周增加剂量10～20mg，每日剂量有用至120mg者。

拉贝洛尔　片剂：100mg，200mg。100～200mg/次，疗效不佳时可增至200mg/次，3～4次/d。

硝苯地平　片剂：5mg，10mg。5～10mg/次，3次/d，口服或舌下含化。

尼群地平　片剂：10mg。10mg/次，2～3次/d。

氨氯地平　片剂：5mg。5mg/次，1次/d，必要时可调整为10mg/次。

卡托普利　片剂：12.5mg，25mg，50mg。开始25mg/次，3次/d，渐增至50mg/次，3次/d。

依那普利　片剂：5mg，10mg，20mg。开始5～10mg/d，分1～2次服，根据病情渐增至10～20mg/d，最大量不超过40mg/d。

盐酸氯沙坦　片剂：50mg。50mg/次，1次/d。

盐酸肼屈嗪　片剂：10mg，25mg，50mg。10～25mg/次，3次/d。

硝普钠　粉针剂：50mg/支，临用时以5％葡萄糖溶液2～3ml溶解后再用同一溶液500ml稀释，缓慢静脉滴注（容器避光），速度每分钟不超过3μg/kg。配制时间超过4h的溶液不宜使用。

米诺地尔　片剂：2.5mg。2.5mg/次，2次/d，逐渐增至5～10mg/次，2次/d。

盐酸可乐定　片剂：0.075mg。0.075～0.15mg/次，3次/d，根据病情可适当逐渐增加剂量。注射剂：0.15mg/支。0.15～0.3mg/次，肌肉注射或静脉注射，必要时6h重复1次。

思考与练习

1. 简述抗高血压药的分类、代表药。

2. 简述抗高血压药的应用原则。

3. 一重度高血压住院病人，病史 20 年，伴有明显的心脏扩大，劳累后出现气短、心悸等。其可能的用药方案有哪些？用药中注意全面观察哪些反应及指标？可能出现的不良反应有哪些？如何处理？

工作任务十八　抗心绞痛药

✿**学习目标**

1. 掌握各类抗心绞痛药的作用、临床用途及不良反应。
2. 能为心绞痛选择有效的治疗药物。

心绞痛是冠状动脉粥样硬化性心脏病的常见症状，是冠状动脉供血不足，心肌急剧的、暂时的缺血和缺氧所引起的临床综合征。发作时胸骨后部及心前区出现阵发性绞痛或闷痛，并可放射至左上肢。

临床上将心绞痛分为三型：①稳定型心绞痛，与冠状动脉狭窄有关，最常见，多在体力活动时发病。②变异型心绞痛，为冠状动脉痉挛所诱发，属于自发性心绞痛，休息时也可发病。③不稳定型心绞痛，与冠状动脉狭窄和冠状动脉痉挛有关，有可能发展为心肌梗死或猝死，也可逐渐恢复为稳定型心绞痛。

心肌暂时性缺血缺氧是由于血和氧的供需失去平衡所致。药物可通过舒张静脉，减少回心血量、降低前负荷；舒张外周小动脉、降低血压，减轻后负荷；降低心室壁肌张力；减慢心率及降低收缩性等作用而降低心肌对氧的需求。

工作项目一　硝酸酯类及亚硝酸酯类

硝酸酯类药物有：硝酸甘油，硝酸异山梨酯，单硝酸异山梨酯，其中硝酸甘油最常用。

硝酸甘油（nitroglycerin）

【体内过程】　舌下含服，吸收迅速，2～5min出现作用，3～10min作用达峰值，维持20～30min，血浆 $t_{1/2}$ 约为3min，舌下含化的生物利用度为80％。

【药理作用】　硝酸甘油的基本作用是松弛平滑肌，以松弛血管平滑肌的作用最为明显。

1. 降低心肌耗氧量　硝酸甘油能舒张全身静脉和动脉。外周静脉扩张，回心血量减少，降低心室壁肌张力。扩张动脉使外周阻力（后负荷）降低。动静脉扩张使心肌耗氧量减少。

2. 改善缺血区的血供　硝酸甘油能明显舒张较大的心外膜血管及狭窄的冠状血管以及侧枝血管。当冠状动脉因粥样硬化或痉挛而发生狭窄时，缺血区的阻力血管因缺氧而处于舒张状态，非缺血区阻力比缺血区大，用药后将迫使血液从输送血管经侧枝血管流向缺血区，而改善缺血区的血流供应（图4-1）。

3. 增加心内膜的血液灌流量　硝酸甘油能降低心室壁肌张力，舒张心外膜血管及侧支血管，使血液易从心外膜区域向心内膜缺血区流动，从而增加心内膜的血液灌流量。

【临床应用】　各型心绞痛均有效，用药后能立即中止发作，也可预防发作。也可用于急性心肌梗死。

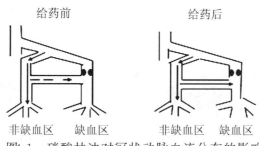

给药前   给药后

非缺血区   缺血区   非缺血区   缺血区

图4-1 硝酸甘油对冠状动脉血流分布的影响

【不良反应】 可出现短时的面颊部皮肤发红，搏动性头痛；大剂量出现体位性低血压及晕厥。并可反射性心率加快，使耗氧量增加。超剂量时还会引起高铁血红蛋白症。

连续用药后可出现耐受性，停药1～2周后，耐受性可消失。为克服耐受性可采用下列措施：宜采用最小剂量间歇给药法，每天不用药的间歇期必须在8h以上；补充含巯基的药物，如加用卡托普利，甲硫氨酸等，可阻止耐受性的发生。

硝酸异山梨酯 （isosorbide dinitrate，消心痛）

硝酸异山梨酯为长效硝酸酯类，作用较硝酸甘油弱，但维持时间较长，适用于心绞痛的长期治疗与预防。

工作项目二 β受体阻断药

β受体阻断药如普萘洛尔、吲哚洛尔、噻吗洛尔及选择性β_1受体阻断药如阿替洛尔、美托洛尔、醋丁洛尔等均可用于心绞痛。以普萘洛尔为例介绍如下。

普萘洛尔 （propranolol）

【药理作用】 普萘洛尔通过阻断心脏β受体，使心肌收缩力降低，心率减慢，从而降低心肌耗氧量，缓解心绞痛。

普萘洛尔还能改善缺血区的供血。因用药后心肌耗氧量减少，非缺血区的血管阻力增高，促使血液向缺血区已舒张的阻力血管流动，从而增加缺血区的供血。其次，β受体阻断药能减慢心率，使舒张期延长，从而冠脉的灌流时间延长，这有利于血液从心外膜血管流向缺血的心内膜区。第三，普萘洛尔能促进氧气从血红蛋白中解离而增加全身组织（包括心肌）的供氧。

【临床应用】 治疗稳定及不稳定型心绞痛，可减少发作次数，对兼患高血压或心律失常者更为适用。对心肌梗死也有效，能缩小梗死范围。普萘洛尔不宜用于与冠状动脉痉挛有关的变异型心绞痛，因冠脉上的β受体被阻断后，易致冠状动脉收缩。

合用普萘洛尔和硝酸甘油可相互取长补短，如普萘洛尔可取消硝酸甘油所引起的反射性心率加快；硝酸甘油却可缩小普萘洛尔所扩大的心室容积，对抗普萘洛尔所致的冠状动脉收缩。但应注意调整剂量，避免产生低血压。

工作项目三 钙拮抗药

抗心绞痛常用的钙拮抗药有硝苯地平（nifedipine）、维拉帕米（verapamil）、地尔硫䓬（diltiazem）等。

【药理作用及临床应用】　钙拮抗药通过阻断血管平滑肌钙通道，减少 Ca^{2+} 内流而扩张冠状动脉和外周动脉，并阻断心肌细胞钙通道，使心肌收缩性下降、心率减慢，减轻心脏负荷，从而降低心肌耗氧量，增加冠状动脉流量而改善缺血区的供血供氧，且抑制 Ca^{2+} 内流，减轻心肌缺血时 Ca^{2+} 超负荷对心肌细胞的损伤作用。

【临床应用】　钙拮抗药对各型心绞痛均有效，尤其对变异型心绞痛疗效好，对急性心肌梗死能促进侧枝循环，缩小梗死面积。硝苯地平因能引起心率加快而增加心肌缺血的危险，对不稳定型心绞痛的治疗有一定的局限性，但维拉帕米和地尔硫䓬则不同，可直接作用于心脏，引起心率轻度减慢。

β 受体阻断药与硝苯地平合用有协同作用，与维拉帕米合用时应注意对心脏的抑制，有引起心跳骤停的危险。

 用药知识

　　硝酸酯类：剂量不宜过大，注意用药后有无心率加快及血压降低等反应，根据其程度及时调整用量；用药期间注意监测血压，尤其是合并用药时，可通过体位的变化防止直立性低血压的发生；本类药不能连续长期应用，以免产生耐受性；采用最小剂量；采用间歇给药法，每日用药间歇必须在 8 小时以上；硝酸甘油若含服无麻刺感、烧灼感或头部无肿胀感，说明药物已失效。

　　心绞痛用药期间若病人突然起立，出现头晕、视力模糊，表明有直立性低血压发生，告诉病人立即卧位。如有反射性心率加快可合用 β 受体阻断药或维拉帕米等。

常用制剂与用法

硝酸甘油　片剂：0.3mg，0.5mg，0.6mg。0.3～0.6mg/次，舌下含服。喷雾剂：发作时喷于口腔黏膜或舌面 1～2 次。贴剂：1 次/d，贴皮肤时间不超过 8 小时。

硝酸异山梨酯（消心痛）　片剂：2.5mg，5mg。2.5～5mg/次，舌下含服。5～10 mg/次，口服，2～3 次/d。

盐酸普萘洛尔　片剂：10mg。抗心绞痛 10mg/次，3～4 次/d，可根据病情增减剂量，最高剂量 240mg/d。

硝苯地平（心痛定）　片剂：10mg。10～20mg/次，3 次/d，含于舌下或口服。

维拉帕米　片剂：20mg，80mg，120mg。开始 40～80mg/次，3 次/d，达有效浓度后改维持量 40 mg/次，3 次/d。

盐酸地尔硫䓬　片剂：30mg，60mg。30mg/次，4 次/d，可逐渐增至 240mg/d。

思考与练习

1. 一冠心病病人，心绞痛发作数月，近 1 个月发作较频繁而住院治疗，可用什么药物治疗？要做哪些用药指导？用药中特别注意观察什么？

2. 硝酸甘油与普萘尔合用能否用于心绞痛的治疗？说明理由。

工作任务十九　抗慢性心功能不全药

❈学习目标

1. 掌握强心苷的药理作用、临床应用、不良反应以及防治。

2. 熟悉肾素-血管紧张素-醛固酮系统抑制药、利尿药、血管扩张药、β受体阻断药治疗慢性心功能不全的应用。

3. 能为慢性心功能不全选择有效的治疗药物。

慢性心功能不全（congestive heart failure，CHF）又称充血性心力衰竭，是各种病因引起的心肌收缩无力，心肌不能泵出足够的血液以适应机体的需要，所形成的动脉缺血，静脉淤血的一种临床综合征。CHF 时，心肌的结构与功能均发生变化，出现心血管重构，心率、心脏前后负荷及耗氧量增加。同时，神经内分泌的变化还表现在交感神经及肾素-血管紧张素-醛固酮系统（RAAS）的激活，致血管紧张素 II 增加，进一步加剧心脏功能障碍。随着心血管系统疾病发病率的增高及人口趋于老龄化，CHF 的发病逐渐增多，致残率和致死率较高。目前药物治疗是主要的治疗手段。

工作项目一　正性肌力药

一、强心苷类

强心苷是一类选择性作用于心脏，目前在临床上使用的有地高辛（digoxin）、洋地黄毒苷（digitoxin）、去乙酰毛花苷（deslanoside）及毒毛花苷 K（strophanthin K）等，其中以地高辛最为常用。常用强心苷的体内过程比较见表4-1。

表4-1　常用强心苷的体内过程比较

分类	药物	给药方法	显效时间	高峰时间	$t_{1/2}$	全效量（mg）	维持量（mg）
慢效	洋地黄毒苷	口服	2h	8～10h	5～7d	0.8～1.2	0.05～0.3
中效	地高辛	口服	1～2h	4～8h	36h	0.75～1.25	0.125～0.5
速效	去乙酰毛花苷	静脉注射	10～30min	1～2h	33h	1～1.2	—
速效	毒毛花苷 K	静脉注射	5～10min	0.5～2h	19h	0.25～0.5	—

【药理作用】

1. 正性肌力作用（加强心肌收缩力）　强心苷对心脏有高度选择性，增加其收缩力。

其正性肌力作用表现以下特点：①缩短收缩期，相对延长舒张期。②增加衰竭心脏的输出量。③降低衰竭心脏耗氧量。

强心苷能与心肌细胞膜上的强心苷受体 Na^+-K^+-ATP 酶结合，适度地抑制该酶的活性，使 Na^+-K^+ 交换受阻，细胞内的 Na^+ 浓度升高，促进了潜在的 Na^+-Ca^{2+} 交换，使 Ca^{2+} 内流增加，故心肌细胞内 Ca^{2+} 浓度升高，通过兴奋-收缩偶联作用使心肌收缩力增强。

2. 负性频率作用（减慢心率） 用强心苷后，心输出量增加，反射性兴奋迷走神经，使窦房结抑制引起心率减慢。心率减慢可使心脏既得到充分的休息，又利于冠状动脉得到更多的血液供应，还能使静脉回流增加来缓解 CHF 的症状。

3. 负性传导作用（减慢房室传导） 通过提高迷走神经的活性而减慢房室传导。迷走神经兴奋从而促 K^+ 外流，使心房的 ERP 缩短。

此外，强心苷对心衰心脏还有利尿和血管扩张作用。

【临床用途】

1. 慢性心功能不全 对 CHF 的疗效因病因和程度的不同有明显差异，对伴有心房纤颤或心室率快的 CHF 疗效最佳；对高血压、瓣膜病、先天性心脏病所引起的低排出量 CHF 疗效较好；但对甲亢、贫血、脚气病等高排出量的 CHF 应加上病因性治疗；对肺心病所致心衰，疗效较差；对机械阻塞性心衰如缩窄性心包炎、重度二尖瓣狭窄几乎无效。

2. 某些心律失常

（1）心房颤动 抑制房室传导，阻止过多的心房冲动到达心室，而隐匿在房室结中，以减慢心室频率，缓解循环障碍，但并不能制止房颤。

（2）心房扑动 强心苷可不均一地缩短心房的有效不应期，使房扑转为房颤，然后再发挥治疗心房颤动的作用，某些病人在转为房颤后，停用强心苷有可能恢复窦性节律。

（3）阵发性室上性心动过速的发作 强心苷能提高迷走神经的活性而终止发作。

【不良反应与防治】

1. 消化系统反应 较为常见，表现为厌食、恶心、呕吐、腹泻等，是中毒的先兆症状。应注意与强心苷用量不足心衰未受控制所致的胃肠道症状相鉴别。后者由胃肠道淤血所引起。

2. 神经系统反应 主要有头痛、头晕、乏力、失眠、谵妄、视觉障碍，如黄视、绿视、视物模糊等，视觉异常是强心苷中毒的先兆症状，可作为停药的指征。

3. 心脏毒性反应 是最严重的中毒反应，可出现各种心律失常，最多见、最早见的是室性早搏，也可出现窦性心动过缓。室性心动过速最为严重，一旦发生应立即抢救，否则可发展为心室纤颤。

4. 中毒防治

（1）预防 避免中毒的诱因，如高血钙，低血钾、低血镁及缺氧。警惕中毒的先兆症状，如厌食、视觉异常、室性早搏及窦性心动过缓（低于 60 次/min）等，一旦出现，应及时减量或停药。

（2）治疗 快速型心律失常，氯化钾是治疗强心苷中毒所致的快速型心律失常的有效药物。钾离子与强心苷竞争 Na^+-K^+-ATP 酶，阻止毒性症状进一步的发展。苯妥英钠能抑制室性心律失常，因能与强心苷竞争性争夺 Na^+-K^+-ATP 酶而产生解毒效果。次选利多卡因，对心室颤动有效。心动过缓、传导阻滞，可用阿托品治疗。对严重中毒者可使用地高辛抗体 Fab 片段，可把强心苷从 Na^+-K^+-ATP 酶的结合中心解离出来，疗效迅速可靠。

【给药方法】

1. 先给全效量再用维持量　强心苷的传统用法分为两步，先短期内控制症状而后维持之。用药先给全效量即"洋地黄化"，可根据病情的不同采用速给法或缓给法，而后逐日给予维持量。

2. 逐日恒量给药法　即采用小剂量地高辛（0.125～0.25mg）逐日给予，经 4～5 个半衰期可达到稳态血药浓度而产生充分疗效，能够明显降低中毒的发生率。

二、非苷类正性肌力药

1. β_1 受体激动药

多巴酚丁胺（dobutamine）

主要激动心脏 β_1 受体，能明显增强心肌收缩力，增加心输出量，改善泵血功能，对 β_2 受体及 α_1 受体作用弱，临床用于难治性心功能不全的紧急治疗。

2. 磷酸二酯酶抑制药

氨力农（amrinone）和米力农（milrinone）

抑制磷酸二酯酶，明显提高心肌细胞内 cAMP 的含量，产生正性肌力作用。而血管平滑肌细胞内的 cAMP 增加，则可松弛血管平滑肌，减轻心肌负荷，降低心肌耗氧量。临床短期治疗严重及对强心苷和利尿药不敏感的 CHF。

氨力农不良反应发生率很高，主要有血小板减少、皮肤干燥、皮疹、泪腺分泌减少、胃肠反应及心律不齐、低血压等。

米力农作用强度大于氨力农，而不良反应较少。

工作项目二　其他抗慢性心功能不全药

一、血管紧张素Ⅰ转化酶（ACE）抑制药

卡托普利（captopril）和依那普利（enalapril）

【药理作用及作用机制】

1. 减少 AngⅡ生成　扩张外周血管，减轻心脏的后负荷。

2. 降低醛固酮的分泌　减轻钠水潴留，使回心血量减少，心脏的前负荷减轻。

3. 使组织中 AngⅡ减少　阻止或逆转心血管重构，改善心功能。

【临床用途】　治疗心功能不全，尤以重症及难治性心衰以及高血压伴心功能不全者。临床常与利尿药、地高辛合用，作为治疗 CHF 的基本药物。

【不良反应】　干咳、血管神经性水肿、皮疹、味觉缺乏、血钾升高、脱发等。因对胎儿有害孕妇禁用。

二、血管紧张素Ⅱ受体（AT_1）阻断药

氯沙坦（losartan）、缬沙坦（valsartan）及厄贝沙坦（irbesartan）

直接在 AT_1 受体部位阻断 AngⅡ的作用，故能防止及逆转心血管重构，其抗 CHF 的临

床作用与 ACE 抑制药相似，不引起咳嗽、血管神经性水肿等。但孕妇及哺乳期妇女禁用。

三、利尿药

利尿药是治疗 CHF 的基本药物，能排钠利尿，减少血容量和回心血量，降低心脏前后负荷，消除或缓解静脉淤血及其所引发的肺水肿和外周水肿，对 CHF 伴有水肿或有明显淤血者尤为适用。

轻、中度 CHF 可合用噻嗪类利尿药和留钾利尿药；而重度 CHF、慢性 CHF 的急性发作、急性肺水肿则用呋塞米治疗。

四、血管扩张药

血管扩张药通过舒张容量血管和阻力血管，降低心脏前后负荷，改善其泵血功能，缓解 CHF 症状，常用药物如下。

1. 主要舒张小动脉　如硝苯地平、肼屈嗪、卡托普利等，降低心脏后负荷，用于心排出量明显减少，外周阻力高的 CHF 病人。

2. 主要舒张静脉　如硝酸甘油等，减少回心血量，也能舒张动脉，增加冠脉血流量，降低心脏前后负荷，用于肺静脉淤血症状明显和伴有心肌缺血的 CHF 病人。

3. 舒张小动脉和小静脉　如硝普钠、哌唑嗪等，用于心输出量低，肺静脉压高的 CHF 病人。

五、β受体阻断药

美托洛尔（metoprolol）、卡维地洛（carvedilol）及比索洛尔（bisoprolol）

β受体阻断药的作用机制：①阻断β受体，阻断儿茶酚胺的心脏毒性。②上调β受体数目，恢复对儿茶酚胺的敏感性，促进心肌舒缩功能的协调性。③抑制 RAAS 的作用，扩张血管，减轻水钠潴留，降低心脏前后负荷，减少心肌耗氧量，逆转心室重构，改善心功能。④减慢心率，延长左室充盈时间，增加心肌血流灌注。

主要用于扩张型及缺血性 CHF，改善心功能，阻止症状恶化，也用于 CHF 伴有高血压、心律失常、冠心病、心梗等，可降低心律失常及猝死的发生率，注意从小剂量开始，合用其他抗 CHF 药（如利尿药、ACEI、强心苷等）可消除其负性肌力作用。

用药知识

药物相互作用：奎尼丁、胺碘酮、维拉帕米等可提高地高辛的血药浓度；消胆胺、新霉素可减少地高辛的吸收。

应用强心苷类应注意：①用药剂量要个体化，用药期间注意监测心率、心律、脉搏及心电图等，密切观察中毒早期症状，如果成人脉搏小于 60 次/min，高于 100 次/min，小儿脉搏小于 70 次/min，且伴有胃肠反应及视觉变化等症状，要立即停药并通知医生；②防止各种毒性反应，避免诱发中毒因素，如低血钾、低血镁及高血钙等；③强心苷不宜与抗酸药、抗腹泻药同服，要间隔 2～3h；④与强、中效利尿药合用时，注意监测血钾、血镁；⑤对肝肾功能不良者、老人、小儿及伴心肌缺氧病人更应特别注

用药知识

意监护；⑥若肾功能尚正常，应鼓励饮用含钾丰富的食物；⑦常规备好中毒抢救药品，强心苷中毒一旦发生，应立即停药，及时按原则进行抢救。

使用扩血管药时，注意监测血压，避免血压过低。

使用β受体阻断药时，注意监测心率、脉搏及心功能。久用不可突然停药。

药物制剂与用法

洋地黄毒苷　片剂：0.1mg。0.05～0.1mg/次，全效量 0.7～1.2mg，于48～72h内分次服完，维持量 0.05～0.1mg/d。

地高辛　片剂：0.25mg，一般首剂 0.25～0.75mg，以后每隔 6 小时服 0.25～0.5mg，直至洋地黄化，改用维持量 0.125～0.5mg/d。

去乙酰毛花苷　注射剂：0.4mg/2ml。0.4～0.8mg/次，以 25％或 50％葡萄糖注射剂稀释后缓慢静注。全效量 1～1.2mg，于 24h内分次静注。

毒毛花苷 K　注射液：0.25mg/mL。0.25mg/次，0.5～1mg/d。极量：0.5mg/次，1mg/d，静脉注射。

盐酸多巴酚丁胺　注射液：250mg/5ml。250mg/次，加入 5％葡萄糖溶液 500ml 稀释后，静脉注射，按每分钟 2.5～10μg/kg 的速度静脉滴注。

氨力农　片剂：0.1g。0.1～0.2g/次，3 次/d。

米力农　片剂：2.5mg。2.5～7.5mg/次，4 次/d。

卡托普利　片剂：12.5mg。开始 12.5mg/次，2～3 次/d，以后逐渐增加剂量，最大剂量为 150mg/d。

依那普利　片剂：2.5mg。2.5～10mg/次，2 次/d，最大剂量为 40mg/d。

酒石酸美托洛尔　片剂：25mg，50mg，100mg。胶囊：50mg。开始 6.25mg/次，逐渐增加至 25mg/次。

盐酸卡维地洛　片剂：25mg。开始 3.125mg/次，2 次/d，维持 2 周。如能耐受，以后每 2 周从最小剂量成倍增加 1 次剂量，直到达到推荐的最大剂量，85kg 体重的病人可达 25mg/次，2 次/d，85kg 以上体重的病人可达 50mg/次，2 次/d。

比索洛尔　片剂：5mg，10mg。开始 1.25mg/次，1 次/d，逐渐增加剂量，在3～5 个月达 10mg/次或最大耐受量，1 次/d，并坚持长期用药。

思考与练习

1. 简述抗慢性心功能不全药的分类。

2. 一心衰病人连续使用 2 周强心苷及氢氯噻嗪，病人心电图出现偶发室性早搏，伴有黄视，此时应如何处理？依据是什么？

工作任务二十　抗心律失常药

❋学习目标

1. 掌握常用抗心律失常药物利多卡因、普萘洛尔、维拉帕米的药理作用、临床用途及主要不良反应。

2. 能为各种心律失常选择有效的治疗药物。

心律失常是心动节律和频率的异常，是严重的心脏疾病。它有缓慢型和快速型之分，前者常用异丙肾上腺素或阿托品治疗。本章讨论的是治疗快速型心律失常的药物。

工作项目一　心脏电生理学基础

一、正常心肌电生理

1. 心肌细胞膜电位　心肌细胞在静息期，细胞膜两侧处于内负外正的极化状态。心肌细胞兴奋时，形成动作电位。它分为 5 个时相：0 相为快速除极期，Na^+ 快速内流所致。1 相为快速复极初期，K^+ 短暂外流所致。2 相平台期，也称缓慢复极，Ca^{2+} 及少量 Na^+ 内流与 K^+ 外流所致。3 相为快速复极末期，K^+ 外流所致。0 相至 3 相的时程合称为动作电位时程（action potential duration，APD）。4 相，非自律细胞为静息期，自律细胞为自动除极期，除极到阈电位就重新产生动作电位。快反应细胞，如心脏工作肌，除极由 Na^+ 内流所促成，慢反应细胞，如窦房结和房室结细胞，除极由 Ca^{2+} 内流形成。正常心室肌细胞动作电位如图 4-2。

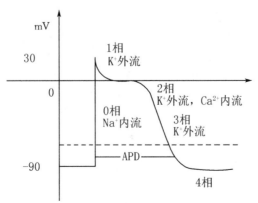

图 4-2　正常心室肌细胞动作电位

2. 膜反应性和传导速度　　膜反应性是指膜电位水平与其所激发的 0 相上升最大速率之间的关系。一般膜电位大，0 相上升快，振幅大，传导速度就快；反之，则传导减慢。

3. 有效不应期　　从除极开始到膜电位恢复到 $-60\sim-50\text{mV}$ 这一段时间即为有效不应期 (ERP)，其反映了快钠通道恢复有效开放所需的最短时间。其时间长短一般与 APD 的长短变化相应，但程度可有不同。一个 APD 中，ERP 数值大，就意味着心肌不起反应的时间延长，不易发生快速型心律失常。

二、心律失常发生的电生理学机制

1. 冲动起源异常

（1）窦性冲动异常　　正常心脏兴奋起源于窦房结，窦房结 4 相自发除极速率加快或最大舒张电位减小都会使冲动形成增多，自律性增高，引起快速型心律失常。

（2）异位冲动的产生　　如果冲动不是发自窦房结，而是从心房、房室结区或心室发出，则称为异位冲动。这些异位冲动可分别引起房性、结性或室性心律失常。

2. 冲动传导障碍

（1）单纯性传导障碍　　包括传导减慢、传导阻滞、单向传导阻滞等。后者的发生可能与邻近细胞不应期长短不一或病变引起的传导递减有关。

（2）折返激动　　指冲动经传导通路折回原处而反复运行的现象。如图 4-3 所示，正常时浦肯野纤维 AB 与 AC 两支同时传导冲动到达心室肌 BC，激发除极与收缩，而后冲动在 BC 段内各自消失在对方的不应期中。在病变条件下，如 AC 支发生单向传导阻滞，冲动不能下传，只能沿 AB 支经 BC 段而逆至 AC 支，在此得以逆行通过单向阻滞区而折回至 AB 支，然后冲动继续沿上述通路运行，形成折返。这样，一个冲动就会反复多次激活心肌，引起快速型心律失常。

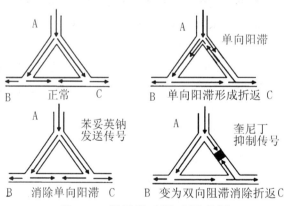

图 4-3　折返激动形成示意图

邻近细胞 ERP 长短不一也会引起折返。如图所示，如 AC 支 ERP 延长，冲动到达落在 ERP 中而消失，但可经邻近的 AB 支下传而后逆行的冲动可因 AC 支的 ERP 已过而折回至 AB 处继续运行，形成折返。

工作项目二 抗心律失常药的基本作用及分类

一、抗心律失常药的基本作用

1. 降低自律性 药物抑制快反应细胞 4 相 Na^+ 内流或抑制慢反应细胞 4 相 Ca^{2+} 内流就能降低自律性。药物也可促进 K^+ 外流而增大最大舒张电位，使其较远离阈电位，也将降低自律性。

2. 改变传导性 增加传导速度，从而取消单向传导阻滞，消除折返激动；减慢传导速度，使单向传导阻滞发展成双向传导阻滞，也能停止折返激动。抑制 0 相 Na^+ 内流可减慢传导速度；促进 K^+ 外流，增大静息电位使 0 相振幅增大，则加快传导速度。

3. 延长有效不应期（ERP） 药物对此约有三种可能的影响：

（1）绝对延长 ERP 一般认为 ERP 与 APD 的比值（ERP/APD）在抗心律失常作用中有一定意义，比值较正常为大，即说明在一个 APD 中 ERP 占时增多，冲动将有更多机会落入 ERP 中，折返易被取消。

（2）相对延长 ERP，缩短 APD、ERP，但缩短 APD 更显著 因缩短 APD 更明显，所以 ERP/APD 比值仍较正常为大，这同样能取消折返。

（3）促使邻近细胞 ERP 的趋向均一 一般延长 ERP 的药物，使 ERP 较长的细胞延长较少，ERP 较短者延长较多，从而使长短不一的 ERP 较为接近。反之亦然。所以在不同条件下，这些药物都能发挥促使 ERP 均一的效应。

二、抗心律失常药物的分类

1. Ⅰ类——钠通道阻滞药
（1）ⅠA 类——适度阻滞钠通道 代表药奎尼丁。
（2）ⅠB 类——轻度阻滞钠通道 代表药利多卡因。
（3）ⅠC 类——明显阻滞钠通道 代表药普罗帕酮。
2. Ⅱ类——β 肾上腺素受体阻断药 代表药普萘洛尔。
3. Ⅲ类——延长动作电位时程药 代表药胺碘酮。
4. Ⅳ类——钙拮抗药 代表药维拉帕米。

工作项目三 常用抗心律失常药

一、Ⅰ类药——钠通道阻滞药

（一）ⅠA 类药物
能适度减少除极时 Na^+ 内流，还能不同程度地抑制 K^+ 和 Ca^{2+} 通道。

奎尼丁（quinidine）

奎尼丁是由金鸡纳树皮中提出的生物碱，是抗疟药奎宁的右旋体。

【药理作用】

1. 降低自律性　阻滞钠通道，适度抑制 Na^+ 内流，4 期自动除极速率减慢，心房肌、心室肌和浦肯野纤维的自律性降低，其中对心房肌的作用更强。

2. 减慢传导速度　适度抑制 Na^+ 内流，使动作电位 0 期上升的速率和振幅降低，从而使心房肌、心室肌、浦肯野纤维的传导减慢，可使单向阻滞变为双向阻滞，消除折返激动。

3. 延长有效不应期　减慢 2 期 Ca^{2+} 内流和 3 期 K^+ 外流，延长 APD 和 ERP；对 ERP 的延长作用更明显，减少折返的发生。

4. 其他　阻断 M 受体和 α 受体，扩张血管，使血压降低。此外，对 Ca^{2+} 内流的抑制会对心肌产生负性肌力作用。

【临床用途】　广谱抗心律失常药，可用于心房颤动、心房扑动、室上性及室性心动过速的治疗。在治疗心房颤动、心房扑动时，应先用强心苷或钙通道阻滞药抑制房室传导，控制心室率后再用奎尼丁治疗。

【不良反应】　安全范围小，毒副作用大，主要有如下不良反应。

1. 胃肠道反应　用药早期常有恶心、呕吐、腹泻等。

2. 心血管反应

(1) 低血压　抑制心肌收缩力和扩张血管可引起低血压，静脉给药及病人有心功能不全时更易发生。

(2) 心律失常　可引起多种心律失常，并可出现奎尼丁晕厥，甚至心室颤动。当窦房结功能低下时，可引起心动过缓或停搏。

3. 金鸡纳反应　长期用药可引起。轻者出现耳鸣、头痛、视力模糊，重者出现谵妄、精神失常。

4. 过敏反应　偶见血小板、粒细胞减少等。

【禁忌证】　严重心肌损害、心功能不全、重度房室传导阻滞、低血压、强心苷中毒及对奎尼丁过敏者禁用。肝、肾功能不全者慎用。

普鲁卡因胺（procainamide）

【药理作用】　作用与奎尼丁相似但较弱，降低心肌自律性，减慢房室传导，延长大部分心脏组织的 APD 和 ERP，消除折返。其抑制心肌收缩力作用弱于奎尼丁，无明显的 α 受体阻断及抗胆碱作用。

【临床用途】　对室上性和室性心律失常均有效，静脉注射或滴注用于抢救危急病例。常用于治疗室性心动过速，但不作首选。

【不良反应】　常见不良反应有厌食、恶心、呕吐。大剂量有心脏抑制作用，静脉注射可出现低血压。长期应用可引起红斑狼疮样综合征及白细胞减少。禁忌证同奎尼丁。

（二）ⅠB 类药物

能轻度抑制 Na^+ 内流，降低 0 相上升最大速率；也能抑制 4 相 Na^+ 内流，降低自律性。由于它们还有促进 K^+ 外流的作用，因而缩短复极过程，且以缩短 APD 更显著。

利多卡因（lidocaine）

利多卡因是局麻药，也可用于室性心律失常。

【药理作用】

1. 降低自律性　抑制 4 相 Na^+ 内流，促进 K^+ 外流，能降低浦肯野纤维的自律性，对窦房结没有影响。

2.传导速度 治疗剂量对希-浦系统的传导速度没有影响，但在细胞外 K^+ 浓度较高时则能减慢传导，细胞外 K^+ 浓度较低时则能加快传导。大剂量的利多卡因则明显抑制 0 相上升速率而减慢传导。

3.缩短不应期 缩短浦肯野纤维及心室肌的 APD、ERP，且缩短 APD 更为显著，故为相对延长 ERP，减少折返的发生。

【临床用途】 利多卡因是一窄谱抗心律失常药，仅用于室性心律失常，特别适用于危急病例。治疗急性心肌梗死及强心苷所致的室性早搏、室性心动过速及心室纤颤有效。也可用于心肌梗死急性期以防止心室纤颤的发生。

【不良反应】

1.中枢神经系统反应 嗜睡、头痛、视力模糊，过量可引起惊厥甚至呼吸抑制。

2.心血管反应 窦性心动过缓、窦性停搏、房室传导阻滞、血压下降，多见于用药剂量过大时。禁用于严重室内和房室传导阻滞者。

苯妥英钠（phenytoin sodium）

既是一个良好的抗癫痫药，又是一个有效的抗心律失常药。其药理作用及临床用途都与利多卡因类似，该药除能阻滞钠通道降低浦肯野纤维的自律性外，还能与强心苷竞争 Na^+-K^+-ATP 酶，对强心苷中毒所致的快速型心律失常是首选药，对其他原因引起的室性心律失常疗效不如利多卡因。

（三）IC 类药物

重度阻滞钠通道，明显抑制 Na^+ 内流，降低自律性，抑制传导作用较强。

普罗帕酮（propafenone，心律平）

【药理作用】 该药抑制 0 期及 4 期 Na^+ 内流的作用强于奎尼丁，还有较弱的 β 受体阻滞作用和钙通道阻滞作用。

1.降低自律性 明显抑制 Na^+ 内流，降低浦肯野纤维和心室肌细胞的自律性。

2.减慢传导速度 可使心房、心室和浦肯野纤维的传导速度明显减慢。

3.延长 ERP 和 APD 但对复极过程影响较奎尼丁弱。

4.轻度抑制心肌收缩力。

【临床用途】 广谱抗心律失常药，适用于室性、室上性心律失常。

【不良反应】 常见的不良反应有恶心、呕吐、味觉改变、头晕、心律失常、房室传导阻滞、心功能不全、低血压等。窦房结功能低下、严重房室传导阻滞、心源性休克者禁用。低血压、肝、肾功能不良者慎用。

二、Ⅱ类药——β 受体阻滞药

该类药物具有抗高血压、抗心绞痛及抗心律失常等作用，在此仅介绍其抗心律失常作用。

普萘洛尔（propranolol，心得安）

【药理作用】 通过阻断心脏的 $β_1$ 受体而发挥抗心律失常作用，表现为减慢窦房结、心房内传导组织及浦肯野纤维 4 相自动除极化速率，降低自律性，减慢心率。在运动和情绪激动时作用明显。还有膜稳定作用，表现为减慢 0 期 Na^+ 内流，使 0 期除极化速率降低，减慢心脏传导速度和延长房室结的有效不应期。

【临床用途】 用于治疗与交感神经兴奋有关的各种心律失常。主要用于室上性心律失常，对窦性心动过速、心房颤动、心房扑动及阵发性室上性心动过速疗效好；对由运动、情绪激动、甲状腺功能亢进症等诱发的室性心律失常也有效。因尚有抗心绞痛和抗高血压作用，故对伴有心绞痛或高血压的心律失常尤为适用。

三、Ⅲ类药——延长动作电位时程药

胺碘酮（amiodarone，乙胺碘呋酮）

【药理作用】 阻滞心肌细胞膜钾通道，还可阻滞钠通道和钙通道，并可轻度非竞争性地阻滞 α 受体和 β 受体。

1. 延长有效不应期 抑制 K^+ 外流，抑制复极过程，明显延长 APD 和 ERP。

2. 降低自律性 阻滞钠、钙通道和 β 受体，降低窦房结和浦肯野纤维的自律性。

3. 减慢传导 阻滞钠、钙通道，减慢房室结及浦肯野纤维的传导速度。

4. 扩张血管 扩张外周血管，降低心脏作功，减少心肌耗氧量。

【临床用途】 广谱抗心律失常药，可用于各种室上性和室性心律失常，对心房扑动、心房颤动和室上性心动过速疗效好。因可减少心肌耗氧量，所以适用于冠心病并发的心律失常。

【不良反应】 此药含碘，可在角膜形成棕黄色药物颗粒沉着，停药后可消退。此药可影响甲状腺的功能，长期服用可引起甲状腺功能亢进或低下，还可引起胃肠道反应、皮疹、心动过缓、房室传导阻滞等，偶致肺部纤维化。心动过缓、房室传导阻滞、甲状腺功能障碍及对碘过敏者禁用。

四、Ⅵ类药——钙通道阻滞药

维拉帕米（verapamil，异搏定）

【药理作用】 维拉帕米阻滞心肌细胞膜的钙通道，抑制 Ca^{2+} 内流。

1. 降低自律性 减慢 4 相自动除极化速率而降低慢反应细胞的自律性。

2. 减慢传导速度 使慢反应细胞 0 相除极上升速率减慢、振幅减小而使传导减慢，可变单向阻滞为双向阻滞，从而消除折返。这一作用可终止房室结的折返激动，还可减慢心房颤动、心房扑动时的心室率。

3. 延长动作电位时程和有效不应期 对房室结的作用明显，高浓度时也延长浦肯野纤维的 APD 和 ERP。

4. 抑制心肌收缩力、扩张冠脉、扩张外周血管。

【临床用途】 适用于治疗阵发性室上性心动过速，是首选药物，对冠心病、高血压伴发心律失常者尤其适用。

【不良反应】 静脉注射过快或剂量过大可引起心动过缓、房室传导阻滞甚至心脏停搏，也可引起血压下降，诱发心力衰竭。其他不良反应有恶心、呕吐、便秘、头痛、眩晕、面部潮红等。

工作项目四 抗快速型心律失常药的选用

首先要针对原发病进行治疗，选用抗心律失常药物应考虑多种因素，包括心律失常的类别，病情的紧迫性，病人的心功能等。药物治疗最满意的效果是恢复并维持窦性节律，其次是减少或取消异位节律，再次是控制心室频率，维持一定的循环功能。各种快速型心律失常的选药如下。

1. 窦性心动过速　应针对病因进行治疗，需要时选用β受体阻断药，也可选用维拉帕米。

2. 心房纤颤或扑动　转律用奎尼丁（宜先给强心苷），或与普萘洛尔合用，预防复发可加用或单用胺碘酮，控制心室频率用强心苷或加用维拉帕米或普萘洛尔。

3. 房性早搏　必要时选用普萘洛尔、维拉帕米、胺碘酮、次选奎尼丁、普鲁卡因胺。

4. 阵发性室上性心动过速　除先用兴奋迷走神经的方法外，可选用维拉帕米、普萘洛尔、胺碘酮、奎尼丁、普罗帕酮。

5. 室性早搏　首选利多卡因，强心苷中毒者用苯妥英钠。

6. 阵发室性心动过速　选用利多卡因、普鲁卡因胺等。

7. 心室颤动　选利多卡因、普鲁卡因胺。

用药知识

抗心律失常药物用量过大或给药速度过快均可能不同程度地引起低血压、心律失常及心功能抑制等，用药期间注意严密监测心电图、心律、血压及心、肺、肝、肾功能状况。根据机体反应及时调整用量或给药速度。

奎尼丁中毒的急救：奎尼丁晕厥发生时立即进行人工呼吸，心脏按压，电除颤等处理措施。同时可用异丙肾上腺素及乳酸钠以减轻心脏的毒性。

静脉给药时，要严格控制滴速，药量要准确，防止过量造成心脏停搏。

静注给药时，应避免两药或多药合用一个通道。静注稀释液采用5%葡萄糖溶液，应避免用生理盐水，以减少钠盐摄入。

盐酸利多卡因静注1～2mg/kg，在2～5min内注射完毕。无效时，过5～10min再注射50mg，直到心律正常。累积量每小时不超过300mg，心律失常纠正后，再以1～4mg/min的速度静滴，一般不超过24h。然后改其他口服药维持疗效。

常用制剂与用法

硫酸奎尼丁　片剂：0.2g。房颤与房扑，首先给0.1g，观察1d，如无不良反应，次日每隔2～4h1次，0.2g/次，连服5d，如第一日心律未转窦性，且无明显毒性反应，则次日用0.3g/次，每2h1次，连服5次。仍未转窦性可服用1d，然后改为0.4g/次。日剂量不宜超过2g。复律成功后，用维持量0.2g/次，2～4次/d。频发早搏：0.2g/次，3～4次/d。极量：0.6g/次，3g/d。

盐酸普鲁卡因胺　片剂：0.25g。0.5～1g/次，3～4次/d，心律正常后渐减至0.25g/次，2～3次/d。极量：1g/次，3g/d。注射剂：0.5g/5ml，1g/10ml。肌注，0.5g/次，必要时可用葡萄糖稀释后静滴。

盐酸利多卡因　注射剂：0.1g/5ml，0.4g/20ml。静注，50～100mg/次，见效后改为静滴，100mg溶于葡萄糖100～200ml，1～2ml/min。

苯妥英钠　片剂：0.1g。0.1～0.2g/次，2～3次/d。注射剂：0.25g/5ml。0.25g/次，以注射用水20～40ml稀释，于6～10min静注完。必要时5～10min后再静脉注射0.1g，直至心律纠正或总量达0.5g为止。肌肉注射，3～5mg/kg/次，隔4～6h一次。

普罗帕酮　片剂：150mg。100～200mg/次，3～4次/d，起效后减至半量。注射剂：70mg/20ml。1～1.5mg/kg，静注5min。

盐酸普萘洛尔　片剂：10mg。抗心律失常，10～20mg/次，3 次/d。注射剂：5 mg/5ml。1～3mg/次，以葡萄糖液稀释后静脉滴注，按需要调整滴注速度。

胺碘酮　片剂：100mg，200mg。200mg/次，3 次/d。维持量 100mg/次，3 次/d。注射剂：1.5 mg/3ml。静脉注射，300～450mg/d。静脉滴注，300mg 加至 250ml 生理盐水中，于 30min 内滴完。

维拉帕米　片剂：40mg。40～80mg/次，3 次/d。维持量，40mg/次，3 次/d。注射剂：5mg/2ml。5～10mg/次，2～3 次/d。缓慢静注。

思考与练习

1. 简述抗心律失常药物的分类，每类列出 1～2 个代表药。
2. 下列心律失常发生时，可选何药治疗？
   - ①强心苷中毒所致室性早博
   - ②甲亢所致窦性心动过速
   - ③房扑
   - ④阵发性室上性心动过速
   - ⑤室性心动过速
   - ⑥心动过缓

工作任务二十一　抗动脉粥样硬化药

✲学习目标

1. 掌握抗动脉粥样硬化药的分类及代表药物。
2. 了解常用抗动脉粥样硬化药的应用。

在我国，心脑血管病发病率与死亡率近年也明显增加。而动脉粥样硬化（atherosclerosis）是缺血性心脑血管病的病理基础。因此，抗动脉粥样硬化药（antiatherosclerotic drugs）的研究日益受到重视。动脉粥样硬化病因、病理复杂，本类药物涉及面较广。本章主要介绍调血脂药、抗氧化药、多烯脂肪酸类及保护动脉内皮药等。

工作项目一　调血脂药

血脂以胆固醇酯（CE）和甘油三酯（TG）为核心，胆固醇（Ch）和磷脂（PL）构成球形颗粒。再与载脂蛋白（apo）相结合，形成脂蛋白溶于血浆进行转运与代谢。脂蛋白可分为乳糜微粒（CM）、极低密度脂蛋白（VLDL）、中间密度脂蛋白（IDL）、低密度脂蛋白（LDL）和高密度脂蛋白（HDL）等。高脂蛋白血症可分为6型（表4-2）。

表4-2　高脂蛋白血症的分型

分型	脂蛋白变化		血脂变化	
Ⅰ	CM	↑	TG↑↑↑	TC↑
Ⅱa	LDL	↑		TC↑↑
Ⅱb	VLDL及LDL	↑	TG↑↑	TC↑↑
Ⅲ	IDL	↑	TG↑↑	TC↑↑
Ⅳ	VLDL	↑	TG↑↑	
Ⅴ	CM及VLDL	↑	TG↑↑	TC↑

对血浆脂质代谢紊乱，首先要调节饮食，食用低热卡、低脂肪、低胆固醇类食品，加强体育锻炼及克服吸烟等不良习惯。如血脂仍不正常，再用药物治疗。凡能使LDL、VLDL、TC（总胆固醇）、TG、apo B降低，或使HDL、apo A升高的药物，都有抗动脉粥样硬化作用。

一、主要降低胆固醇和LDL的药物

（一）HMG-CoA还原酶抑制药

该类药物能在肝脏竞争抑制HMG-CoA（3-羟基-3-甲基戊二酰辅酶A）还原酶，从而阻

碍内源性胆固醇的合成，降低血浆总胆固醇水平。包括洛伐他汀（lovastatin）、辛伐他汀（simvastatin）、普伐他汀（pravastatin）、氟伐他汀（fluvastatin）、阿伐他汀（atorvastatin）等。

洛伐他汀（lovastatin）

【药理作用】 他汀类药物除竞争抑制 HMG-CoA 还原酶，还具有提高血管平滑肌对扩张血管物质的反应性，抑制血管平滑肌细胞增殖、迁移和促进其凋亡，减少动脉壁泡沫细胞的形成，抑制巨噬细胞和单核细胞的黏附和分泌功能，抑制血小板聚集等作用。

【临床应用】 是原发性高胆固醇血症、杂合子家族性高胆固醇血症、Ⅲ型高脂血症以及糖尿病和肾性高脂血症的首选药。

【不良反应】 不良反应轻，少数病人可有：① 轻度胃肠道反应、头痛和皮疹。② 血清转氨酶升高，肝病病人慎用或禁用。③ 无力、肌痛、肌酸磷酸激酶（CPK）升高等骨骼肌溶解症状，普伐他汀不易进入骨骼肌细胞，此反应轻，与苯氧酸类、烟酸类、红霉素、环孢素合用则症状加重。

（二）胆汁酸结合树脂

胆固醇在肝脏经过 7-α-羟化酶转化为胆汁酸排入肠道，95％被肠道重吸收形成肝肠循环，胆汁酸可反馈抑制 7-α-羟化酶而减少胆汁酸的合成，肠道胆汁酸有利于胆固醇的吸收。

胆汁酸结合树脂（bile acid binding resins）是碱性阴离子交换树脂，不溶于水，不易被消化酶破坏，常用药物有考来烯胺（cholestyramine，消胆胺）和考来替泊（colestipol，降胆宁）。这类药物与胆汁酸结合而妨碍胆固醇的吸收，达到降血脂的目的，主要用于Ⅱa、Ⅱb型高脂血症。常见的不良反应是恶心、腹胀、便秘等；长期使用可引起脂溶性维生素缺乏；该药以氯化物形式出现，可引起高氯性酸中毒；可妨碍噻嗪类、香豆素类、洋地黄类药物吸收。

二、主要降低三酰甘油（TG）和 VLDL 药

（一）烟酸（nicotinic acid）

烟酸是广谱调血脂药，用药 1～4d 可使 VLDL 和 TG 下降，与考来烯胺合用作用增强。可用于Ⅱ、Ⅲ、Ⅳ、Ⅴ型高脂血症，其中对Ⅱ、Ⅳ高脂血症最佳。也可用于心肌梗死。

可引起皮肤潮红、瘙痒等，服药前 30min 服用阿司匹林可缓解；也可引起恶心、呕吐、腹泻等胃肠刺激症状；大剂量可引起高血糖和高尿酸血症及肝功能异常。

（二）苯氧酸类

苯氧酸类（fibric acid）药物可明显降低血浆 TG、VLDL、IDL，升高 HDL。此外还具有抑制血小板聚集、抗凝血、降低血浆黏度、增加纤溶酶活性作用。

常用药物有吉非贝齐（gemfibrozil）、苯扎贝特（benzafibrate）、非诺贝特（fenofibrate）、环丙贝特（ciprofibrate）等。该类药物主要用于Ⅱb、Ⅲ、Ⅳ型高脂血症。不良反应有恶心、腹痛和腹泻等，偶见皮疹、脱发、视力模糊、血象和肝功能异常等。

工作项目二 抗氧化剂

氧自由基（oxygen free radical）可对 LDL 进行氧化修饰，形成氧化修饰的 LDL，有细胞毒性，通过以下途径促进动脉粥样硬化形成：①抑制 LDL 与其受体结合和巨噬细胞游走，

使 LDL 不能被清除而沉积在动脉内壁下。②可损伤血管内皮。③促进血小板、白细胞与内皮细胞黏附。④分泌生长因子，造成血管平滑肌过度生长。

维生素 E （vitamin E）

维生素 E 苯环的羟基失去电子或 H^+，可清除氧自由基和过氧化物，也可抑制磷酯酶 A_2 和脂氧酶，减少氧自由基的生成，中断过氧化物和丙二醛生成。本身生成的生育醌又可被维生素 C 或氧化还原系统复原而继续发挥作用。能防止动脉粥样硬化病变过程。

普罗布考 （probucol，丙丁酚）

普罗布考口服吸收率低于 10％，且不规则，进餐时服吸收增加。降血脂作用弱，抗氧化作用强。主要与其他调血脂药合用治疗高胆固醇血症。用药后少数病人有消化道反应和肝功能异常；偶见嗜酸性粒细胞增加、感觉异常、血管神经性水肿；个别病人心电图 Q-T 间期延长。

工作项目三　多烯脂肪酸类

多烯不饱和脂肪酸类 （polyunsaturated fatty acids，PUFAs），主要存在于玉米、葵花子等植物油中，也存在于海洋生物藻、鱼及贝壳类中。此类药物使血浆 TC 和 LDL-C 下降，TG、VLDL 明显下降，HDL-C 升高；也有抑制血小板聚集、使全血黏度下降、红细胞可变性增加、抑制血管平滑肌向内膜增殖和舒张血管等作用。该类药物能竞争性地抑制花生四烯酸，利用环氧酶，减少 TXA_2 的生成，其抗血小板作用可能与此有关。

临床除用于降血脂外，也可用于预防血管再造术后的再梗阻。

工作项目四　保护血管内皮药

在动脉粥样硬化的发病过程中，血管内皮损伤有重要意义。机械、化学、细菌毒素因素都可损伤血管内皮，改变其通透性，引起白细胞和血小板黏附，并释放各种活性因子，导致内皮进一步损伤，最终促使动脉粥样硬化斑块形成。所以保护血管内皮免受各种因子损伤，是抗动脉粥样硬化的重要措施。

硫酸多糖 （polysaccharide sulfate）

硫酸多糖是一类含有硫酸基的多糖，从动物脏器或藻类中提取或半合成的硫酸多糖如肝素 （heparin）、硫酸类肝素 （heparan sulfate）、硫酸软骨素 A （chondroitin sulfate A）、硫酸葡聚糖 （dextran sulfate） 等都有抗多种化学物质致动脉内皮损伤的作用。对血管再造术后再狭窄也有预防作用。这类物质具有大量负电荷，结合在血管内皮表面，能防止白细胞、血小板以及有害因子的黏附，因而有保护作用，对平滑肌细胞增生也有抑制作用。

 用药知识

　　应用调血脂药物期间病人如需服用其他药物，应安排在服用降血脂药物 1h 前或 4h 之后。用药后若出现出血倾向，如皮下紫癜、鼻出血、黑便等应立即停药，并向医生报告及时处理。

常用制剂与用法

洛伐他汀　片剂：20mg。20～40mg/次，1 次/d，晚餐时服，必要时 4 周内可增至 80mg/次，1 次/d。

普伐他汀　片剂：5mg，10mg。10mg/d，2 次/d，最高剂量 20mg/d。

辛伐他汀　片剂：10mg。10～20mg/次，2 次/d。

考来烯胺　粉剂：4～5g/次，3 次/d，进餐时服。

烟酸　片剂：5mg，10mg。50～100mg/次，150～300mg/d，饭后服。

吉非贝齐　片剂：300mg。600mg/次，2 次/d。

苯扎贝特　片剂：200mg。200mg/次，2～3 次/d。

非诺贝特　胶囊剂：100mg。100mg/次，2～3 次/d。

普罗布考　片剂：500mg。500mg/次，2 次/d。每日早、晚餐时服。

思考与练习

1. 抗动脉粥样硬化药有哪些？各类有哪些代表药物？

2. 简述各型高脂血症可选用的药物。

（模块四编者：张海元）

工作模块五

内脏系统疾病用药

❋学习目标

1. 掌握各类利尿药的作用、用途及不良反应；理解各类利尿药的作用部位及作用机制。
2. 了解常用脱水药的应用特点和注意事项；能为各型水肿选择有效的治疗药物。

工作项目一　利　尿　药

利尿药是一类选择性作用于肾脏，增加水和电解质的排出，从而使尿量增多的药物。临床主要用于治疗各种原因引起的水肿，也可用于高血压、尿崩症、高血钙等某些非水肿性疾病的治疗。

一、肾脏泌尿生理及利尿药作用部位

尿液的生成是通过肾小球滤过、肾小管重吸收及分泌而实现的，利尿药作用于肾单位的不同部位而产生利尿作用。

（一）肾小球的滤过

血液流经肾小球，除蛋白质和血细胞外，其他成分均可滤过而形成原尿。正常人每日生成的原尿可达 180L 左右，但终尿仅为 1~2L，绝大部分被重吸收。影响原尿量的主要因素是肾血流量和有效滤过压，由于存在球-管平衡的调节机制，有些情况原尿增多，终尿量增加并不多，利尿作用很弱。

（二）肾小管的重吸收

1. 近曲小管　此段重吸收 Na^+ 约占原尿 Na^+ 量的 $60\%\sim65\%$，原尿中约有 85% 的 $NaHCO_3$ 及部分 $NaCl$ 在此段被重吸收。该段 Na^+ 主要通过钠泵和 H^+-Na^+ 交换的方式被重吸收。近曲小管上皮细胞内的 H^+ 来自 H_2CO_3，而 H_2CO_3 由碳酸酐酶催化 CO_2 和 H_2O 生成。低效利尿药乙酰唑胺可通过抑制碳酸酐酶，减少 H^+ 的生成，抑制 H^+-Na^+ 交换，促进 Na^+ 排出产生利尿作用，但作用弱，易致代谢性酸中毒，故现少用。

2. 髓袢升支粗段的髓质部和皮质部　髓袢升支粗段的功能与利尿药作用关系密切。也是高效利尿药的重要作用部位，此段再吸收原尿中 $30\%\sim35\%$ 的 Na^+，而不伴有水的再吸收。髓袢升枝粗段 $NaCl$ 的再吸收受腔膜侧 K^+-Na^+-$2Cl^-$ 共同转运系统所控。该转运系统可将 2 个 Cl^-，一个 Na^+ 和一个 K^+ 同向转运到细胞内，其能量来自 Na^+ 浓度差的势能，进入胞内的 Cl^-，通过间液侧离开细胞，K^+ 则沿着腔膜侧的钾通道进入小管腔内，形成 K^+ 的再循环。

当原尿流经髓袢升支时，随着 NaCl 的再吸收，小管液由肾乳头部流向肾皮质时，也逐渐由高渗变为低渗，进而形成无溶质的净水，这就是肾脏对尿液的稀释功能。同时 NaCl 被再吸收到髓质间质后，由于髓袢的逆流倍增作用，以及在尿素的共同参与下，使髓袢所在的髓质组织间液的渗透压逐步提高，最后形成呈渗透压梯度的髓质高渗区。这样，当尿液流经开口于髓质乳头的集合管时，由于管腔内液体与高渗髓质间存在着渗透压差。并经抗利尿激素的影响，水被再吸收，即水由管内扩散出集合管，大量的水被再吸收回去，称净水的再吸收，这就是肾脏对尿液的浓缩功能。

综上所述，如当髓袢升支粗段髓质部和皮质部对 NaCl 的再吸收被抑制时，一方面肾的稀释功能降低；另一方面肾的浓缩功能也降低，排出大量渗透压较正常尿为低的尿液，就能引起强大的利尿作用。高效利尿药呋塞米等，可抑制升枝粗段髓质部和皮质部对氯化钠的再吸收，使肾的稀释功能降低，净水生成减少，同时又使肾的浓缩功能降低。中效噻嗪类利尿药等，抑制髓袢升枝粗段皮质部（远曲小管近段，该段对 Na^+ 重吸收的方式主要通过 Na^+-Cl^- 共同转运系统而实现）对 NaCl 的再吸收，使肾的稀释功能降低，但不影响肾的浓缩功能。

3. 远曲小管及集合管　此段再吸收原尿 Na^+ $5\%\sim10\%$，其再吸收方式除继续进行 Na^+-H^+ 交换外，同时也有 Na^+-K^+ 交换过程，这是在醛固酮调节下进行的。如能抗醛固酮的调节功能或直接抑制 Na^+-K^+ 交换，就会造成排 Na^+ 留 K^+ 而致利尿。螺内酯、氨苯蝶啶等药作用于此部位，它们又称留钾利尿药。

肾小管转动系统及利尿药的作用部位如图 5-1 所示。

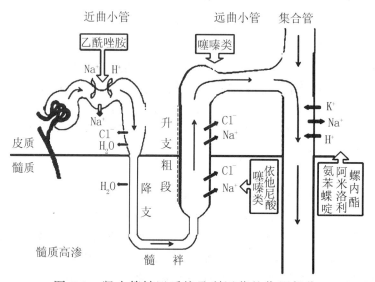

图 5-1　肾小管转运系统及利尿药的作用部位

二、利尿药的分类

常用利尿药按他们的作用强度和作用部位分为如下三类。

1. 高效能利尿药　也称髓袢利尿药，主要作用于髓袢升支粗段，干扰 Na^+-K^+-$2Cl^-$ 同向转运系统，利尿作用迅速、强大。有呋塞米、依他尼酸及布美他尼等。

2. 中效能利尿药　主要作用于远曲小管近端，影响 Na^+-Cl^- 同向转运系统，产生中等强度的利尿作用。有噻嗪类利尿药及氯酞酮等。

3. 低效能利尿药　也称保钾利尿药，主要作用于远曲小管远端和集合管。有螺内酯，氨苯蝶啶、阿米洛利以及碳酸肝酶抑制剂乙酰唑胺等。

三、常用的利尿药

（一）高效能利尿药

常用药物有呋塞米（furosemide）、依他尼酸（etacrynic acid）、布美他尼（bumetanide）等。

呋塞米（furosemide，速尿，呋喃苯胺酸）

【体内过程】　呋塞米口服吸收迅速，生物利用度约为 60%，约 30min 起效，$1\sim2$h 达高峰，持续 $6\sim8$h。静脉注射 $5\sim10$min 起效，30min 达高峰，$t_{1/2}$ 约 1h，维持 $4\sim6$h，血浆蛋白结合率约 98%。大部分以原形经近曲小管有机酸分泌系统分泌，随尿排出，反复给药不易蓄积。由于吲哚美辛和丙磺舒与此药相互竞争近曲小管有机酸分泌途径，同用时会影响后者的排泄和作用。

【药理作用】

1. 利尿　作用强大、迅速而短暂，24h 内排尿达 $50\sim60$L。主要作用于髓袢升支粗段髓质部和皮质部，抑制 Na^+-K^+-$2Cl^-$ 同向转运系统，使 Na^+、Cl^- 重吸收减少，降低肾脏对尿液的稀释和浓缩功能，从而产生强大的利尿作用。

2. 扩张血管　能扩张肾血管，增加肾血流量，改变肾皮质内血流分布；还能扩张血管，减轻心脏负荷。

【临床用途】

1. 严重水肿　可用于心、肝、肾等脏器病变所致各类水肿，主要用于其他利尿药无效的顽固性水肿和严重水肿。

2. 急性肺水肿和脑水肿　静脉注射呋塞米能迅速扩张容量血管，使回心血量减少，减轻肺循环淤血，缓解急性肺水肿；呋塞米的强利尿作用，可浓缩血液，血浆渗透压增高，有利于脑组织的水分向血管内渗透，消除脑水肿，对脑水肿合并心力衰竭病人尤为适用。

3. 急慢性肾功能衰竭　静脉注射呋塞米，能增加肾血流量，并且有强大的利尿作用，可冲洗肾小管，防止其萎缩和坏死，可用于急性肾衰竭的早期防治。大剂量可治疗慢性肾衰竭，使尿量增加。但禁用于无尿病人。

4. 高钙血症　可抑制 Ca^{2+} 重吸收，降低血钙。

5. 加速毒物排出　应用呋塞米并结合输液，增加尿量，用于经肾脏排泄的药物（苯巴比妥、水杨酸类、溴化物等）急性中毒的抢救。

【不良反应】

1. 水和电解质紊乱　长期用药，利尿过度可引起低血容量、低血钠、低血钾、低血镁及低氯性碱中毒。以低血钾最为常见，应注意及时补钾或与保钾利尿药合用。

2. 耳毒性　与剂量有关，表现为眩晕、耳鸣、听力下降、暂时性耳聋，应避免与氨基糖苷类抗生素等有耳毒性的药物合用。发生机制可能与内耳淋巴液电解质成分改变有关。

3. 高尿酸血症　长期用药可减少尿酸排泄而致高尿酸血症，故痛风病人慎用。

4. 其他　可见胃肠道反应，偶见过敏反应，长期应用可引起血脂紊乱、血糖升高。故糖尿病、高血脂病人慎用，孕妇禁用。

布美他尼作用强而持久，利尿作用强度是呋塞米的 40～60 倍，不良反应与呋塞米相似但较轻，耳毒性也低。依他尼酸（利尿酸）利尿作用强度弱于呋塞米，但胃肠道及耳毒性等不良反应较严重。

（二）中效利尿药

噻嗪类是临床广泛应用的一类口服利尿药，代表药物是氢氯噻嗪（hydrochlorothiazide，双氢克尿噻），其他还有苄氟噻嗪（bendroflumethiazide）、环戊噻嗪（cyclopenthiazide）等。该类药物的作用部位及作用机制相同，药理作用相似，效能基本一致，毒性小，安全范围较大，仅所用剂量不同，但均能达到相似效果。

【作用和用途】

1. 利尿作用　作用温和而持久。其机制是抑制远曲小管近端的 Na^+-Cl^- 同向转运系统，减少 NaCl 的重吸收，影响肾脏的稀释功能而产生利尿作用。用于各种原因引起的水肿，对轻、中度心源性水肿疗效较好，是慢性心功能不全的主要治疗药物之一。

2. 降压作用　通过排钠利尿而使血容量降低，外周血管阻力下降产生温和、持久的降压作用。是治疗高血压病的基础药物之一，常与其他降压药联合使用产生协同作用。

3. 抗利尿作用　噻嗪类药物使尿崩症病人尿量明显减少，口渴症状减轻。有研究认为，噻嗪类药物通过增加 NaCl 的排出，造成负盐平衡，导致血浆渗透压的降低，减轻口渴感和减少饮水量，导致尿量减少。用于治疗轻度尿崩症，对重症疗效差。

【不良反应】

1. 电解质紊乱　长期用药可引起低血钾、低血镁、低氯性碱中毒及低血钠症。低血钾症较多见，表现为疲倦、软弱、眩晕或轻度胃肠反应，合用保钾利尿药可防治。

2. 代谢异常　引起高血糖、高血脂、高尿酸血症，糖尿病、高脂血症、痛风病人慎用。

3. 其他　偶有过敏性皮疹、皮炎、粒细胞减少、血小板减少等过敏反应。

（三）低效能利尿药

包括保钾利尿药及乙酰唑胺。

螺内酯（spironolactone，安体舒通，antisterone）

螺内酯及其代谢产物的结构均与醛固酮相似，可与醛固酮竞争远曲小管远端和集合管的醛固酮受体，拮抗醛固酮的保钠排钾作用，促进 Na^+ 和水的排出。作用弱，起效慢，维持时间长。口服后 1 d 起效，2～3d 达高峰，停药后作用可持续 2～3d。常与前两类合用治疗与醛固酮升高有关的水肿，高血压和中、重度慢性心功能不全等。

不良反应较少，久用可致高血钾，肾功能不全和高血钾病人禁用；少数病人可出现消化道反应及头痛、困倦、精神错乱；还有性激素样副作用，如男性乳房发育、女性多毛、月经不调等，停药后可消失。

氨苯蝶啶（triamterene，三氨蝶啶）和阿米洛利（amiloride，氨氯吡咪）

二者直接作用于远曲小管远端和集合管，直接抑制 Na^+-K^+ 交换，产生保钾排钠的利尿作用。阿米洛利作用较氨苯蝶啶强，维持时间长。二者可用于治疗各类水肿，单用疗效较差，常与噻嗪类合用。

长期服用均可引起高血钾。肾功能不全者、糖尿病病人、老年人较易发生。其中氨苯蝶啶可抑制二氢叶酸还原酶，引起巨幼红细胞贫血。

工作项目二　脱　水　药

脱水药又称渗透性利尿药，包括甘露醇、山梨醇、高渗葡萄糖等。静脉注射后，能迅速提高血浆渗透压而使组织脱水。该类药物一般具有以下特点：易经过肾小球滤过，但不被肾小管重吸收；在体内不被代谢；不易通过毛细血管进入组织细胞。

甘露醇（mannitol）

甘露醇为己六醇结构，可溶于水，临床上用其20%的高渗水溶液。

【药理作用】

1. 脱水　静脉注射不易从毛细血管渗入组织，能迅速提高血浆渗透压，使组织间液水分向血浆转移，产生组织脱水作用，使颅内压和眼压降低。

2. 利尿　一方面静脉注射后产生的脱水作用，可使循环血量增加，并提高肾小球滤过率；另一方面甘露醇在肾小管内几乎不被吸收，使原尿渗透压升高，肾小管对水的重吸收减少而产生利尿作用。

【临床用途】

1. 脑水肿　降低颅内压安全有效，为治疗脑水肿的首选药，一般给药后10～20min起效，2～3h达高峰，作用持续6～8h。

2. 青光眼　用于青光眼病人的急性发作及其术前准备，以降低眼压。

3. 预防急性肾功能衰竭　肾功能衰竭早期应用，通过脱水作用可减轻肾间质水肿，同时维持足够尿量，使肾小管内有害物质稀释，防止肾小管萎缩坏死。

【不良反应】　静脉注射太快可引起一过性头痛、眩晕、视力模糊及注射部位疼痛。因甘露醇可以增加循环血容量而加重心脏负荷，禁用于慢性心功能不全者、尿闭者和活动性颅内出血者。

山梨醇（sorbitol）

山梨醇是甘露醇的同分异构体，作用与临床应用同甘露醇，但其水溶性较高，一般可制成25%的高渗液使用，进入体内后可在肝内部分转化为果糖，故作用较弱。

葡萄糖（glucose）

50%的高渗葡萄糖也有脱水和渗透性利尿作用，但可部分地从血管弥散进入组织中并被代谢，所以作用弱且不持久。主要用于脑水肿和急性肺水肿，一般与甘露醇合用。

用药知识

强效利尿药：与氨基糖苷类抗生素合用，增加耳毒性；与口服抗凝药合用，增加抗凝药作用；与头孢菌素第一、二代使用，增加肾毒性；禁与全血或酸性液体混合滴注。噻嗪类可减弱降血糖药的降糖效应，也可增加锂剂中毒的危险。强效及中效利尿药均可增加强心苷类的心脏毒性，与糖皮质激素合用易发生低血钾。

用药期间注意监测体重、体液出入量及电解质，防止水与电解质紊乱。

肌注呋塞米采用"Z"式注射可减少其对皮下组织的刺激；静注时速度不宜过快。

用药知识

　　肝病病人应用利尿药要注意观察神志、监测血钾，避免肝昏迷的发生。

　　应用脱水药应注意防止体液丢失过多，出现口干、口渴及尿少应立即停药。脱水易引起血栓，用药后注意观察病人意识、神经反射、肢体活动及瞳孔变化。

常用制剂与用法

　　呋塞米　片剂：20mg。20mg/次，1～3 次/d，为避免发生电解质紊乱，应从小量开始，间歇给药，即服药 1～3d，停药 2～4d。注射剂：20mg/2ml。20mg/次，每日或隔日 1 次，肌肉注射或稀释后缓慢静脉注射。

　　布美他尼　片剂：0.5mg，1mg。0.5～1mg/d，1～3 次/d。注射剂：0.5mg/2ml。肌注或静注 0.5～1mg/次。

　　依他尼酸　片剂：25mg。25mg/次，1～3 次/d，从小量开始，可增加剂量至有效为止。注射剂：25mg。静注 25mg/次，1～2 次/d，用 5% 葡萄糖溶解后缓慢静注。

　　氢氯噻嗪　片剂：10mg，25mg。25～50mg/次，2～3 次/d，口服。

　　氯酞酮　片剂：20mg，50mg，100mg。25～100mg/次，每日或隔日 1 次，口服。

　　螺内酯　胶囊：20mg。20mg/次，3～4 次/d，口服。

　　氨苯蝶啶　片剂：50mg。50～100mg/次，2～3 次/d，口服。

　　甘露醇　注射液：10g/50ml，20g/100ml，50g/250ml。1～2g/（kg·次），静脉滴注 10ml/min。必要时 4～6h 重复使用。

　　山梨醇　注射液：250g/100ml，62.5g/250ml。1～2g/（kg·次），静脉滴注，必要时可重复使用。

　　葡萄糖　注射液：50% 溶液 20ml。40～60ml/次，静脉注射。

思考与练习

　　1. 呋塞米、氢氯噻嗪、螺内酯的作用、用途、不良反应和用药注意事项有哪些？

　　2. 脱水药甘露醇、山梨醇、高渗葡萄糖的应用特点和注意事项有哪些？

　　3. 肝性腹水病人，可用哪些药物治疗？合理的给药方案及注意事项是什么？

工作任务二十三　作用于血液及造血系统药

✲学习目标

1. 掌握肝素、维生素 K 和氨甲苯酸的作用和应用及不良反应。
2. 熟悉双香豆素、链激素、尿激酶的作用、应用及不良反应。
3. 熟悉铁剂、叶酸和维生素 B_{12} 的作用和应用。
4. 能为出血性疾病选择有效的治疗药物。

工作项目一　促凝血药和抗凝血药

在正常情况下，血液中存在着凝血和抗凝血、纤维蛋白溶解和抗纤维蛋白溶解系统，它们维持着血液在血管内的正常循环，当这种平衡遭到破坏时，可导致出血性疾病或血栓性疾病。

血液凝固是一个复杂的蛋白质水解活化的连锁反应，最终使可溶性的纤维蛋白原变成稳定、难溶的纤维蛋白，网罗血细胞而成血凝块。凝血因子参与的血液凝固过程见图 5-2。促凝血药和抗凝血药主要通过影响凝血和纤溶过程而发挥作用。

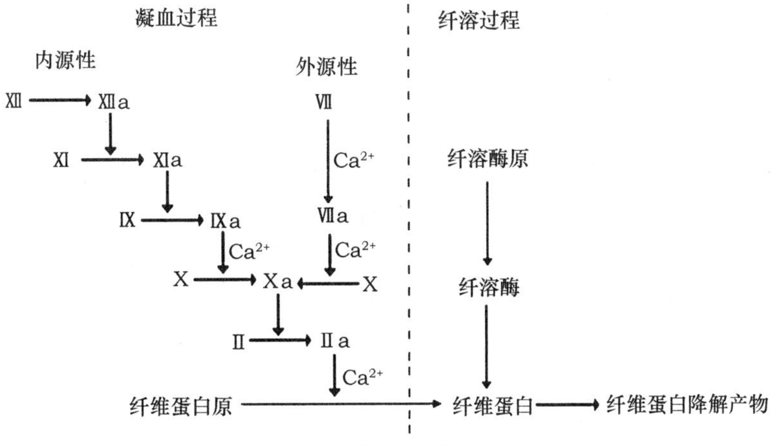

图 5-2　凝血机制图示

一、促凝血药

促凝血药即止血药，是一类能激活某些凝血因子而加速血液凝固，或抗纤维蛋白水解，使出血停止的药物。此外，促进血小板生成、促进血管收缩的药物（如肾上腺素、去甲肾上腺素等）也可止血。

（一）促进凝血因子活性的药物

维生素 K（vitamin K）

存在于植物中的为 K_1、由肠道细菌合成或得自腐败鱼粉者为 K_2，均为脂溶性。人工合成的 K_3、K_4 均为水溶性。

【药理作用】 维生素 K 作为羧化酶的辅酶参与凝血因子 Ⅱ、Ⅶ、Ⅸ、Ⅹ 的合成，从而使这些因子具有凝血活性，参与凝血过程。维生素 K 缺乏，凝血因子 Ⅱ、Ⅶ、Ⅸ、Ⅹ 合成减少，引起出血。

【临床用途】 用于维生素 K 缺乏引起的出血。如梗阻性黄疸、胆瘘，慢性腹泻所致出血，新生儿出血，长期应用广谱抗生素，香豆素类、水杨酸钠等所致出血。

【不良反应】 维生素 K_1 静脉注射太快可产生潮红、呼吸困难、胸痛、虚脱。较大剂量维生素 K_3 对新生儿、早产儿可发生溶血及高铁血红蛋白症。葡萄糖-6-磷酸脱氢酶缺乏病人也可诱发溶血。

（二）抗纤维蛋白降解药

是一类竞争性对抗纤溶酶原激活因子，高浓度也抑制纤溶酶活性的物质。从而保护纤维蛋白不被纤溶酶水解。用于纤溶亢进所致出血，如肺、肝、脾、前列腺、甲状腺、肾上腺等手术时的异常出血。口服吸收良好，也可注射给药。临床常用的有氨甲环酸（tranexamic acid，AMCHA）、氨甲苯酸（P-aminomethylbenzoic acid，PAMBA）等。用量过大可致血栓形成，诱发心肌梗死。

（三）促进血小板生成药

酚磺乙胺（etamsylate，止血敏）

能促进血小板合成，增加血小板数量、增强其黏附性和聚集功能，促进血小板释放凝血物质，缩短凝血时间。增加毛细血管的抵抗力，降低其通透性减少血浆渗出。酚磺乙胺起效快、维持时间长、毒性低。临床用于手术出血，血小板减少性紫癜及过敏性紫癜。偶见过敏反应。

二、抗凝血药

是一类干扰凝血因子作用，阻止血液凝固的药物，主要用于血栓栓塞性疾病的预防。

肝素（heparin）

【药理作用】 肝素在体内、体外均有强大抗凝作用。静脉注射后，抗凝作用立即发生，这与其带大量负电荷有关，可使多种凝血因子灭活。这一作用依赖于抗凝血酶Ⅲ（ATⅢ），ATⅢ能破坏凝血酶及凝血因子 Ⅸα、Ⅹα、Ⅺα、Ⅻα。

【临床用途】

1. 血栓栓塞性疾病 防止血栓形成与扩大，如深静脉血栓、肺栓塞、脑栓塞以及急性心肌梗死。

2. 弥漫性血管内凝血（DIC） 应早期应用，防止因纤维蛋白原及其他凝血因子耗竭而发生继发性出血。

3. 心血管手术、心导管、输血、血液透析等抗凝。

【不良反应】　应用过量易引起自发性出血。一旦发生，停用肝素，注射带有阳电荷的鱼精蛋白（protamine），每 1mg 鱼精蛋白可中和 100U 肝素。部分病人应用肝素 2～14d 期间可出现血小板缺乏，与肝素引起血小板聚集作用有关。

偶见皮疹、药热等过敏反应。肝、肾功能不全，有出血倾向、消化性溃疡、严重高血压病人、孕妇都禁用。

香豆素类

有双香豆素（dicoumarol）、华法林（warfarin，苄丙酮香豆素）和醋硝香豆素（acenocoumarol，新抗凝）等。他们的作用和用途相似。

【药理作用】　香豆素类是维生素 K 拮抗剂，在肝脏抑制维生素 K 合成凝血因子 Ⅱ、Ⅶ、Ⅸ、Ⅹ，从而影响凝血过程。对已形成的上述因子无抑制作用，因此抗凝作用出现时间较慢。

【临床用途】　口服有效，可防止血栓形成与发展，可作为心肌梗死辅助用药，也用于术后防止静脉血栓发生。

【不良反应】　过量易发生出血，可用维生素 K 对抗。其他不良反应有胃肠反应、过敏等。

枸橼酸钠（sodium citrate）

能与钙形成一种可溶性而难解离的络合物——枸橼酸钙，妨碍钙离子的促凝作用，故有抗凝血作用。主要用于体外抗凝血，如输血时每 100ml 全血中加入 2.5％枸橼酸钠 10ml 可使血液不凝固。输入有枸橼酸钠的血液，输入过速或过量，可引起低血钙，导致心功能不全。

工作项目二　溶　栓　药

凝血中形成的纤维蛋白，可被纤溶酶分解成可溶性产物，使血栓溶解。溶栓药（纤维蛋白溶解药）激活纤溶酶而促进纤维蛋白溶解，用于治疗急性血栓栓塞性疾病。对形成已久并已机化的血栓难以发挥作用。

链激酶（streptokinase，SK）

能与纤溶酶原结合，形成 SK－纤溶酶原复合物后，促使游离的纤溶酶原转变成纤溶酶，溶解纤维蛋白。对深静脉血栓、肺栓塞、眼底血管栓塞均有疗效。但须早期用药，血栓形成不超过 6h 疗效最佳。严重不良反应为出血，因为被激活的纤溶酶不但溶解病理性，也溶解生理性的纤维蛋白。SK 有抗原性，可引起过敏反应。

尿激酶（urokinase，UK）

由人肾细胞合成，自尿中分离而得，无抗原性。能直接激活纤溶酶原为纤溶酶。UK 在肝、肾灭活。$t_{1/2}$ 为 11～16min。临床应用同 SK，用于脑栓塞疗效明显。因价格昂贵，仅用于 SK 过敏或耐受者。不良反应为出血及发热，较 SK 少。

工作项目三　抗血小板药

血小板在止血、血栓形成、动脉粥样硬化等过程中起着重要作用。抗血小板药具有抑制血小板黏附、聚集和分泌功能等作用。

阿司匹林（aspirin）

能与环加氧酶活性部分丝氨酸发生不可逆的乙酰化反应，使酶失活，抑制花生四烯酸代谢，减少对血小板有强大促聚集作用的血栓烷 A_2（TXA_2）的产生，使血小板功能抑制。环加氧酶的抑制，也抑制血管内皮产生前列环素（PGI_2），后者对血小板也有抑制作用。然而阿司匹林对血小板中环加氧酶的抑制是不可逆的，只有当新的血小板进入血液循环才能恢复。而血管内皮细胞中环加氧酶因 DNA 合成而较快恢复。因此，每天口服 75mg 的阿司匹林就能引起最大抗血小板作用。现已明确，阿司匹林对血小板功能亢进而引起血栓栓塞性疾病效果肯定。对急性心肌梗死或不稳定性心绞痛病人，可降低再梗塞率及死亡率；对一过性脑缺血也可减少发生率及死亡率。

双嘧达莫（dipyridamole，潘生丁，persantin）

对血小板有抑制作用。能抑制磷酸二酯酶，使 cAMP 增高，也能抑制腺苷摄取，进而激活血小板腺苷环化酶使 cAMP 浓度增高。单独应用作用较弱，与华法林合用防止心脏瓣膜置换术后血栓形成。

前列环素（prostacyclin，PGI_2）

能激活腺苷环化酶而使 cAMP 浓度增高。既能抑制多种诱导剂引起的血小板聚集与分泌，又能扩张血管，有抗血栓形成作用。PGI_2 极不稳定，$t_{1/2}$ 仅 2～3min。采用静脉滴注，用于急性心肌梗死，外周闭塞性血管疾病等。

噻氯匹啶（ticlopidine）

为一强效血小板抑制剂，能抑制 ADP、胶原、凝血酶和血小板活化因子等所引起的血小板聚集。口服吸收良好，临床应用 24～48h 出现作用，3～5d 达高峰，$t_{1/2}$ 为 24～33h。用于预防急性心肌再梗死、一过性脑缺血及中风和治疗间歇性跛行、不稳定型心绞痛等。

工作项目四　抗贫血药

循环血液中红细胞数或血红蛋白量低于正常称为贫血。临床常见贫血为缺铁性贫血，此外还有巨幼红细胞贫血和再生障碍性贫血。后者是骨髓造血功能抑制所致，治疗比较困难。缺铁性贫血可用铁剂，巨幼细胞性贫血可用叶酸和维生素 B_{12} 治疗。

一、铁剂

常用的有硫酸亚铁（ferrous sulfate）、枸橼酸铁铵（ferric ammonium citrate）和右旋糖酐铁（iron dextran）等。

【体内过程】　口服铁剂或食物中外源性铁都以亚铁形式在十二指肠和空肠上段吸收。胃酸、维生素 C、食物中果糖、半胱氨酸等有助于铁的还原，可促进吸收。胃酸缺乏以及茶叶、食物中高磷、高钙、鞣酸等物质使铁沉淀，有碍吸收。四环素等与铁络合，也不利于吸收。食物中肉类的血红素中铁吸收最佳。蔬菜中铁吸收较差。一般食物中铁吸收率为 10%，成人每天需补充铁 1mg，所以食物中铁为 10～15mg 就能满足需要。铁的吸收与体内贮存铁多少有关，吸收进入肠黏膜的铁根据机体需要或直接进入骨髓供造血使用，或与肠黏膜去铁蛋白结合以铁蛋白（ferritin）形式贮存其中。铁的排泄主要通过肠黏膜细胞脱落以及胆汁、尿液、汗液而排除体外，每日约 1mg。

【临床用途】 治疗缺铁性贫血。主要用于因月经过多、消化道溃疡、痔疮等慢性失血性贫血，营养不良、妊娠、儿童生长期等引起的缺铁性贫血，萎缩性胃炎、胃癌等胃肠吸收障碍引起的缺铁性贫血。连服 2～3 周即可改善症状，血液中网织红细胞 10～14d 达高峰，2～4 周后血红蛋白明显增加，但达正常值常需 1～3 个月。

【不良反应】 口服铁剂对胃肠道有刺激性，可引起恶心、腹痛、腹泻。饭后服用可以减轻。也可引起便秘，因铁与肠腔中硫化氢结合，减少了硫化氢对肠壁的刺激作用。小儿误服 1g 以上铁剂可引起急性中毒，表现为坏死性胃肠炎、呕吐、腹痛、休克、呼吸困难、死亡。急救措施为以磷酸盐或碳酸盐溶液洗胃，并以特殊解毒剂去铁胺（deferoxamine）注入胃内以结合残存的铁。

二、叶酸

【药理作用】 叶酸（folic acid）广泛存在于动、植物性食物中，正常人每天需要叶酸 50～100μg。叶酸吸收后在体内被还原为四氢叶酸，后者作为一碳基团的传递体参与多种生化代谢反应，最终促进核酸和蛋白质的合成。当叶酸缺乏或利用障碍时，一碳基团的传递发生障碍，细胞增殖过程中 DNA 的合成减少，将使细胞分裂受阻，致使细胞核发育落后于胞质，增殖旺盛的骨髓最易受到影响，引起巨幼红细胞贫血。

【临床用途】 作为补充治疗用于各种原因所致巨幼红细胞性贫血。与维生素 B_{12} 合用效果更好。对叶酸对抗剂甲氨蝶呤、乙胺嘧啶、甲氧苄啶等所致巨幼红细胞贫血，由于二氢叶酸还原酶抑制，应用叶酸无效，需用甲酰四氢叶酸钙（calcium leucovorin，亚叶酸钙，calcium folinate）治疗。对维生素 B_{12} 缺乏所致"恶性贫血"，大剂量叶酸治疗可纠正血象异常，但不能改善神经症状。

三、维生素 B_{12}

维生素 B_{12}（vitamin B_{12}）为含钴维生素的总称，包括氰钴胺、羟钴胺、硝钴胺等。广泛存在于动物内脏、牛奶、蛋黄中，正常人每天需要维生素 B_{12} 1～2μg。

【药物作用】 维生素 B_{12} 必须与胃壁细胞分泌的糖蛋白即"内因子"结合才能免受胃液消化而进入空肠吸收。胃黏膜萎缩导致"内因子"缺乏可影响维生素 B_{12} 吸收，引起"恶性贫血"。维生素 B_{12} 可促进叶酸的循环利用，缺少时使叶酸的循环利用障碍而引起贫血。此外维生素 B_{12} 还是维持神经组织髓鞘完整所必需，缺少时影响正常神经髓鞘脂质合成，出现神经症状。

【临床用途】 主要用于恶性贫血及其他巨幼红细胞性贫血，也可用于神经炎、神经萎缩症、肝脏疾病的辅助治疗。

工作项目五 促进白细胞增生药

维生素 B_4、鲨肝醇等作为升白细胞药应用多年，但疗效较差。基因重组及克隆技术则为集落刺激因子的生产和应用创造了条件。

粒细胞集落刺激因子（granulocyte colony-stimulating factor，G-CSF）

又称非格司亭（filgrastim），是血管内皮细胞、单核细胞和成纤维细胞合成的糖蛋白。能促进中性粒细胞成熟；刺激成熟的粒细胞从骨髓释出；增强中性粒细胞趋化及吞噬功能。对巨噬细胞、巨核细胞影响很小。主要用于肿瘤化疗、放疗、骨髓移植、再生障碍性贫血、艾滋病、骨髓肿瘤浸润等病人的中性粒细胞减少症，可升高中性粒细胞，减少感染发生率。病人耐受良好，略有轻度骨骼疼痛，长期静脉滴注可引起静脉炎。应在化疗药物应用前或后24h应用。

粒细胞-巨噬细胞集落刺激因子（granulocyte-macrophage colony-stimulating factor，GM-CSF，生白能）

又称沙格司亭（sargramostim），在 T-淋巴细胞、单核细胞、成纤维细胞、血管内皮细胞均有合成。可刺激粒细胞、单核细胞、巨噬细胞等多种细胞的集落形成和增生。对红细胞增生也有间接影响。对成熟中性粒细胞可增加其吞噬功能和细胞毒性作用，但降低其能动性。临床应用同 G-CSF，也可用于血小板减少症。不良反应有皮疹、发热、骨及肌肉疼痛、皮下注射部位红斑。首次静脉滴注时可出现潮红、低血压、呼吸急促、呕吐等症状，应以吸氧及输液处理。

工作项目六　　血容量扩充剂

大量失血或失血浆（如烧伤）可引起血容量降低，导致休克。迅速扩充血容量是抗休克的基本疗法。除全血和血浆外，也可应用人工合成的血容量扩充剂。对血容量扩充剂的基本要求是能维持血液胶体渗透压；排泄较慢；无毒、无抗原性。目前最常用的是右旋糖酐。

右旋糖酐（dextran）

是葡萄糖的聚合物，由于聚合的葡萄糖分子数目不同，可得不同分子量的产品。临床应用的有中分子量（平均分子量为 70 000），低分子量（平均分子量为 40 000）和小分子量（平均分子量为 10 000）右旋糖酐。分别称为右旋糖酐 70，右旋糖酐 40 和右旋糖酐 10。

【药理作用】　右旋糖酐分子量较大，不易渗出血管，可提高血浆胶体渗透压，从而扩充血容量，维持血压。低分子和小分子右旋糖酐能抑制血小板和红细胞聚集，降低血液黏滞性，并对凝血因子Ⅱ有抑制作用，因而能防止血栓形成和改善微循环。本类药物还有渗透性利尿作用。

【临床用途】　中、低分子右旋糖酐主要用于低血容量休克，包括急性失血、创伤和烧伤性休克。低、小分子右旋糖酐也用于 DIC，血栓形成性疾病，如脑血栓形成、心肌梗死、心绞痛等。

【不良反应】　少数病人用药后出现皮肤过敏反应，极少数人可出现过敏性休克。故首次用药应严密观察 5～10min，发现症状，立即停药，及时抢救。用量过大可出现凝血障碍。禁用于血小板减少症及出血性疾病。心功能不全病人慎用。

其他临床上应用的血容量扩充剂还有羟乙基淀粉（706 代血浆）、缩合葡萄糖（409 代血浆）等。

工作项目七　　调节电解质和酸碱平衡药

一、调节电解质平衡药

氯化钠 （sodium chloride）

【药理作用】　钠离子是保持细胞外液渗透压和容量的重要成分，是维持细胞兴奋性、神经-肌肉应激性的重要物质。钠离子还以碳酸氢钠的形式构成缓冲系统，调节体液的酸碱平衡。失钠过多可出现低钠综合征，表现为全身虚弱、肌肉痉挛、循环障碍等，重则昏迷，甚至死亡。

【临床应用】

1. 用于各种原因引起的失钠、失水症。如严重呕吐、腹泻、大面积烧伤等。

2. 防治中暑。可喝 0.1％～1％氯化钠的饮用水。

3. 用生理盐水冲洗伤口、洗眼等。

【不良反应】　大量输入可引起高血钠症，酸中毒者可致高氯性酸中毒。

【用药注意事项】

1. 注意观察有无出现水肿、皮肤发红、高血压等血钠过高的症状。

2. 输入高渗氯化钠溶液时，速度宜慢，以不超过 100ml/h 为宜。

3. 肺水肿者禁用；心力衰竭、高血压、肾炎、肝硬化腹水、颅内压升高者慎用。

4. 慎用于接受肾上腺皮质激素或促肾上腺皮质激素治疗的病人，因为可引起水钠潴留，加重水肿，增加心脏负担，使血压升高。

氯化钾 （potassium chloride）

钾离子能维持细胞内渗透压，参与神经冲动传导和递质乙酰胆碱的合成；并通过与氯离子交换，调节酸碱平衡。当钾摄入不足、排出增多或体内分布异常时可引起低血钾症，表现为四肢乏力、腱反射减退，重则心律失常、肠麻痹、心跳停止、呼吸麻痹而死亡。临床主要用于各种原因引起的低血钾症。

主要不良反应为胃肠反应，如恶心、呕吐、腹痛等，重者胃肠黏膜溃疡、出血、坏死。慎用于肾功能严重减退、尿闭及血钾过高者。用药过量出现高钾血症时应立即停药，并酌情用 10％葡萄糖酸钙、5％碳酸氢钠或葡萄糖-胰岛素静脉输入。

二、调节酸碱平衡药

碳酸氢钠 （sodium bicarbonate）

本药进入体内后解离为 Na^+ 和 HCO_3^-，后者与 H^+ 结合生成 H_2CO_3，并分解为 CO_2 和 H_2O，降低 H^+ 浓度。用于防治代谢性酸中毒；通过碱化尿液，防止磺胺类药析出结晶损害肾脏；增强庆大霉素治疗泌尿道感染的疗效等。

口服可中和胃酸，并产生 CO_2，使胃内压升高，对严重溃疡病病人有引起穿孔的可能。充血性心衰、肾功能衰竭、低钾血症病人慎用。

乳酸钠 （sodium lactate）

乳酸钠进入体内，通过有氧氧化生成丙酮酸，再经三羧酸循环形成二氧化碳，并转化为 HCO_3^-，从而发挥纠正酸中毒的作用。主要用于治疗代谢性酸中毒，亦可治疗高钾血症。因本药经肝脏代谢才能发挥作用，故起效慢。在肝功能衰竭、休克时禁用。

氯化铵（ammonium chloride）

　　本药部分铵离子迅速经肝代谢形成尿素，并由尿排出，氯离子留在体内与氢离子结合成盐酸，以中和体内过量的碱储备而纠正代谢性碱血症。氯化铵还有利尿、酸化尿液及祛痰作用。临床主要用于重症代谢性碱血症。可口服或静滴。

　　过量可致高氯性酸血症，右心衰竭、肝功不全，伴有代谢性碱血症病人及肾功能不全病人禁用。

　　静滴前须先稀释成等渗液，缓慢给药，否则易兴奋脊髓，延髓呼吸中枢及血管运动中枢，随之可产生强直性惊厥和呼吸停止。

 用药知识

　　肝素有多种不同浓度的制剂，要注意其包装上的标签，保证用量正确；静注，1 次/3～4h，给药前应测凝血酶时间，用药期间每天测 1 次；2～3d 更换一次给药部位；静脉滴注时注意滴速的控制并定时核查滴速；肝素刺激性大，不宜肌注。应用肝素后不宜突然停药，观察病人有无出血倾向。

　　羟基保泰松、甲磺丁脲、奎尼丁、水杨酸盐、甲硝唑、西咪替丁等均可加强香豆素类的抗凝作用而增加出血的机会。

　　铁剂不宜与抗酸药、茶叶及鞣质、牛奶、四环素合用，不宜用葡萄糖溶液稀释；若出现黑便应与肠出血黑便相区别；铁剂要注意妥善保管，以免小儿误服中毒；发生中毒，立即用磷酸盐或碳酸盐洗胃并注射特异性解毒药去铁胺。

常用制剂与用法

　　维生素 K_1　注射剂：10mg/ml。肌内或静脉注射，10mg/次，2～3 次/d。

　　维生素 K_3　注射剂：2mg/支。肌肉注射，4mg/次，2～3 次/d。

　　维生素 K_4　片剂：2mg，4mg。2～4mg/次，3 次/d。

　　氨甲苯酸　注射剂：100mg/10ml。0.1～0.3g/次，一日不超过 0.6g。静脉注射或静脉滴注。片剂：250mg。250～500mg/次，2～3 次/d。

　　氨甲环酸　片剂：0.125g，0.25g。0.25～0.5g/次，0.75～2g/d。注射剂：0.1g/2ml，0.25g/5ml。0.25～0.5g/次，0.75～2g/d。静脉注射或静脉滴注，1～2 次/d。

　　酚磺乙胺　注射剂：0.25g/2ml，0.5g/2ml，1g/5ml。0.25～0.5g/次，2～3 次/d。肌内或静脉注射。0.25～0.75g/次，2～3 次/d，稀释后静滴。

　　肝素钠　注射剂：1 000U/2ml，5 000U/2ml，12 500U/2ml。静脉注射或静脉滴注，5 000～10 000 U/次，稀释后用，1 次/3～4 小时，总量为 25 000U/d，过敏体质者先试用 1 000U，如无反应，可用至足量。

　　华法林钠　片剂：2.5mg，5mg。首次 5～20mg，以后 2.5～7.5mg/d。

　　双香豆素　片剂：50mg。0.1g/次，第 1 天 2～3 次/d，第 2 天 1～2 次/d，之后 0.05～0.1g/d。

　　链激酶　粉针剂：10 万 U/瓶，20 万 U/瓶，30 万 U/瓶。首次剂量，50 万 U 溶于生理盐水或 5％葡萄糖液中，静脉滴注，30 分钟滴完。维持剂量，60 万 U 静脉滴注。疗程一般 24～72 小时。为防止过敏反应可给糖皮质激素。

　　尿激酶　粉针剂：1 万 U/支，5 万 U/支，10 万 U/支，20 万 U/支，25 万 U/支，50 万 U/支，100 万 U/支，150 万 U/支。以注射用水 3～5ml 溶解后加于 10％葡萄糖液 20～40ml 静注。

阿司匹林　片剂：0.05g，0.1g，0.3g，0.5g。抗血栓，75mg/次，1次/d。

双嘧达莫　片剂：25mg。25～100mg/次，3次/d。注射剂：10mg/2ml，深部肌注或静注，用50%葡萄糖稀释后缓慢静注，10～20mg/次。

前列环素　粉针剂：500μg/支。静滴，每分钟5ug/kg，临用时配制。

噻氯匹定　片剂：250mg。250～500mg/次，1次/d，进餐时服。

硫酸亚铁　片剂：0.3g。0.3～0.6g/次，3次/d。

枸橼酸铁铵　糖浆剂：10%。1～2ml/kg/d，分3次服。

右旋糖酐铁　注射剂：50mg/2ml，100mg/4ml。深部肌肉注射，25～50mg/次，1次/d。总剂量（mg）＝（正常Hb－病人Hb）/100×血容量×3.5×1.5。

叶酸　片剂：5mg。口服，5～10mg/次，3次/d。注射剂：15mg/ml。肌肉注射，15～30mg/次，1次/d。

甲酰四氢叶酸钙　注射剂：3mg/ml。肌肉注射，3～6mg/次，1次/d。

维生素 B_{12}　片剂：0.25mg，0.5mg。25mg/次，3次/日。注射剂：0.05mg/ml，0.1mg/ml，0.25mg/ml，0.5mg/ml，1mg/ml。肌肉注射，50～500μg/次，1～2次/d。

生白能　注射剂：50μg/支，100μg/支，250μg/支。用5%葡萄糖稀释后静脉或皮下注射，视病情及白细胞数，可按每日1～10μg/kg剂量范围选择给药剂量。

右旋糖酐　注射剂：30g/500ml。缓慢静脉滴注，视病情选用，一般500ml/次。

低分子右旋糖酐　注射剂：10%溶液，250ml/瓶，500ml/瓶。静脉滴注，一般250～500ml/次。

小分子右旋糖酐　注射剂：12%溶液，500ml/瓶（内含0.9%氯化钠）。静滴，用量视病情而定，滴速为5～10ml/min。

氯化钠　注射液：0.9%溶液10ml，100ml，250ml，500ml，1000ml。静脉滴注，剂量视病情需要而定，一般500～1 000ml/d。

氯化钾　片剂：0.5g。1～2/次，3次/d。注射剂：1g/10ml。0.5～3g/次，用5%～10%葡萄糖液500ml稀释后静脉滴注。

碳酸氢钠　片剂：0.5g。0.5～2g/次，3次/d。注射剂：5g/100ml，静脉滴注0.5 ml/kg可使血中二氧化碳结合力提高0.45mmol/l，纠正代谢性酸血症通常稀释成1.4%的等渗溶液静脉滴注。

乳酸钠　注射剂：2.24/20。静脉滴注或静脉注射，0.3可使血中二氧化碳结合力提高0.45。用5倍量的5%～10%葡萄糖溶液稀释成1/6 mmol/L，溶液后滴入，危急情况下如心脏停搏抢救时，也可不经稀释使用。

氯化铵　片剂：0.3g。祛痰，0.3～0.6g/次，3次/d。辅助利尿，0.6～2g/次，3次/d，1.8～6g/d。注射剂：0.4g/20ml，5g/250ml。用量视病情而定。

思考与练习

1. 简述维生素K的用途，并解释其原因。

2. 试比较肝素、香豆素和枸橼酸钠的异同点。

3. 影响铁在消化道吸收的因素有哪些？临床应用的铁剂有哪些？

工作任务二十四　抗变态反应药

✳**学习目标**

1. 掌握 H_1 受体阻断药的作用、用途。
2. 熟悉 H_2 受体阻断药的应用。
3. 熟悉钙剂的作用、用途及不良反应。

抗变态反应药又称抗过敏药，主要用于治疗变态反应性疾病。常用的有组胺受体阻断剂、钙盐、糖皮质激素及肾上腺素等。

工作项目一　组胺和组胺受体阻断剂

一、组胺和组胺受体

组胺（histamine）是广泛存在于人体组织的自身活性物质，主要含于肥大细胞及嗜碱细胞中。因此，含有较多肥大细胞的皮肤、支气管黏膜和肠黏膜中组胺浓度较高。肥大细胞颗粒中的组胺常与蛋白质结合，物理或化学等刺激能使肥大细胞脱颗粒，导致组胺释放。组胺与靶细胞上特异受体结合，产生生物效应；如小动脉、小静脉和毛细血管舒张，引起血压下降甚至休克；增加心率和心肌收缩力，抑制房室传导；兴奋平滑肌，引起支气管痉挛，胃肠绞痛；刺激胃壁细胞，引起胃酸分泌。组胺受体有 H_1、H_2、H_3 亚型。各亚型受体功能见表 5-1。组胺的临床应用已逐渐减少，但其受体阻断剂在临床上却有重大价值。

表 5-1　组胺受体的类型、分布及效应

类型	分布	效应	阻断药
H_1	支气管、胃肠、子宫等平滑肌	收缩	苯海拉明异丙嗪及氯苯那敏
	皮肤血管、毛细血管	扩张	
	心房肌、房室结	收缩增强、传导减慢	
	中枢	觉醒反应	
H_2	胃壁细胞	胃酸分泌增多	西米替丁雷尼替丁
	血管	扩张	
	心室肌、窦房结	收缩加强、心率加快	
H_3	中枢组胺能神经末梢突触前膜	负反馈性调节，抑制组胺合成与释放	硫丙米胺

二、组胺受体阻断剂

组胺受体阻断剂在体内与相应组胺受体结合而起抗组胺作用。根据药物选择性不同，抗组胺药可分为 H_1 受体阻断剂、H_2 受体阻断剂、H_3 受体阻断剂。

（一）H_1 受体阻断剂

临床常用的 H_1 受体阻断剂有：第一代有苯海拉明（diphenhydramine，苯那君）、异丙嗪（promethazine，非那根）、氯苯那敏（chlorphenamine，扑尔敏）和赛庚啶（cyproheptadine）等，特点是：对中枢抑制和抗胆碱作用明显。第二代有阿司咪唑（astemizole，息斯敏）等，特点是：无嗜睡作用、抗过敏作用明显。常见 H_1 受体阻断剂作用特点见表 5-2。

表 5-2 常见 H_1 受体阻断剂作用特点比较

药物	H_1 受体阻断	镇静催眠	抗晕止吐	抗胆碱	维持时间（h）	口服剂量（mg/次）
苯海拉明（苯那君）	＋＋	＋＋＋	＋＋	＋＋＋	4～6	25～50
异丙嗪（非那根）	＋＋＋	＋＋＋	＋＋	＋＋＋	4～6	12.5～25
氯苯那敏（扑尔敏）	＋＋＋	＋	＋	＋＋	4～6	4
布克利嗪（安其敏）	＋＋＋	＋	＋＋＋	＋	16～18	25～50
赛庚啶	＋＋＋	＋＋		＋＋	8	4
阿司咪唑*（息斯敏）	＋＋＋	－	－	－	＞24	10
特非那定*	＋＋＋	－	－	－	12～24	60
氯雷他定*	＋＋＋	－	－	－	24	10
西替利嗪*	＋＋＋	－	－	－	12～24	5～10

注：＋表示作用强度，－表示无作用；*表示第二代 H_1 受体阻断剂。

【药理作用】

1. 抗 H_1 受体作用　选择性对抗组胺引起的胃肠、支气管平滑肌兴奋，局部毛细血管扩张以及通透性增加等作用，可减轻渗出和水肿。但对血管扩张、血压下降等全身作用效果较差。

2. 中枢抑制作用　治疗量时有不同程度的镇静及嗜睡等中枢抑制作用。苯海拉明和异丙嗪作用最强，阿司咪唑不易透过血脑屏障，无中枢抑制作用。

3. 抗胆碱作用　苯海拉明、异丙嗪具有阿托品样抗胆碱作用，有较强的防晕、止吐作用。

【临床应用】

1. 变态反应性疾病　对组胺释放引起的荨麻疹、过敏性鼻炎、血管神经性水肿、花粉症及昆虫叮咬引起的瘙痒、水肿等皮肤黏膜变态反应效果良好；对支气管哮喘及过敏性休克疗效较差。

2. 晕动病及呕吐　苯海拉明和异丙嗪对晕动病有良效。对妊娠及放射性呕吐效果良好，防晕动病应在乘车、船前 15～30min 服用。

3. 镇静催眠　对中枢有明显抑制作用的异丙嗪、苯海拉明可用于失眠，尤其是因过敏反应性疾病所引起的焦躁失眠效果好。

【不良反应】

1. 中枢抑制　有头晕、疲乏、嗜睡、反应迟钝、共济失调等症状，告诫病人服药期间不宜驾车、操纵机器或从事高空作业，以防意外，也不宜与其他中枢抑制药合用或饮酒，以免加深对中枢的抑制。少数病人（尤其是小儿）可出现烦躁不安、失眠等兴奋效应，需注意。

2. 胃肠道反应　可有上腹部不适、口干、厌食、恶心、呕吐、腹泻或便秘，饭后服药可以减轻。

（二）H_2 受体阻断剂

H_2 受体阻断剂，拮抗组胺引起的胃酸分泌，对 H_1 受体无作用。H_2 受体阻断剂是治疗消化性溃疡很有价值的新药。当前临床应用的有西咪替丁（cimetidine）、雷尼替丁（ranitidine）、法莫替丁（famotidine）和尼扎替丁（nizatidine）等。

【作用与应用】　本类药物竞争性拮抗 H_2 受体，不但能抑制组胺所引起的胃酸分泌，还能抑制促胃泌素、M胆碱受体激动剂所引起的胃酸分泌，能明显抑制基础胃酸及食物和其他因素所引起的夜间胃酸分泌。雷尼替丁、尼扎替丁抑制胃酸分泌作用比西米替丁强 4～10 倍，法莫丁比西米替丁强 20～50 倍。

临床用于十二指肠溃疡、胃溃疡。应用 6～8 周，愈合率较高，延长用药可减少复发。葶-艾综合征（Zollinger-Ellison syndrome）需用较大剂量。其他胃酸分泌过多的疾病如胃肠吻合溃疡，反流性食道炎等也可用。

【不良反应】　偶有便秘、腹泻、腹胀及头痛、头晕、皮疹、瘙痒等。长期服用西咪替丁可引起内分泌紊乱，男性可引起阳痿、乳房发育等，女性可致溢乳。西咪替丁能抑制肝药酶活性，抑制华法林、苯妥英钠、茶碱、苯巴比妥、安定、普萘洛尔等代谢。合用时，应调整这些药物的剂量。

工作项目二　钙　　剂

用于抗变态反应的钙剂有：葡萄糖酸钙（calcium gluconate）、氯化钙（calcium chloride）、乳酸钙（calcium lactate）。

【作用与用途】

1. 抗过敏作用　能增加毛细血管壁的致密度，降低其通透性，使渗出减少，从而产生消炎、消肿和抗过敏作用。用于治疗荨麻疹、血管神经性水肿、接触性皮炎、血清病和湿疹等。

2. 维持神经肌肉的正常兴奋性　当血清钙含量降低时，神经肌肉的兴奋性增强，出现手足搐搦症，可致婴幼儿惊厥或喉痉挛。缓慢静脉注射钙盐可迅速缓解症状。症状控制后采用口服给药，以维持疗效。

3. 促进骨骼和牙齿生长发育　钙是构成骨质的主要成分。体内长期缺钙易致佝偻病和骨质疏松症。同时配伍维生素 D，可促进钙的吸收和利用。

4. 拮抗镁离子作用　钙与镁有竞争性拮抗作用，静注钙剂能解救注射硫酸镁过量所致的急性中毒。

【不良反应】　　钙剂有强烈刺激性，漏出血管外可引起剧痛和组织坏死。葡萄糖酸钙比氯化钙刺激性小，较安全。钙剂静注时，可引起全身灼热感；因兴奋心脏，可引起心律失常，甚至心脏停搏。

 用药知识

　　钙剂不能肌内或皮下注射，必须静脉注射。药液一旦漏出血管外，应立即用 0.5％ 普鲁卡因注射液作局部封闭。静脉注射钙剂必须稀释后缓慢注射，速度不超过 2ml/min，并密切观察病人用药后的反应。

　　西咪替丁可抑制肝药酶活性，抑制华法林、苯妥英钠、茶碱、苯巴比妥、地西泮、普萘洛尔等许多药物的代谢，合用时应调整这些药物的剂量。

常用制剂与用法

　　盐酸苯海拉明　　片剂：25mg，50mg。25～50mg/次，2～3 次/d。注射剂：20mg/ml。20mg/次，肌肉注射，1～2 次/d。

　　盐酸异丙嗪　　片剂：12.5mg，25mg。12.5～25mg/次，2～3 次/d。注射剂：25 mg/ml，50mg/2ml。25～50mg/次，肌注。

　　马来酸氯苯那敏　　片剂：4mg。4mg/次，3 次/d，注射剂：10mg/ml，20mg/ml。5～20mg/次，皮下或肌肉注射。

　　盐酸布克利嗪　　片剂：25mg。25～50mg/次，2 次/d。

　　赛庚啶　　片剂：2mg。2～4mg/次，3 次/d。

　　阿司咪唑　　片剂：10mg。10mg/次，1 次/d，空腹服为宜。

　　特非那定　　片剂：60mg。60mg/次，2 次/d，或 120mg/次，1 次/d。

　　氯雷他定　　片剂：10mg。10mg/次，1 次/d。

　　盐酸西替利嗪　　片剂：10mg。10mg/次，1 次/d。

　　西咪替丁　　片剂：200mg。200mg/次，3 次/d，饭后服用，睡前加服 1 次。

　　雷尼替丁　　片剂：150mg。150mg/次，2 次/d。注射剂：50mg/2ml。50mg/次，2 次/d，肌肉注射或静脉注射。

　　法莫替丁　　片剂：20mg。20mg/次，2 次/d。注射剂：20mg/2ml。20mg/次，2 次/d，静脉滴注。

　　尼扎替丁　　胶囊：150mg，300mg。150mg/次，2 次/d。或临睡前服 300mg，1 次/d。

　　葡萄糖酸钙　　片剂：0.3g，0.5g。0.5～2g/次，3 次/d。注射剂：1g/10ml。1～2 g/次，加等量 10％～25％葡萄糖稀释后缓慢静注（每分钟不超过 2ml），或加于 5％～10％葡萄糖 50～100ml 中静滴。

　　氯化钙　　注射剂：0.5g/10ml，0.6g/20ml，1g/20ml。0.5～1g/次，加等量 5％～25％葡萄糖稀释后缓慢静注（每分钟不超过 2ml）。

　　乳酸钙　　片剂：0.25g，0.5g。0.5～1g/次，2～3 次/d。

思考与练习

　　1. H_1 受体阻断剂和 H_2 受体阻断剂分别有哪些临床应用。

　　2. 某病人，男，40 岁，因腹泻，自购复方新诺明片，口服 1d 后出现躯干大部皮肤瘙痒。讨论：①此病人出现的现象属于药物的什么不良反应？②如何对此病人进行处理及用药指导？

工作任务二十五　作用于消化系统的药物

✱学习目标

1. 掌握抗消化性溃疡药的作用环节、分类及作用特点，能为消化性溃疡选择有效的治疗药物。

2. 熟悉泻药的作用与用途。了解助消化药、止吐药、止泻药的作用与用途。

工作项目一　抗消化性溃疡药

消化性溃疡是指胃及十二指肠溃疡，发病与黏膜局部损伤和保护机制之间的平衡失调有关。损伤因素（胃酸、胃蛋白酶和幽门螺旋菌）增强或保护因素（黏液、H_2CO_3 的屏障和黏膜修复）减弱，均可引起消化性溃疡。目前常用的药物有抗酸药、胃酸分泌抑制药、胃黏膜保护药、抗幽门螺旋杆菌药等。常用抗酸药作用比较见表 5-3。

一、抗酸药

抗酸药是一类弱碱性物质。口服后能降低胃内容物酸度，从而解除胃酸对胃、十二指肠黏膜的侵蚀和对溃疡面的刺激，并降低胃蛋白酶活性，发挥缓解疼痛和促进愈合的作用。餐后服药可延长药物作用时间。主要用于胃及十二指肠溃疡及胃酸增多症的辅助治疗。常用抗酸药有碳酸氢钠（sodium bicarbonate）、氢氧化铝（aluminium hydroxide）、三硅酸镁（magnesium trisilicate）、氧化镁（magnesium oxide）、碳酸钙（calcium carbonate）等。常用抗酸药作用比较见表 5-3。

表 5-3　常用抗酸药作用比较

作用特点	碳酸氢钠	氢氧化铝	三硅酸镁	氧化镁	碳酸钙
抗酸强度	弱	中	弱	强	强
显效时间	快	慢	慢	慢	较快
维持时间	短	较长	较长	较长	较长
保护溃疡面	无	有	有	无	无
收敛作用	无	有	无	无	无
碱血症	有	无	无	无	无
产生 CO_2	有	无	无	无	有
排便影响	无	便秘	轻泻	轻泻	便秘

二、胃酸分泌抑制药

胃酸是由胃壁细胞分泌的。胃壁细胞上存在 H_2、M_1、和胃泌素（G）受体，当这些受体激动时，产生一系列生化反应，最终激活 H^+-K^+-ATP 酶（质子泵），使壁细胞分泌 H^+，再由质子泵泵入胃腔内而形成胃酸，同时进行 H^+-K^+ 交换，将胃内的 K^+ 转入胃壁细胞。因此，上述受体阻断剂及质子泵抑制药均可抑制胃酸分泌（图 5-3）。

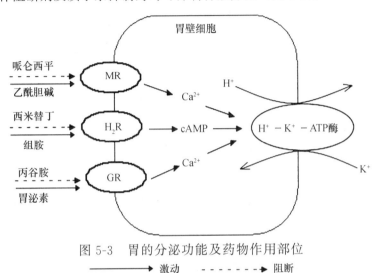

图 5-3　胃的分泌功能及药物作用部位

　　　━━━━━━━▶　激动　- - - - - - ▶　阻断

（一）H_2 受体阻断剂

本类以西米替丁为代表，是治疗消化性溃疡的重要药物（详见抗变态反应药）。

（二）M 胆碱受体阻断药

哌仑西平（pirenzepine）

对引起胃酸分泌的 M1 胆碱受体亲和力较高，阻断 M_1 受体，抑制胃酸的分泌，保护胃黏膜。主要用于胃及十二指肠溃疡，治疗效果与西咪替丁相仿，而不良反应轻微。

（三）胃壁细胞质子泵抑制药

奥美拉唑（omeprazole，洛赛克，losec）

【药理作用】　奥美拉唑口服后，浓集于壁细胞分泌小管周围，转变为有活性的次磺酰胺衍生物，与质子泵结合从而抑制质子泵功能，抑制胃酸分泌。本品对基础胃酸分泌和由组胺、胃泌素、食物引起的胃酸分泌均有强大的抑制作用。本品还能增加胃黏膜血流量，同时具有抑制胃蛋白酶分泌和抗幽门螺旋杆菌作用。

【临床应用】　对其他药，包括 H_2 受体阻断药无效的消化性溃疡病人，能收到较好效果。对反流性食道炎，有效率达 $75\%\sim85\%$，优于雷尼替丁。卓-艾综合征给药第一天胃酸度降低，症状改善。

【不良反应】　主要有头痛、头昏、口干、恶心、腹胀、失眠。偶有皮疹、外周神经炎、男性乳房女性化等。长期持续抑制胃酸分泌，可致胃内细菌过度滋长，故临床用药不得超过 8 周。

（四）胃泌素受体阻断药

丙谷胺（proglumide）

由于化学结构与胃泌素相似，可竞争性阻断胃泌素受体，减少胃酸分泌。并对胃黏膜有保护和促进愈合作用。可用于胃溃疡，十二指肠溃疡和胃炎，也可用于急性上消化道出血。偶见腹胀和食欲减退等不良反应。

三、胃黏膜保护药

米索前列醇（misoprostol）

本品为前列腺素 E_2 的衍生物，口服吸收良好，能抑制基础胃酸和组胺、胃泌素、食物刺激所致的胃酸分泌，胃蛋白酶分泌也减少。临床用于胃、十二指肠溃疡及急性胃炎引起消化道出血，预防乙酰水杨酸等引起胃出血、溃疡或坏死。主要不良反应为稀便或腹泻。因能引起子宫收缩，孕妇禁用。

恩前列醇（enprostil）

本品与米索前列醇相比，作用强，维持时间长，一次用药抑制胃酸分泌作用持续 12 小时。用途及不良反应同米索前列醇。

硫糖铝（sucralfate）

是蔗糖硫酸酯的碱式铝盐，在 pH 值<4 时，可聚合成胶冻，牢固地黏附于上皮细胞和溃疡基底，抵御胃酸和消化酶的侵蚀，减少胃酸和消化酶对胃黏膜的损伤；能促进胃黏液和碳酸氢盐分泌，对溃疡黏膜有保护作用。临床主要用于消化性溃疡，并对溃疡复发有较好疗效。还可用于预防上消化道出血、反流性食道炎等。硫糖铝在酸性环境中才发挥作用，所以不能与抗酸药、抑制胃酸分泌药同用。不良反应较轻，常有便秘、口干；偶有恶心、胃部不适、腹泻、皮疹、瘙痒及头晕。

枸橼酸铋钾（bismuth potassium citrate，胶体碱式枸橼酸铋，得乐）

溶于水形成胶体溶液。本品不抑制胃酸，在胃液 pH 条件下能形成氧化铋胶体沉着于溃疡表面或基底肉芽组织，形成保护膜而抵御胃酸、胃蛋白酶、酸性食物对溃疡面刺激。也能与胃蛋白酶结合而降低其活性。还能促进黏液分泌。用于胃、十二指肠溃疡。疗效与 H_2 受体阻断剂相似，但复发率较低。牛奶、抗酸药可干扰其作用。服药期间可使舌、粪染黑。偶见恶心等消化道症状。肾功能不良者禁用，以免引起血铋过高。

四、抗幽门螺旋杆菌药

幽门螺旋杆菌为革兰阴性杆菌，存在于胃上皮表面和腺体内的黏液层，可分泌酶和毒素，破坏胃黏膜。幽门螺旋杆菌感染已被公认是消化性溃疡和慢性胃炎发生的主要原因之一。治疗药物有甲硝唑、庆大霉素、四环素、氨苄青霉素、羟氨苄青霉素等。

工作项目二　助消化药

助消化药多为消化液中成分或促进消化液分泌的药物。能促进食物的消化，用于消化道分泌机能减弱，消化不良。有些药物能阻止肠道的过度发酵，也用于消化不良的治疗。

稀盐酸（dilute hydrochloric acid）

为 10% 的盐酸溶液，服后使胃内酸度增加，胃蛋白酶活性增强。适用于慢性胃炎、胃癌、发酵性消化不良等。服后可消除胃部不适、腹胀、嗳气等症状。

胃蛋白酶（pepsin）

来自牛、猪、羊等胃黏膜。常与稀盐酸同服，用于胃蛋白酶缺乏症及消化功能减退。

胰酶（pancreatin）

来自牛、猪、羊等动物的胰腺。含胰蛋白酶、胰淀粉酶及胰脂肪酶。在酸性溶液中易被破坏，一般制成肠衣片吞服。用于消化不良、食欲不振及胰液分泌不足等引起的消化不良。

乳酶生（lactasin，表飞鸣，biofermin）

为干燥活乳酸杆菌制剂，能分解糖类产生乳酸，使肠内酸性增高，从而抑制肠内腐败菌的繁殖，减少发酵和产气。常用于消化不良，腹胀及小儿消化不良性腹泻。不宜与抗菌药、吸附剂及碱性药物同时服用，以免降低疗效。

工作项目三 止吐药及促胃肠动力药

延脑的呕吐中枢，可接受来自催吐化学感受区（CTZ）、前庭器官、内脏等传入冲动而引发呕吐。已知 CTZ 含有丰富的多巴胺、组胺、胆碱受体，前庭器官有胆碱能、组胺能神经纤维与呕吐中枢相关联。5-羟色胺的 $5\text{-}HT_3$ 亚型受体通过外周、中枢部位如孤束核也与呕吐有关。M 胆碱受体阻断药东莨菪碱、组胺 H_1 受体阻断药苯海拉明等抗晕动病已在有关内容中叙述。本次主要介绍其他多巴胺受体阻断药和 $5\text{-}HT_3$ 受体阻断药的止吐作用。

甲氧氯普胺（metoclopramide，胃复安）

对多巴胺 D_2 受体有阻断作用，阻断 CTZ 的 D_2 受体，发挥止吐作用。阻断胃肠多巴胺受体，可引起从食道至近段小肠平滑肌运动，加速胃的正向排空（多巴胺使胃体平滑肌松弛，幽门肌收缩）和加速肠内容物从十二指肠向回盲部推进，发挥胃肠促动药作用。常用于肿瘤化疗、放疗等引起的呕吐，对前庭功能紊乱所致呕吐无效；对胃肠的促动作用可治疗慢性功能性消化不良引起的胃肠运动障碍，包括恶心、呕吐等症。大剂量静脉注射或长期应用，可引起锥体外系反应，如肌震颤、震颤麻痹、坐立不安等。孕妇慎用。

多潘立酮（domperidone，吗丁林，motilium）

阻断多巴胺受体而止吐。外周作用能阻断多巴胺对胃肠肌层神经丛突触后胆碱能神经元的抑制作用，加强胃肠蠕动，促进胃的排空与协调胃肠运动，防止食物反流，发挥胃肠促动药的作用。生物利用度较低，$t_{1/2}$ 为 7h，主要经肝代谢。对偏头痛、颅外伤，放射治疗引起恶心、呕吐有效，对胃肠运动障碍性疾病也有效。不易通透血脑屏障，无锥体外系反应，偶有轻度腹痛、腹泻、头痛等。

西沙必利（cisapride）

阻断多巴胺受体，拮抗 5-HT 引起的胃松弛作用，本品为全肠道动力药，它能促进食管、胃、小肠直至结肠的运动。无锥体外系、催乳素释放及胃酸分泌等不良反应。用于治疗胃肠运动障碍性疾病，包括胃食管反流、慢性功能性和非溃疡性消化不良，胃轻瘫及便秘等。

昂丹司琼（ondansetron）

能选择性阻断中枢及迷走神经传入纤维中的 $5\text{-}HT_3$ 受体，产生强大止吐作用。主要用于恶性肿瘤化疗、放疗引起的恶心、呕吐。对晕动病及多巴胺激动剂去水吗啡引起呕吐无效。不良反应较轻，可有头痛、疲劳、便秘、腹泻等。哺乳期妇女禁用。

工作项目四　泻　药

泻药是能增加肠内水分，促进蠕动，软化粪便或润滑肠道促进排便的药物。临床主要用于功能性便秘。分为容积性、刺激性和润滑性泻药三类。

一、容积性泻药

硫酸镁（magnesium sulfate）和硫酸钠（sodium sulfate）

也称盐类泻药。在肠道难以吸收，大量口服形成高渗压而阻止肠内水分的吸收，扩张肠道，刺激肠壁，促进肠道蠕动。一般空腹应用，并大量饮水，1～3h即发生下泻作用，排出液体性粪便。导泻作用剧烈，故临床主要用于排除肠内毒物及服用驱肠虫药后排除虫体。对中枢抑制药中毒者，因 Mg^{2+} 可少量吸收而加重中枢抑制，应改用硫酸钠。

口服高浓度硫酸镁或用导管直接注入十二指肠，因反射性引起胆总管括约肌松弛，胆囊收缩，发生利胆作用，可用于阻塞性黄疸、慢性胆囊炎。

硫酸镁、硫酸钠下泻作用较剧，可引起反射性盆腔充血和失水。月经期、妊娠妇女及老人慎用。

二、接触性泻药

酚酞（phenolphthalein）

口服后在肠道内与碱性肠液相遇形成可溶性钠盐，能促进结肠蠕动。服药后6～8h排出软便，作用温和，适用于慢性便秘。口服酚酞约有15％被吸收。从尿排出，如尿液为碱性则呈红色。部分由胆汁排泄，并有肝肠循环而延长其作用时间，故一次服药作用可维持3～4d。遇有过敏性反应如肠炎、皮炎及出血倾向等。

吡沙可啶（bisacodyl，双醋苯啶）

与酚酞属同类药物。服用后可转化为活性代谢物，刺激结肠，加速肠蠕动。用于习惯性便秘或术前排空肠内容物。

蒽醌类（anthraquinonse）

大黄、番泻叶和芦荟等植物，含有蒽醌苷类，口服后被大肠内细菌分解为蒽醌，能增加结肠推进性蠕动。用药后6～8h排便，常用于急、慢性便秘。

三、润滑性泻药

是通过滑润肠壁并软化粪便而发挥作用。适用于老人、儿童便秘及痔疮、肛门手术病人。

液体石蜡（liquid paraffin）

为矿物油，不被肠道消化吸收，产生滑润肠壁和软化粪便的作用，使粪便易于排出。适用于老人和儿童便秘

甘油（glycerin）

以50％浓度的液体注入肛门，由于高渗压刺激肠壁引起排便反应，并有局部润滑作用，

数分钟内引起排便。适用于老人及儿童。

工作项目五　止　泻　药

腹泻是多种疾病的症状，治疗时应采取对因疗法。例如肠道细菌感染引起的腹泻，应当首先用抗菌药物。但剧烈而持久的腹泻，可引起脱水和电解质紊乱，可在对因治疗的同时，适当给予止泻药。

樟脑酊合剂（tincture camphor compound）

本品为含阿片的止泻药，能增强肠道平滑肌张力，减慢胃肠推进性蠕动，使水分吸收，粪便干燥而止泻。多用于较严重的非细菌感染性腹泻。有成瘾性，应控制使用。

地芬诺酯（diphenoxylate，苯乙哌啶）

为人工合成品，是哌替啶同类物，无镇痛作用，中枢作用弱。对肠道运动的影响类似阿片类，可用于急、慢性功能性腹泻。不良反应轻而少。大剂量长期服用可产生成瘾性。

洛哌丁胺（loperamide）

结构类似地芬诺酯，除直接抑制肠道蠕动外，还可减少肠壁神经末梢释放乙酰胆碱。作用强而迅速。用于急、慢性腹泻。不良反应轻微。

药用炭（medicinal activated charcoal）

是不溶性粉末，因其颗粒很小，总面积很大，能吸附大量气体、毒物，起保护、止泻和阻止毒物吸收的作用。用于腹泻、胃肠胀气及食物中毒等。

用药知识

　　奥美拉唑是肝药酶抑制剂，与主要经肝代谢的药物合用时，应予注意；儿童、孕妇、哺乳期妇女一般不用，怀疑恶性病变者禁用，肝功能不良者宜减量。

　　枸橼酸铋钾不宜与牛奶或抗酸药同服，以免影响疗效。肾功能不全者及孕妇禁用。

　　治疗便秘，尤其是习惯性便秘，首先应从调节饮食、养成定时排便习惯着手。多吃蔬菜、水果等常能收到良好效果。

　　应根据不同情况选择不同类型泻药。如排除毒物，应选硫酸镁、硫酸钠等盐类泻药。一般便秘，以接触性泻药较常用。老人、儿童、动脉瘤、肛门手术等，以润滑性泻药较好。

　　腹痛病人在诊断不明情况下不能应用泻药。年老体弱、妊娠或月经期妇女不能用作用强烈的泻药。

常用制剂与用法

氢氧化铝　　片剂：0.3g。0.6～0.9g/次，3次/d。

三硅酸镁　　片剂：0.3g。0.5～1g/次，2～3次/d。

碳酸钙　　片剂：0.5g。0.3～2g/次，3次/d。

碳酸氢钠　　片剂：0.5g。0.5～2g/次，3次/d。

氧化镁　　片剂：0.2g。0.2～1g/次，3次/d。

哌仑西平　片剂：25mg，50mg。50mg/次，2次/d。早、晚饭前1.5h服，疗程4～6周。严重者可50mg/次，3次/d。

奥美拉唑　片剂：20mg。十二指肠溃疡，20～40mg/次，1次/d，疗程2～4周。反流性食道炎，20～60mg/次，1次/d。卓-艾氏综合征，60mg/次，1次/d。

丙谷胺　片剂：0.2g。0.4g/次，3次/d，饭前服用。

米索前列醇　片剂：200μg。200μg/次，4次/d，餐前或睡前服。

恩前列醇　片剂：35μg。35～70μg/次，2次/d。

硫糖铝　片剂：0.25g。1g/次，3～4次/d，于饭前1h嚼碎服。

枸橼酸铋钾　片剂：0.3g。0.3g/次，4次/d，餐前，睡前各1次。

稀盐酸　10％溶液。0.5～2ml/次，用水稀释，饭前服。

胃蛋白酶合剂　每10ml含胃蛋白酶0.2～0.3g，稀盐酸0.1ml。10ml/次，3次/d，饭前服。

胰酶　片剂：0.3g，0.5g。0.3～1g/次，3次/d，饭前服。

乳酶生　片剂：0.3g。0.3～0.9g/次，3次/d。

甲氧氯普胺　片剂：5mg。5～10mg/次，3次/d，饭前0.5h口服。注射剂：10mg/ml。10～20mg/次，每日不超过0.5mg/kg，肌注。

多潘立酮　片剂：10mg。10～20mg/次，3次/d，饭前15～30min口服。注射剂：10mg/2ml。8～10mg/次，肌肉注射。

西沙必利　片剂：5mg，10mg。5～10mg/次，3～4次/d。

昂丹司琼　片剂：4mg，8mg。8mg/次，每8h1次。注射剂：4mg/ml，8mg/ml。于化疗前30min缓慢静脉注射或静脉滴注8mg，以后8mg，共2次，再改口服给药。

硫酸镁　粉末。导泻，5～20g/次，同时饮用大量温水。利胆时，2～5g/次，3次/d，饭前服。十二指肠引流，33％溶液30～50ml，导入十二指肠。

硫酸钠　粉剂。口服，5～20g/次，10～30g/d，多饮水。

酚酞　片剂：50mg，100mg。50～200mg/次，睡前服。

甘油　栓剂，纳入肛门，成人2.67g/次，儿童1.82g/次。

开塞露　每支含50％甘油10ml，20ml。小儿10ml/次，成人20ml/次，注入直肠内。

复方地芬诺酯　片剂：每片含盐酸地芬诺酯2.5mg，硫酸阿托品0.025mg。口服，1～2片/次，3～4次/d。

洛哌丁胺　胶囊：2mg。2mg/次，3次/d，首剂加倍。

药用炭　片剂：0.15g，0.3g，0.5g。1g/次，3次/d。粉剂：1～3g/次，3次/d。解毒一次10～30g。

思考与练习

1. 简述抗消化性溃疡药的分类及主要代表药物。

2. 止吐药有哪些？如何选择药物？

工作任务二十六 作用于呼吸系统的药物

❋**学习目标**

1. 掌握平喘药的分类、应用特点、用途和用药注意事项；能为支气管哮喘选择有效的治疗药物。

2. 理解镇咳药的分类、代表药物及不良反应；了解祛痰药的作用及用途。

咳嗽、咳痰、喘息是呼吸系统疾病的主要症状，三者可单独存在，也可同时存在并相互促进，若长期反复发作，不仅给病人带来痛苦，还可能引起支气管扩张、肺气肿和肺源性心脏病等并发症，造成严重危害。因此，治疗呼吸系统疾病，除对因治疗外，一般还要同时使用平喘药、镇咳药或祛痰药以对症治疗。

工作项目一 平 喘 药

哮喘是一种以气道炎症和气道高反应性为特征的疾病，主要引起黏膜下组织水肿，气道分泌物增加，支气管平滑肌痉挛而导致呼吸困难。临床表现为突然的、反复发作的喘息、胸闷和咳嗽。

平喘药是指具有预防、缓解或消除喘息症状的药物。临床主要用于治疗支气管哮喘或喘息性支气管炎。常用的平喘药可分为五类：①β_2受体激动药；②茶碱类药；③M受体阻断药；④糖皮质激素类药；⑤过敏性介质释放抑制药。

一、β_2受体激动药

本类药物因激动β_2受体，使平滑肌松弛，扩张支气管。对各种刺激引起支气管平滑肌痉挛有强大的舒张作用，用于哮喘急性发作治疗和发作前预防用药。也能抑制肥大细胞释放过敏介质，可预防过敏性哮喘的发作。

1. 非选择性β_2受体激动药 对β_2受体的选择性低，并有α作用和β_1作用，老人和有心脏病、高血压病人不能使用，不良反应多，一般只用于控制哮喘急性发作，代表药物有肾上腺素、麻黄碱和异丙肾上腺素等（表5-4）。

2. 选择性β_2受体激动药 对β_2受体有较强的兴奋作用，对α受体无作用，对β_1受体亲和力低，不良反应少见，代表药物有沙丁胺醇、克伦特罗、特布他林等。

沙丁胺醇（salbutamol，舒喘灵）

兴奋心脏作用仅为异丙肾上腺素1/10，口服30min起效，维持4～6h。气雾吸入5min起效，维持3～4h。使用缓释和控释剂型，可使作用时间延长，适用于夜间发作。

克伦特罗（clenbuterol）

为强效选择性 β_2 受体激动剂，松弛支气管平滑肌作用为沙丁胺醇的 100 倍。口服 $30\mu g$，$10\sim20min$ 起效，持效 $4\sim6h$。气雾吸入 $5\sim10min$ 起效，持效 $2\sim4h$。心血管系统不良反应较少。

特布他林（terbutaline）

作用与沙丁胺醇相似，即可口服，又可注射，能皮下注射的药。虽肾上腺素也能皮下注射用，但本品作用持久。皮下注射 $5\sim15min$ 生效，$30\sim60min$ 达高峰，持续 $1.5\sim5h$。重复用药易致蓄积作用。

表 5-4　非选择性 β_2 受体激动药作用比较

代表药物	作用特点	临床应用	不良反应
肾上腺素	激动 α、β 受体，作用强、快、短暂	哮喘急性发作	心悸、心律失常、血压升高、肌震颤
麻黄碱	激动 α、β 受体，作用缓慢、温和、持久	防治轻症支气管哮喘	心悸、中枢兴奋，快速易耐受
异丙肾上腺素	激动 β 受体，作用强、快、短暂	治疗重症支气管哮喘	心律失常、室颤，甚至猝死

二、茶碱类药

氨茶碱（aminophylline）

【作用和用途】

1. 平喘作用　对支气管平滑肌有明显的松弛作用，临床可用于急、慢性支气管哮喘和喘息性支气管炎。

2. 强心、利尿作用　能增强心肌收缩力，增加心输出量；扩张肾血管，增加肾血流量和肾小球滤过，抑制肾小管对水和电解质的重吸收，呈现利尿作用。可用于治疗心源性哮喘，也可作为心性水肿的辅助治疗药。

3. 其他作用　尚有松弛胆道平滑肌、扩张外周血管和中枢兴奋作用。

本品可用于支气管哮喘及喘息型慢性支气管炎、心源性哮喘、胆绞痛，特别在哮喘急性发作而病因不明时，选择氨茶碱较为安全，还可用于心性及肾性水肿。

【不良反应及注意事项】

1. 局部刺激　口服刺激胃黏膜可致恶心、呕吐、胃痛等胃肠反应，宜饭后服用或采用肠溶片。

2. 中枢兴奋　治疗量部分病人可引起烦躁不安、失眠等中枢兴奋现象。

3. 急性中毒　静注或静滴速度过快或浓度过高可引起头晕、心悸、惊厥、心律失常或血压降低，甚至心跳骤停，静注必须用 $25\%\sim50\%$ 葡萄糖注射液 $20\sim40ml$ 稀释后，在 $10\sim15min$ 内缓慢注射。老人及心、肝、肾功能不全者，剂量要酌减。

同类药物还有胆茶碱、二羟丙茶碱（甘油茶碱）等，不良反应较小。另有茶碱缓释和控释制剂，其血药浓度波动小，作用时间长，适用于慢性、反复发作性哮喘和夜间哮喘。

三、M 受体阻断药

各种刺激引起内源性乙酰胆碱的释放，在诱发哮喘中起重要作用，M 胆碱受体阻断药能阻断乙酰胆碱，产生支气管扩张，缓解哮喘发作。临床上常用的 M 胆碱受体阻断药有异丙阿托品（ipratropine，异丙托溴胺）、溴化氧托品（oxitripium bromide）、噻托溴胺（tiotropium bromide）等。

异丙阿托品（ipratropine，异丙托溴铵）

本品能选择性地阻断支气管平滑肌的 M 受体，使支气管扩张，达到平喘的目的。临床上主要用于不能耐受 β_2 受体激动剂或对其疗效不显著的哮喘的治疗，尤其对老年性哮喘特别有效。

少数病人吸入后出现口干、心悸、排尿困难、视物模糊等。雾化吸入时，要注意保护眼睛，避免引起瞳孔扩大和升高眼内压。

四、糖皮质激素类药

糖皮质激素类药具有强大的抗炎作用和抗免疫作用，能抑制炎症介质的释放，迅速控制哮喘症状。常用氢化可的松、地塞米松等。但全身用药不良反应多，临床常用于其他药物无效的哮喘持续状态或危重发作的抢救，采用静脉滴注给药。近年来采用吸入法给药的皮质激素，既能发挥平喘作用，又能避免全身性不良反应。临床常见的药物有：倍氯米松、布地奈德等。

倍氯米松（beclomethasone）

为地塞米松衍化物。局部抗炎作用比地塞米松强 500 倍。气雾吸入，直接作用于气道发生抗炎平喘作用，能取得满意疗效，且无全身不良反应，长期应用也不抑制肾上腺皮质功能。用于轻度、中度哮喘病人。本品起效较慢，故不能用于急性发作的抢救。长期吸入，可引起咽部白色念珠菌感染和声音嘶哑，每次用药后宜多漱口。

布地奈德（budesonide，布地缩松）

抗炎作用强，局部使用，可用于慢性持续性哮喘的长期治疗。

五、过敏性介质释放抑制药

本类药物主要作用是稳定肥大细胞膜，抑制过敏介质释放而呈现平喘作用，还有抗炎和降低气道反应性的作用。临床上主要用于预防过敏性哮喘和过敏性鼻炎。常用的药物有：色甘酸钠、酮替芬等。

色甘酸钠（sodium cromoglycate，咽泰，intal）

色甘酸钠无松弛支气管及其他平滑肌的作用，也没有对抗组胺、白三烯等过敏介质的作用。故对正在发作的哮喘无效。但在接触抗原前用药，可预防Ⅰ型变态反应所致的哮喘，也能预防运动或其他刺激所致的哮喘。它能抑制肺肥大细胞对各种刺激所引起脱颗粒作用，抑制组胺及颗粒中其他内容物的释放。

主要用于支气管哮喘的预防，尤其适用于季节性哮喘。也可用于过敏性鼻炎、溃疡性结肠炎及其他胃肠道过敏性疾病。

本品口服无效，只能吸入给药。不良反应少，少数病人可有咽痛，气管刺激症状，甚至诱发哮喘，与少量异丙肾上腺素同时吸入可以预防。

奈多罗米（nedocromil）

本品为色甘酸钠的衍生物。作用比色甘酸钠强，吸入给药能降低哮喘病人的气道反应，改善症状和肺功能。用途同色甘酸钠，儿童、妊娠期妇女慎用。

酮替芬（ketotifen）

本品 H_1 受体阻断剂，同时还具有抑制过敏性介质释放的作用，拮抗 5-HT 和多种过敏物质引起的支气管痉挛，疗效优于色甘酸钠。用于哮喘的预防发作，对儿童疗效好。也可用于过敏性鼻炎、过敏性皮炎等。主要不良反应为头晕、乏力、嗜睡、口干等。

工作项目二　镇　咳　药

咳嗽是呼吸系统受到刺激时，机体的一种防御性反射活动，具有促进呼吸道的黏痰和异物排出，保持呼吸道清洁与畅通的作用。轻度咳嗽一般不需要用药，但剧烈、频繁咳嗽可影响休息而加重病情或引起并发症。

镇咳药可作用于中枢，抑制延脑咳嗽中枢；也可作用于外周，抑制咳嗽反射弧中的感受器和传入神经纤维的末梢。

一、中枢性镇咳药

可待因（codeine，甲基吗啡）

为阿片生物碱之一。与吗啡相似，有镇咳、镇痛作用，对咳嗽中枢的作用为吗啡的 1/4，镇痛作用为吗啡的 1/7～1/10。镇咳剂量不抑制呼吸，成瘾性也较吗啡弱。临床主要用于剧烈的干咳，对胸膜炎干咳伴胸痛者尤其适用。久用也能成瘾，应控制使用。少数病人能发生恶心、呕吐，大剂量可致中枢兴奋、烦躁不安。

右美沙芬（dextromethorphan，右甲吗南）

人工合成的吗啡衍生物，强度与可待因相等，但无成瘾性，无镇痛作用。用于剧烈无痰干咳。偶有头晕、嗜睡、恶心、便秘等副作用。

喷托维林（pentoxyverine，咳必清）

为人工合成的非成瘾性中枢镇咳药。选择性抑制咳嗽中枢，强度为可待因的 1/3，并有阿托品样作用和局部麻醉作用，能松弛支气管平滑肌和抑制呼吸道感受器。适用于上呼吸道感染引起的干咳和小儿百日咳，常与氯化铵合用。偶有轻度头痛、头昏、口干、便秘等。有阿托品样作用，青光眼病人禁用。

二、外周性镇咳药

苯佐那酯（benzonatate，退嗽）

为丁卡因的衍生物。有较强的局部麻醉作用，抑制肺牵张感受器及感觉神经末梢。对干咳、阵咳效果良好，也可用于支气管镜等检查前预防咳嗽。有轻度嗜睡、头晕、鼻塞等不良反应，偶见过敏性皮炎。服用时勿将药丸咬碎，以免引起口腔麻木。

苯丙哌林（benproperine）

是中枢性和外周性双重作用的强效镇咳药，无成瘾性。能抑制咳嗽中枢，也能抑制肺及胸膜牵张感受器引起的肺一迷走神经反射，且有平滑肌解痉作用。其镇咳作用比可待因强。口服后1～20min生效，镇咳作用维持4～7h，可用于各种原因引起的刺激性干咳。有轻度口干、头晕、胃部烧灼感和皮疹等不良反应。药片应整片吞服，不可咬碎，以免引起口腔麻木。

工作项目三　祛　痰　药

祛痰药是一类能使痰液变稀，黏稠度降低易于咳出的药物。痰液的排出，可减少对呼吸道的刺激，间接起到镇咳、平喘作用。根据作用机制不同，可分为痰液稀释药和黏痰溶解药。

一、痰液稀释药

氯化铵（ammonium chloride）

口服对胃黏膜产生局部刺激作用，反射性地引起呼吸道的分泌，使痰液变稀，易于咳出。本品很少单独应用，常与其他药物配伍制成复方。应用于急、慢性呼吸道炎症而痰多不易咳出的病人。氯化铵吸收可使体液及尿呈酸性，可用于酸化尿液及某些碱血症。溃疡病与肝、肾功能不良者慎用。

二、黏痰溶解药

乙酰半胱氨酸（acetylcysteine）

能使黏痰中连接黏蛋白肽链的二硫键断裂，变成小分子的肽链，从而降低痰的黏稠度，易于咳出。雾化吸入用于治疗黏稠痰阻塞气道，咳嗽困难者。紧急时气管内滴入，可迅速使痰变稀，便于吸引排痰。有特殊臭味，可引起恶心、呕吐；对呼吸道有刺激性，可致支气管痉挛，加用异丙肾上腺素可以避免，支气管哮喘病人慎用。滴入气管可产生大量分泌液，故应及时吸引排痰。不宜与青霉素、头孢菌素、四环素混合，以免降低抗生素活性。

溴己新（bromhexine）

可裂解黏痰中的黏多糖，并抑制其合成，使痰液变稀。适用于慢性支气管炎，哮喘及支气管扩张症痰液黏稠不易咳出病人。少数病人可感觉胃部不适，偶见转氨酶升高。消化性溃疡、肝功能不良者慎用。

 用药知识

哮喘急性发作需用 β_2 受体激动剂吸入作抢救治疗，无效则口服或注射。β_2 受体激动剂与异丙阿托品联合吸入，可起协同作用。对中、重度急性发作或 β_2 受体激动剂无效者，全身应用糖皮质激素，常可缓解病情。

对慢性哮喘的处理。目的在于控制症状，减少复发，恢复日常生活。用药随病情而定，轻度者应选短效 β_2 受体激动剂间歇吸入，接触已知抗原前，吸入色甘酸钠。对中度者的基本治疗是每天吸入小剂量糖皮质激素或色甘酸钠。有症状时加用 β_2 受体激动剂，但每天不应超过4次。无效时可增加吸入糖皮质激素量。也可加用长效支气管扩张药（包括茶碱类）。对严重慢性哮喘，在吸入高剂量糖皮质激素和口服长效支气管扩张剂同时，吸入长效 β_2 受体激动剂。

用药知识

　　沙丁胺醇宜小剂量气雾吸入给药、短期应用；用药过程中应检测病人血压和心功能情况；高血压、心功能不全、甲亢及糖尿病病人慎用；快速型心律失常者禁用。

　　氨茶碱宜餐后服、与氢氧化铝同服或服用肠溶片，以减轻刺激；静滴时忌与酸性药物配伍，以免析出沉淀；静脉注射时必须稀释后缓慢注射；一般情况下，无心、肝、肾功能不全及无酸碱失调的中年病人，24h总剂量不得超过1g（包括口服和静脉给药），首剂可用负荷剂量，即 5mg/kg，用 50％葡萄糖溶液稀释后，在 10～15min 内缓慢注射；老年人及心、肝、肾功能不全者，24h总剂量要减半，以 0.4～0.5g 为宜，为安全起见，不做静脉注射，只给维持量静脉滴注；儿童慎用。

　　倍氯米松等喷药后及时漱口，防止药液残留于咽喉部，可明显降低口腔霉菌感染发生率。早孕妇及婴儿慎用。

常用制剂与用法

　　硫酸沙丁胺醇　　片剂：2mg。2～4mg/次，3 次/d。气雾剂：0.2％。每次吸入1～2撤（相当于 0.1～0.2mg），必要时每 4h 一次。

　　盐酸克仑特罗　　片剂：20μg、40μg。20～40μg/次，3 次/d。气雾剂：气雾吸入，10～20μg/次，3～4次/d。栓剂：60μg。60μg/次，1～2 次/d。

　　硫酸特布他林　　片剂：2.5mg，5mg。2.5～5mg/次，3 次/d。注射剂：1mg/ml。0.25～0.5mg/次，皮下注射，15～30分钟无效可重复注射 1 次。气雾剂：200 喷/瓶，400 喷/瓶。0.25mg/喷，0.25～0.5mg/次，3～4 次/d。

　　氨茶碱　　片剂：100mg，200mg。100～200mg/次，3 次/d。注射剂：0.25g/2ml、0.5g/2ml。肌内或静脉注射。0.25～0.5g/次，0.5～1g/d，极量 0.5g/次，1g/d。小儿每次 2～3mg/kg。静脉注射前以 50％葡萄糖液 20～40ml 稀释后缓慢静脉注射。注射时间不得少于 10min。

　　异丙托溴胺　　气雾剂：（0.025％）20ml/瓶。每撤一下为 20μg，气雾吸入，40μg/次，3～6 次/d。

　　二丙酸倍氯米松　　气雾剂：10mg。气雾吸入，1～2 撤（每撤50μg）/次，3～4 次/d。

　　色甘酸钠　　粉雾剂胶囊：20mg。20mg/次，装于专用喷雾器内吸入，3～4 次/d。

　　奈多罗米钠　　气雾剂：112 撤/瓶。2mg/喷，1～2 喷/次，2～4 次/d。

　　酮替芬　　片剂：0.5mg，1mg。1mg/次，2 次/d。

　　磷酸可待因　　片剂：15mg，30mg。15～30mg/次，3 次/d。极量：0.1g/次，0.25g/d。注射剂：15mg/ml，30mg/ml。皮下注射，15～30mg/次，30～90mg/d。

　　右美沙芬　　片剂：10mg，20mg。10～20mg/次，3～4 次/d。

　　枸橼酸喷托维林　　片剂：25mg。25mg/次，3 次/d。复方咳必清糖浆：每100ml 内含喷托维林 0.2g，氯化铵 3.0g。口服，10ml/次，3 次/d。滴丸：25mg。口服，25mg/次，3 次/d。

　　苯佐那酯　　糖衣丸：25mg，50mg。50～100mg/次，3 次/d。

　　苯丙哌林　　片剂：20mg。20～40mg/次，3 次/d。

　　氯化铵　　片剂：0.3g。0.3～0.6g/次，3 次/d。

　　乙酰半胱氨酸　　粉剂：0.5g，1.0g。临用前配成 10％的水溶液雾化吸入，1～3ml/次，2～3 次/d；紧急时可气管滴入 5％溶液，1～2ml/次，2～3 次/d。

　　盐酸溴己新　　片剂：8mg。8～16mg/次，3 次/d。

思考与练习

1. 平喘药分哪几类？简述各类药物的应用特点、用途和注意事项。

2. 简述麻醉性镇咳药可待因的作用、用途、不良反应和用药注意事项；非麻醉性镇咳药的应用特点。

3. 如何指导病人合理选用非处方的镇咳药、祛痰药、平喘药？

❋学习目标

1. 掌握作用于子宫平滑肌药物的不良反应及用药注意事项。
2. 熟悉缩宫素、麦角新碱对子宫的作用特点、适应证及禁忌证。
3. 了解前列腺素、子宫舒张药的作用特点。

工作项目一 子宫平滑肌兴奋药物

子宫平滑肌兴奋药是一类能够选择性兴奋子宫平滑肌，引起子宫平滑肌节律性收缩或强直性收缩的药物。临床常用的药物有缩宫素、麦角新碱和前列腺素。

缩宫素（oxytocin，催产素，pitocin）

缩宫素是垂体后叶激素的主要成分之一。目前临床广泛使用的缩宫素为人工合成品或从猪、牛的垂体后叶提取得到，易被酸、碱和消化酶破坏，口服无效，须注射给药。

【药物作用】

1. 兴奋子宫平滑肌　缩宫素直接兴奋子宫平滑肌，加强其收缩。小剂量缩宫素加强子宫（特别是妊娠末期的子宫）的节律性收缩，其收缩的性质与正常分娩相似，即使子宫底部肌肉发生节律性收缩，又使子宫颈平滑肌松弛，以促进胎儿娩出。随着剂量加大，将引起肌张力持续增高，最后可致强直性收缩，这对胎儿和母体都是不利的。子宫平滑肌对缩宫素的敏感性与体内雌激素和孕激素水平有密切关系。雌激素可提高敏感性，孕激素则降低此敏感性；在妊娠早期，孕激素水平高，敏感性低，妊娠后期雌激素水平高，敏感性高。临产时子宫最为敏感，分娩后子宫的敏感性又逐渐降低。

2. 其他作用　促进排乳；大剂量可短暂降低血压；有较弱的抗利尿作用。

【临床用途】

1. 催产和引产　对子宫口已开全、无缩宫素禁忌证的产妇，如出现宫缩乏力而难产，可应用小剂量（2～5U）缩宫素促进分娩，即催产。对于各种原因如过期妊娠或必须提前中断妊娠（如死胎、患严重心脏病、妊娠中毒症、肺结核等）的孕妇，可用缩宫素诱发宫缩，促进胎儿娩出，即引产。

2. 产后止血　当胎儿娩出24h内，阴道流血达400ml以上者，称为产后出血。此时应立即皮下或肌肉注射大剂量（5～10U）缩宫素，可迅速引起子宫平滑肌强直性收缩，压迫子宫肌层的血管而止血，但作用维持时间短，常加以麦角新碱维持疗效。

【不良反应】　过量可引起子宫收缩频率过快，甚至强直性收缩，导致胎儿窒息或子宫破裂，在催产和引产时应注意：①严格掌握剂量和滴注速度，避免引起子宫强直性收缩；②严格掌握禁忌证，凡产道异常，胎位不正，头盆不称，前置胎盘，多胎妊娠，3次妊娠以上的经产妇和有剖宫产史者禁用。

麦角生物碱

麦角生物碱包括氨基酸麦角碱类，如麦角胺（ergotamine）和麦角毒（ergotoxine）；氨基麦角碱类，如麦角新碱（ergometrine）。麦角新碱对子宫作用显著，妇产科常用。

【药理作用】

1. 兴奋子宫 麦角碱类能选择性地兴奋子宫平滑肌，麦角新碱的作用最快、最强。其作用也取决于子宫的机能状态，妊娠子宫对麦角碱类比未妊娠子宫敏感。在临产时或新产后则最敏感。与缩宫素的不同，它们的作用比较强而持久，剂量稍大即引起子宫强直性收缩，对子宫体和子宫颈的兴奋作用无明显差别，因此，不宜用于催产和引产。

2. 收缩血管 氨基酸麦角碱类，特别是麦角胺，能直接作用于动静脉血管使其收缩；大剂量还会伤害血管内皮细胞，长期服用可导致肢端干性坏疽。

3. 阻断 α 受体 氨基酸麦角碱类尚有阻断 α 肾上腺素受体的作用，使肾上腺素的升压作用翻转。但在临床上，此剂量已能引起很多副作用，故无应用价值。麦角新碱则无此作用。

【临床作用】

1. 治疗子宫出血 产后或其他原因引起的子宫出血都可用麦角新碱止血，它能使子宫平滑肌强直性收缩，机械地压迫血管而止血。

2. 产后子宫复原 产后的最初 10d 子宫复原过程进行很快，如进行缓慢就易发生出血或感染，因此，须服用麦角制剂等子宫兴奋药以加速子宫复原。常用麦角流浸膏。

3. 治疗偏头痛 偏头痛可能为脑动脉舒张和搏动幅度加大之结果，麦角胺与咖啡因都能收缩脑血管，减少动脉搏动的幅度。合用咖啡因可产生协同作用。

4. 中枢抑制作用 麦角毒的氢化物具有抑制中枢、舒张血管和降低血压的作用。可与异丙嗪、哌替啶配成冬眠合剂。

【不良反应】 注射麦角新碱可致呕吐、血压升高等，因此对妊娠高血压综合征产妇应慎用。麦角流浸膏中含有麦角毒和麦角胺，长期应用可损害血管内皮细胞，特别是患有肝病或外周血管疾病者更为敏感。此外，麦角新碱偶致过敏反应。麦角制剂禁用于催产和引产，血管硬化及冠状动脉疾病病人。

前列腺素（prostaglandins，PGs）

前列腺素是一类广泛存在于体内的不饱和脂肪酸，可调节机体多种功能。作为子宫收缩药的 PGs 有：前列腺素 E_2（地诺前列酮）、前列腺素 $F_{2\alpha}$（地诺前列素）和 15-甲基前列腺素 $F_{2\alpha}$（卡前列素）等。前列腺素对各期妊娠的子宫都有显著的兴奋作用，仅对分娩前的子宫更敏感些。故除用于足月催产、引产外，对早期或中期妊娠子宫也能引起足以导致流产的高频率和大幅度的收缩。也可用于催经抗早孕。除静脉滴注外，阴道内、宫腔内或羊膜腔内给药，也能有效。

不良反应主要为恶心、呕吐、腹痛等胃肠道兴奋现象。

工作项目二　子宫平滑肌抑制药物

为抗分娩药，临床上主要用于治疗痛经和防治早产。人的子宫平滑肌含有 β 肾上腺素受体，且以 $β_2$ 受体占优势。许多常见 $β_2$ 受体激动药如沙丁胺醇（舒喘灵）等都有松弛子宫平滑肌作用，用于防治早产。其中利托君（ritodrine）是专作为子宫松弛药而设计发展的。其化学结构与异丙肾上腺素相似，对非妊娠和妊娠子宫都有抑制作用，可用于防治早产。除 $β_2$ 受体激动药外，硫酸镁、钙通道阻滞药等也有良好的子宫平滑肌松弛作用。

用药知识

应用缩宫素催产时应控制子宫的收缩频率、强度和时间，监测产妇的血压、心率和胎儿的心率。发生以下任何情况都应停用缩宫素：静止状态子宫内压升高 2～2.6kPa（15～19.5mmHg）；收缩持续时间超过 1min；每 2～3min 发生 1 次以上收缩；胎儿的心率和心律有显著改变。

使用麦角新碱时要监控血压、脉率、子宫收缩情况；催产和引产、高血压、妊娠高血压综合征、血管硬化及冠心病病人禁用麦角生物碱。

此外，还有一些中草药也能作用于子宫，如益母草，增加子宫收缩频率，临床用于产后止血和促使产后子宫复原；当归，对子宫的作用与其化学成分及子宫机能状态有关。当归所含挥发油成分对子宫有抑制作用；其水溶性非挥发性碱性成分则对子宫具有兴奋作用。当子宫内加压时，当归使其收缩力加强；不加压时，则有轻微抑制作用。用于治疗痛经和月经不调。

常用制剂与用法

缩宫素　注射剂：2.5U/0.5ml，5U/ml，10U/ml。引产或催产，用 2～5U，加入 5％葡萄糖注射液 500ml 内，先以每分钟 8～10 滴的速度滴注，密切观察 10～15min 后，根据宫缩、胎心音和血压情况调整滴速，最快不超过每分钟 40 滴。子宫出血，一次 5～10U，肌注。极量，肌注 20U/次。

马来酸麦角新碱　片剂：0.2mg，0.5mg。0.2～0.5mg/次。注射剂：0.2mg/ml，0.5mg/ml。肌注或静注，0.2～0.5mg/次，静注时用 25％葡萄糖 20ml 稀释。静滴，一次 0.2mg，以 5％葡萄糖溶液稀释后应用。极量：肌内或静脉注射，0.5mg/次，1mg/d。

酒石酸麦角胺　片剂：1mg。1mg/次，1 日不超过 6mg，1 周不超过 10mg。注射剂：0.25mg/ml，0.5mg/ml。皮下或肌肉注射，0.25mg/次。

麦角胺咖啡因片　每片含酒石酸麦角胺 0.85～1.15mg，无水咖啡因 90～110mg。偏头痛发作时即口服 0.5～1.5mg；如无效，可于间隔 1 小时后重复同剂量。

乙磺酸二氢麦角碱　将盐酸哌替啶 100mg、盐酸异丙嗪 25mg、乙磺酸二氢麦角碱 0.6～0.9mg 加入 5％葡萄糖液 250ml 中，配成冬眠合剂进行静脉滴注。

前列腺素 E_2　注射剂：1mg/ml，2mg/ml。羊膜腔、子宫内羊膜腔外注射或静滴。

前列腺素 $F_2α$　注射剂：5mg/1ml。羊膜腔、子宫内羊膜腔外注射或静滴。

15-甲基前列腺素 $F_2α$　注射剂：1mg/1ml，2mg/2ml。羊膜腔、子宫内羊膜腔外注射或肌注。

利托君　片剂：10mg。注射剂：50mg/ml。静脉滴注，取本品 150mg 稀释至 500ml 的静滴溶液中，于 48h 内使用完毕，静滴结束前 30min 开始维持治疗，口服本品 10mg。最初 24h 口服剂量为每 2h 10mg，此后每 4～6h 量为 10～20mg，每日总量不超过 120mg。

思考与练习

一足月孕妇因子宫收缩无力，需要用缩宫素催产，此时，重点观察哪些用药反应？能否使用麦角新碱催产？为什么？

（模块五编者：余伍中）

工作模块六

内分泌系统疾病用药

工作任务二十八　肾上腺皮质激素类药物

✱学习目标

1. 掌握糖皮质激素类药的作用、用途、不良反应和用药注意事项。
2. 能严格把握糖皮质激素类药使用的适应证和禁忌证，合理使用糖皮质激素类药。
3. 了解盐皮质激素的作用和用途。

　　肾上腺皮质激素是肾上腺皮质所分泌的激素的总称，属甾体类化合物。可分为三类：①盐皮质激素（由球状带分泌）、醛固酮（aldosterone）和去氧皮质酮（desoxycortone，desoxycorticosterone）等。②糖皮质激素（由束状带合成和分泌）、氢化可的松（hydrocortisone）和可的松（cortisone）等，其分泌和生成受促皮质素（ACTH）调节。③性激素，由网状带所分泌，通常所指肾上腺皮质激素，不包括后者。临床常用的皮质激素是指糖皮质激素。

　　肾上腺皮质激素的分泌受下丘脑-腺垂体-肾上腺皮质轴调节。下丘脑合成和释放促肾上腺皮质激素释放激素（CRH），CRH促腺垂体合成和释放促皮质素（ACTH），ACTH进而刺激肾上腺皮质合成和释放肾上腺皮质激素。当血中糖皮质激素浓度升高时，可反馈性地抑制下丘脑和腺垂体，使CRH、ACTH合成和释放减少（称为长负反馈）。腺垂体分泌的ACTH也可反馈性地抑制下丘脑合成和释放CRH（称为短负反馈）。

工作项目一　糖皮质激素

　　糖皮质激素类药物按维持时间的长短及给药途径可分为四类（表6-1）。口服、注射均可吸收，主要在肝中代谢，由尿排出。可的松和泼尼松需在肝内分别转化为氢化可的松和泼尼松龙才能发挥作用，故严重肝功能不全的病人不宜使用可的松和泼尼松。

　　糖皮质激素作用广泛而复杂，且随剂量不同而异。其生理剂量主要影响物质代谢；超生理剂量（药理剂量）时，除影响物质代谢外，还有抗炎、抗毒等广泛的药理作用。

【生理作用】

　　1. 糖代谢　促进糖原异生；减慢葡萄糖分解为CO_2的氧化过程；减少机体组织对葡萄糖的利用，导致血糖升高。

　　2. 蛋白质代谢　促进蛋白质分解，抑制蛋白质的合成。久用可致生长减慢、肌肉消瘦、皮肤变薄、骨质疏松、淋巴组织萎缩和伤口愈合延缓等。

　　3. 脂肪代谢　促进脂肪分解，抑制其合成。久用能增高血胆固醇含量，并激活四肢皮下的脂酶，使四肢脂肪减少，使脂肪重新分布于面部、胸、背及臀部，形成满月脸和向心性肥胖。

4. 水和电解质代谢　有较弱的盐皮质激素的作用，能潴钠排钾。增加肾小球滤过率和拮抗抗利尿激素的作用，可利尿。糖皮质激素过多时还可引起低血钙，长期应用可致骨质脱钙。

表 6-1　糖皮质激素类药物比较

类别	药物	水盐代谢（比值）	糖代谢（比值）	抗炎（比值）	半衰期（min）	等效剂量（mg）	口服常用量（mg/次）
短效	氢化可的松（hydrocortisone）	1.0	1.0	1.0	90	20	10～20
	可的松（cortisone）	0.8	0.8	0.8	90	25	12.5～25
中效	泼尼松（prednisone）	0.6	3.5	3.5	＞200	5	20.5～10
	泼尼松龙（prednisolone）	0.6	4.0	4.0	＞200	5	20.5～10
	甲泼尼龙（methylprednisolone）	0.5	5.0	5.0	＞200	4	2.0～8.0
	曲安西龙（triamcinolone）	0	5.0	5.0	＞200	4	2.0～8.0
长效	地塞米松（dexamethasone）	0	30	30	＞300	0.75	0.75～1.5
	倍他米松（betamethasone）	0	30～35	25～35	＞300	0.60	0.6～1.2
外用	氟氢可的松（fludrocortisone）	12.5	—	12	—	—	—
	氟轻松（fluocinolone）	—	—	40	—	—	—

【药理作用】

1. 抗炎作用　糖皮质激素有强大的抗炎作用，对各种原因如生物、免疫、物理、化学等引起的炎症反应及炎症反应的各个阶段均有抑制作用。在炎症早期可抑制毛细血管扩张，降低毛细血管通透性，减轻渗出、水肿，减少各种炎症介质的释放，从而改善红、肿、热、痛等症状；在炎症后期能抑制毛细血管和成纤维细胞的增生，延缓肉芽组织的生成，防止粘连及瘢痕的形成，减轻后遗症。

但须注意，炎症反应是机体的一种防御反应，炎症后期的反应更是组织修复的重要过程。因此，若糖皮质激素使用不当可致感染扩散、创面愈合延迟。

2. 免疫抑制作用　小剂量糖皮质激素主要抑制细胞免疫，大剂量则能抑制体液免疫。糖皮质激素对免疫过程许多环节均有抑制作用，首先抑制巨噬细胞对抗原的吞噬和处理；其次抑制淋巴细胞的增殖与分化；加速淋巴细胞的破坏与解体，使血中淋巴细胞迅速减少；此外，抑制 B 淋巴细胞转化为浆细胞，使抗体生成减少。

3. 抗毒作用　糖皮质激素能提高机体对细菌内毒素的耐受力，降低机体对内毒素刺激的反应，缓解毒血症症状。但不能中和内毒素，也不能破坏内毒素，对外毒素亦无作用。

4. 抗休克作用　大剂量糖皮质激素已广泛用于各种休克，其抗休克作用除与抗炎、抗毒、抗免疫作用有关外，还与下列因素有关：①加强心肌收缩力，使心排出量增多。②降低血管对某些缩血管活性物质的敏感性，使痉挛的血管舒张，改善微循环。③稳定溶酶体膜，减少心肌抑制因子（MDF）的形成，从而减轻心肌抑制因子所致的心肌收缩无力和内脏血管收缩。

5. 其他作用

（1）影响血液与造血系统 糖皮质激素能刺激骨髓造血功能。一方面，使红细胞和血红蛋白含量增加；使血小板增多并提高纤维蛋白原浓度，缩短凝血时间；使中性粒细胞数量增加，但却降低其向炎症部位的浸润和吞噬功能。另一方面，使血液中淋巴细胞、嗜酸性及嗜碱性粒细胞减少。

（2）影响中枢神经系统 能提高中枢神经系统的兴奋性，出现欣快、激动、失眠等，偶可诱发精神失常。大剂量对儿童可致惊厥。

（3）影响消化系统 能使胃酸和胃蛋白酶分泌增多，提高食欲，促进消化，但大剂量能诱发或加重溃疡。

（4）影响骨骼 糖皮质激素能抑制成骨细胞的活力，使骨质形成发生障碍；大剂量还可促进钙、磷排泄，从而导致骨质疏松。

【临床用途】

1. 替代疗法 用于急、慢性肾上腺皮质功能不全，脑垂体前叶功能减退及肾上腺次全切除术后作替代疗法。

2. 严重感染或预防炎症后遗症

（1）严重急性感染 如中毒性肺炎、中毒性菌痢、暴发型流脑、重症伤寒、猩红热、败血症及急性粟粒性肺结核等。在应用足量有效抗菌药治疗感染的同时，可用糖皮质激素作辅助治疗，从而帮助病人度过危险期。病毒性感染一般不用糖皮质激素，因用后可减低机体的防御能力，反使感染扩散而加剧。但对非典型肺炎、严重传染性肝炎、流行性腮腺炎、麻疹和乙型脑炎等，也有缓解症状的作用。

（2）预防炎症后遗症 如结核性脑膜炎、脑炎、心包炎、胸膜炎、风湿性心瓣膜炎、睾丸炎、损伤性关节炎及烧伤后疤痕等，早期应用可防止后遗症发生。对虹膜炎、角膜炎、视网膜炎和视神经炎等非特异性眼炎，应用后也可迅速消炎止痛，防止角膜混浊和疤痕粘连的发生。

3. 自身免疫性疾病及过敏性疾病

（1）自身免疫性疾病 如风湿热、风湿性心肌炎、风湿性及类风湿性关节炎、系统性红斑狼疮、皮肌炎、自身免疫性贫血、肾病综合征等，糖皮质激素可缓解症状，但停药后可复发。糖皮质激素也用于抑制组织器官移植的排斥反应。

（2）过敏性疾病 如血清病、过敏性皮炎、过敏性鼻炎、荨麻疹、枯草热、支气管哮喘和过敏性休克等，主要应用肾上腺素受体激动药和抗组胺药治疗，病情严重或无效时，可用糖皮质激素作辅助治疗。

4. 抗休克 糖皮质激素广泛用于各种休克，对感染中毒性休克应在有效的抗菌药物治疗下，及早、短时间、大剂量使用糖皮质激素，见效后立即停药；对过敏性休克，糖皮质激素为次选药，可与首选药肾上腺素合用；对心源性休克，须结合病因治疗；对低血容量性休克，应首先补足血容量，疗效不佳者，可合用超大剂量糖皮质激素。

5. 治疗某些血液病 多用于儿童急性淋巴细胞性白血病、再生障碍性贫血、粒细胞减少症、血小板减少症等，但停药后易复发。

6. 局部应用 可用于接触性皮炎、湿疹、牛皮癣、肛门瘙痒等。也可用于结膜炎、角膜炎的治疗。

【不良反应】

1. 长期大剂量应用引起的不良反应

（1）类肾上腺皮质功能亢进综合征　是过量激素应用引起物质代谢和水盐代谢紊乱所致，表现为满月脸、水牛背、向心性肥胖、皮肤变薄、多毛、痤疮、骨质疏松、水肿、低血钾、高血压、糖尿病等。停药后可自行消失，必要时可应用抗高血压药、抗糖尿病药、氯化钾、低盐、低糖、高蛋白饮食。

（2）诱发或加重感染　长期应用可诱发感染或使体内潜在病灶扩散，如病毒、结核病灶等。特别是原有疾病已使抵抗力降低者更易发生。故在采用长程疗法之前，应排除潜在病灶，必要时与有效抗菌药物合用。

（3）诱发或加重溃疡　糖皮质激素可诱发或加重胃、十二指肠溃疡，严重时造成出血或穿孔。不宜与能引起胃出血的药物合用，如阿司匹林、吲哚美辛等。

（4）诱发或加重高血压　长期应用可引起高血压和动脉粥样硬化。

（5）骨质疏松、肌肉萎缩、伤口愈合延缓等　骨质疏松多见于儿童、老人和绝经妇女，严重者可有自发性骨折。还可影响儿童生长发育。对孕妇偶可引起畸胎。

（6）其他　诱发精神失常和癫痫病发作等。

2. 停药反应

（1）医源性肾上腺皮质功能减退症　长期应用糖皮质激素的病人，由于激素反馈性抑制垂体前叶促皮质激素（ACTH）分泌，可引起肾上腺皮质萎缩和功能不全。这时一旦减量过快或突然停药，可出现肾上腺皮质功能不全。尤其当机体遇到感染、创伤、手术等严重应激情况时还可发生肾上腺危象，表现为恶心、呕吐、低血压、休克等。因而停药时必须逐步减量，停药后可持续用适量 ACTH，停药后 1 年内如遇应激情况，应及时给予糖皮质激素。

（2）反跳现象　因病人对激素产生了依赖性或者病情尚未完全控制，减量太快或突然停药导致原病复发或加重。常需加大剂量再行治疗，待症状缓解后再逐渐减量、停药。

【禁忌证】　肾上腺皮质功能亢进征、严重精神病和癫痫、活动性消化性溃疡病、新近胃肠吻合术、骨折、创伤修复期、严重高血压、糖尿病、孕妇、抗菌药不能控制的感染等禁用糖皮质激素。当适应证和禁忌证并存时，权衡利弊，慎重决定。如病情危急的适应证，虽有禁忌证存在，仍不得不用，但在病情缓解后，应尽早减量或停药。

【用法】　应根据病情选择正确的给药方法。

1. 大剂量突击疗法　适用于严重感染及各种休克，氢化可的松首次剂量可静脉滴注 200～300mg，每日量可达 1g 以上，连用 3～5d。

2. 一般剂量长程疗法　适用于结缔组织病、肾病综合征、各种恶性淋巴瘤等。一般开始时用泼尼松口服，每次 10～20mg，每日 3 次，病情控制后逐渐减量，直至最小维持量，持续数月。

3. 小剂量替代疗法　适用于垂体前叶功能减退、肾上腺皮质功能减退症和肾上腺皮质次全切除术后。选用可的松每日 12.5～25mg 或氢化可的松每日 10～20mg。

4. 隔日疗法　皮质激素分泌具有昼夜节律性，午夜 12 时分泌最低，上午 8～10 时分泌最高。在长程疗法中可采用泼尼松或泼尼松龙隔日一次给药法，将 1d 或 2d 的总药量在隔日早晨 8 时一次给予，此时正值激素正常分泌高峰，对肾上腺皮质功能的抑制较小。可避免医源性肾上腺皮质功能减退症。

工作项目二　促皮质激素及皮质激素抑制药

一、促皮质激素

促皮质激素（ACTH）是维持肾上腺正常形态和功能的重要激素。它的合成和分泌是垂体前叶在下丘脑促肾上腺皮质激素释放激素（CRH）的作用下，在腺垂体嗜碱细胞内进行的。糖皮质激素对下丘脑及垂体前叶起着长负反馈作用，抑制 CRH 及 ACTH 的分泌。在生理情况下，下丘脑、垂体和肾上腺三者处于相对的动态平衡中，ACTH 缺乏，将引起肾上腺皮质萎缩、分泌功能减退。ACTH 还有控制本身释放的短负反馈调节。

ACTH 口服后在胃内被胃蛋白酶破坏而失效，只能注射应用。血浆 $t_{1/2}$ 为 15min。它在正常人的血浆浓度，早晨 8 时为 22pg/ml，晚 10 时为 9.6pg/ml。其主要作用是促进糖皮质激素分泌，但只有在皮质功能完好时方能发挥治疗作用。一般在给药后 2 小时，皮质才开始分泌氢化可的松。临床用于诊断脑垂体前叶、肾上腺皮质功能水平及长期使用皮质激素的停药前后，以防止发生皮质功能不全。

二、皮质激素抑制药

皮质激素抑制剂可代替外科的肾上腺皮质切除术，临床常用的有米托坦和美替拉酮。

米托坦（mitotan，双氯苯二氯乙烷）

为杀虫剂滴滴涕（DDT）一类化合物。它能选择性地使肾上腺皮质束状带及网状带细胞萎缩、坏死，但不影响球状带，故醛固酮分泌不受影响。用药后，血、尿中氢化可的松及其代谢物迅速减少。主要用于不可切除的皮质癌、切除后复发癌以及皮质癌术后辅助治疗。可有厌食、恶心、腹泻、皮疹、头痛、眩晕、乏力、中枢抑制及运动失调等反应。

美替拉酮（metyrapone，甲吡酮）

能抑制 11-β-羟化反应，干扰 11-去氧皮质酮转化为皮质酮及 11-去氧氢化可的松转化为氢化可的松。临床用于治疗肾上腺皮质肿瘤和产生 ACTH 的肿瘤所引起的氢化可的松过多症和皮质癌。还可用于垂体释放 ACTH 功能试验。不良反应较少，可有眩晕、消化道反应等。

工作项目三　盐皮质激素

盐皮质激素主要有醛固酮（aldosterone）和去氧皮质酮（desoxycorticosterone），它们主要维持机体正常的水、电解质代谢，促进肾远曲小管和集合管对 Na^+ 的重吸收和 K^+、H^+ 的排出，具有明显的保钠排钾作用。主要用于治疗慢性肾上腺皮质功能减退症，纠正水、电解质紊乱，恢复水、电解质平衡。

用药知识

　　糖皮质激素类药物用药过程中应注意定期测体重、血压、血常规，记录体液出入量。在治疗严重感染性疾病时，应与足量有效的抗菌药合用，先停激素，后停用抗菌药，以防感染扩散。长期用药者每1～2周查血清钾、钠、钙，指导病人低盐、低糖、高蛋白饮食，并密切观察病情变化、药物疗效及不良反应。

　　长期使用糖皮质激素后，在停药时一定要逐渐减量，缓慢停药，或停药前加服ACTH 7d，以促进肾上腺皮质功能的恢复，减少停药反应。在停药数月内甚至1年后，遇到应激情况如创伤、感染或手术时，应及时加服糖皮质激素。

　　静滴氢化可的松醇溶液时，应加入到葡萄糖液中稀释后缓慢静滴，以免因乙醇的作用出现颜面或全身皮肤大片潮红的现象。

常用制剂与用法

　　醋酸可的松　片剂：5mg，25mg。替代方法：口服，12.5～25mg/d，分2次口服；药理治疗：开始每天75～300mg，分3～4次口服，维持量每天25～50mg。注射剂：50mg/2ml，125mg/2ml，250mg/10ml。肌注，1次25～125mg，1天2～3次，用前摇匀。

　　醋酸氢化可的松　片剂：10mg，20mg。替代疗法：一天20～30mg，分2次口服。药理治疗：开始1天60～120mg，分3～4次口服，维持量1天20～40mg。注射剂：10mg/2ml，25mg/5ml，100mg/20ml。1次100～200mg，1天1～2次，临用时以0.9%氯化钠注射液或5%葡萄糖注射液500ml稀释后静滴。软膏剂：0.5%～2.5%。外用。

　　醋酸泼尼松　片剂：1mg，5mg。口服，开始剂量1次2.5～10mg，1天2～4次，维持量1天5～10mg。

　　醋酸泼尼松龙　片剂：1mg，5mg。开始剂量1天20～40mg，分3～4次口服，维持量1天5mg。注射剂：10mg/2ml。1次10～20mg，加入5%葡萄糖液中静滴。

　　甲泼尼龙　片剂：2mg，4mg。开始剂量1天16～24mg，分2次口服，维持量1天4～8mg。注射剂（甲泼尼龙琥珀酸钠）：53mg相当于甲泼尼龙40mg。

　　曲安西龙　片剂：2mg，4mg，8mg。开始1天8～40mg，分1～3次口服，维持量1天4～8mg。注射剂：40mg/ml，125mg/5ml，200mg/5ml。肌注，1次40～80mg，1周1次。关节腔内或皮下注射：1次2.5～5mg，1周2次。霜剂或软膏：0.1%。外用。

　　醋酸地塞米松　片剂：0.5mg，0.75mg。开始1次0.75～1.5mg，1天3～4次，口服，维持量1天0.5～0.75mg。注射剂：2mg/ml，5mg/ml。肌注或静滴，1次5～10mg，1天1～2次，肌肉注射或加入5%葡萄糖液中静脉滴注。

　　倍他米松　片剂：0.5mg。开始1天1.5～2mg，分3～4次口服，维持量1天0.5～1mg。

　　醋酸氟氢可的松　软膏：10mg/4g。外用。

　　醋酸氟轻松　软膏剂，洗剂，霜剂：0.01%～0.025%。外用，1天3～4次。

　　促皮质激素　注射剂：25U/支，50U/支。静滴，1次5～25U，溶于生理盐水或5%～10%葡萄糖500ml中，8h内滴完，1天1次；肌注，1次25～50U，1天2～3次。本品不可与其他药物混合注射。

思考与练习

1. 简述糖皮质激素药理作用、临床用途及不良反应。

2. 糖皮质激素采用隔日一次给药方法有什么好处？

3. 糖皮质激素作用广，不良反应也多，当适应证和禁忌证并存时，应该如何处理？

工作项目一　甲状腺激素

甲状腺激素包括甲状腺素（thyroxin，T_4）和三碘甲状腺原氨酸（triiodothyronine，T_3），由甲状腺合成、贮存和分泌。正常人每日释放 T_4 与 T_3 量分别为 $75\mu g$ 及 $25\mu g$。

【甲状腺激素的合成、贮存、分泌与调节】　T_3、T_4 在体内的合成与贮存部分是在甲状腺球蛋白上（TG）进行的，过程如下。

1. 血液循环中的碘化物被甲状腺细胞通过碘泵主动摄取。

2. 碘化物在过氧化物酶的作用下被氧化成活性碘（I^0）或氧化碘中间产物（I^+）。

3. 活性碘与 TG 上的酪氨酸残基结合，生成一碘酪氨酸（MIT）和二碘酪氨酸（DIT）。

4. 在过氧化物酶作用下，1 分子 MIT 和 1 分子 DIT 偶联生成 T_3，2 分子 DIT 偶联成 T_4。合成的 T_3、T_4 贮存于滤泡腔内的胶质中。

5. 在蛋白水解酶作用下，TG 分解并释出 T_3、T_4 进入血液。

甲状腺激素的合成和分泌受下丘脑—垂体调节，下丘脑可分泌促甲状腺激素释放激素（TRH），能促进垂体前叶分泌促甲状腺激素（TSH），TSH 可促进 T_3 和 T_4 的合成与分泌，当血中 T_3 和 T_4 的浓度过高时，又可负反馈抑制下丘脑及垂体前叶产生 TRH 和 TSH。

【体内过程】　口服易吸收，T_3 及 T_4 的生物利用度分别为 $50\%\sim75\%$ 及 $90\%\sim95\%$，与血浆蛋白结合率均高达 99% 以上。但 T_3 与蛋白质的亲和力低于 T_4，其游离量可为 T_4 的 10 倍，T_3 作用快而强，维持时间短，而 T_4 则作用慢而弱，维持时间长。$t_{1/2}$ 较长，T_4 为 5d，T_3 为 2d，主要在肝、肾线粒体内脱碘，并与葡萄糖醛酸或硫酸结合而经肾排泄。甲状腺激素可通过胎盘和进入乳汁，妊娠和哺乳期应注意。

【药理作用】

1. **维持生长发育**　甲状腺激素为人体正常生长发育所必需，特别是对脑和骨的发育尤为主要，其分泌不足或过量都可引起疾病。婴幼儿甲状腺功能不足时，表现为身材矮小、智力低下，称呆小病（克汀病）；成人甲状腺功能不全，则可引起黏液性水肿。

2. **促进代谢**　甲状腺激素能促进蛋白质、脂肪、糖代谢，增加耗氧量，提高基础代谢率。甲状腺功能亢进时有怕热、多汗等症状。

3. **神经系统和心血管效应**　维持中枢神经和交感神经的兴奋性，提高心血管对儿茶酚胺的敏感性。呆小病病人的中枢神经系统的发育发生障碍；甲状腺功能亢进时出现神经过敏、急躁、震颤、心率加快、心输出量增加等现象。

【临床用途】

1. 呆小病　甲状腺功能不足的婴幼儿应尽早诊治，发育仍可正常。若治疗过迟，躯体虽可发育正常，但智力仍然低下。

2. 黏液性水肿　一般服用甲状腺片，宜从小剂量开始，直至足量。

3. 单纯性甲状腺肿　其治疗取决于病因。由缺碘所引起者应补碘，无明显原因者可给予适量甲状腺激素，以补充内源性激素的不足，并可抑制促甲状腺激素过多分泌，以缓解甲状腺组织代偿性增生肥大。

【不良反应】　过量时可引起甲状腺功能亢进的临床表现，如心悸、手震颤、多汗、体重减轻、失眠等，重者可致腹泻、呕吐、发热、脉搏快而不规则，老年人和心脏病病人中，可发生心绞痛、心肌梗死。一旦发生立即停药，必要时用 β 受体阻断药对抗。欲继续服药，1 周后再从小剂量开始。糖尿病、冠心病、快速型心律失常病人禁用。

工作项目二　抗甲状腺药

主要用于治疗甲状腺功能亢进（甲亢），常用的药物有硫脲类、碘及碘化物、放射性碘及 β 受体阻断药。

一、硫脲类

硫脲类是常用的抗甲状腺药物，可分为两类。①硫氧嘧啶类：包括甲硫氧嘧啶（methylthiouracil）、丙硫氧嘧啶（propylthiouracil）。②咪唑类：包括甲巯咪唑（thiamazole，他巴唑）及卡比马唑（carbimazole，甲亢平）。硫脲类药口服吸收迅速，在体内分布较广，易进入乳汁和通过胎盘屏障，主要在肝内代谢，通过肾脏排出。

【药理作用】　抑制甲状腺激素的合成：硫脲类药抑制甲状腺过氧化物酶，影响碘化及偶联过程，从而抑制甲状腺激素的生物合成。但对已合成的甲状腺激素无效，等到体内储存的甲状腺激素消耗到一定程度才显效，故起效缓慢，一般用药 2～3 周甲亢症状开始减轻，1～3 个月基础代谢率才恢复正常。本类药物长期应用后，可使血清甲状腺激素水平显著下降，反馈性增加 TSH 分泌而引起腺体代偿性增生，腺体增大、充血，重者可产生压迫症状。

丙硫氧嘧啶还能抑制外周组织中的 T_4 转化为 T_3，迅速控制血清中生物活性较强的 T_3 水平，有利于重症甲亢和甲状腺危象的治疗。

【临床用途】

1. 甲亢的内科治疗　适用于轻症和不宜手术或放射性碘治疗者。开始治疗时给予大剂量，1～3 个月后症状明显缓解，再逐渐减至维持量，疗程为 1～2 年。

2. 甲亢术前准备　甲状腺次全切除手术病人，在手术前应服用硫脲类药，使甲状腺功能恢复或接近正常，减少麻醉和手术后的并发症，防止甲状腺危象发生。然后在术前 2 周加服大剂量碘剂，使腺体缩小变硬，纠正硫脲类引起的腺体增生、充血，以利手术进行及减少出血。

3. 甲状腺危象的治疗　甲亢病人由于精神刺激、感染、手术等诱因，大量甲状腺激素释放入血，导致病情急剧恶化，病人可因高热、心力衰竭、肺水肿、电解质紊乱而死亡，称为甲状腺危象。临床上应用大剂量碘剂抑制甲状腺激素释放并予以对症治疗的同时，大剂量硫脲类药可作为辅助治疗，以阻止甲状腺激素的合成。

【不良反应】　常见的不良反应有瘙痒、药疹等过敏反应，多数情况下不需停药也可消失。严重不良反应有粒细胞缺乏症。一般发生在治疗后的 2～3 个月内，故应定期检查血象，若用药后出现咽痛或发热，立即停药则可恢复。特别要注意与甲亢本身所引起的白细胞总数偏低相区别。

二、碘及碘化物

临床常用的有碘化钾（potassium iodide）及复方碘溶液（compound Iodine solution，卢戈液，Lugol's Solution）。

【作用和用途】

碘及碘化物是治疗甲状腺疾病最古老的药物，不同的剂量对甲状腺产生不同的作用。

1. 小剂量碘是合成甲状腺激素的原料，用于防治单纯性甲状腺肿。在食盐中按 $1:10^4$～$1:10^5$ 的比例加入碘化钠或碘化钾，可防止此病。

2. 大剂量碘产生抗甲状腺作用，主要是抑制蛋白水解酶，阻止甲状腺激素的释放。此外大剂量碘还可抑制甲状腺激素的合成。其作用快而强，服药后 1～2d 起效，10～15d 达最大效果，若继续用药反而抑制甲状腺的碘摄取，因此不能单独用于甲亢的内科治疗。

大剂量碘用于以下情况：①甲状腺功能亢进的手术前准备，在术前 2 周给予复方碘溶液口服，使甲状腺腺体缩小变硬，有利于手术进行及减少术中出血。②甲状腺危象，可用碘化物加入 10% 葡萄糖溶液中静脉滴注，也可口服复方碘溶液，并在两周内逐渐停药，但同时配合服用硫脲类药物和对症治疗措施。

【不良反应】　少数病人对碘过敏，用药后立即或几小时出现药热、皮疹等，严重者可致喉头水肿引起窒息。慢性碘中毒，表现为咽喉烧灼感、口内金属味、唾液分泌增多、眼结膜炎症状等，停药后可消退。长期用药可诱发甲亢。碘还可进入乳汁并通过胎盘引起新生儿甲状腺肿，故孕妇及乳母应慎用。

三、放射性碘

临床常用的放射性碘是 ^{131}I，其半衰期为 8 天。^{131}I 被甲状腺摄取后，能产生 β 射线（占99%）和 γ 射线（占 1%）。β 射线的射程仅为 0.5～2mm，辐射范围只限于甲状腺实质，很少破坏周围组织，起到类似切除部分甲状腺的作用。临床主要用于不宜手术、手术后复发或硫脲类治疗无效及过敏者。γ 射线穿透力强，可在体外测得，故可测定甲状腺摄碘功能。

剂量过大易致甲状腺功能低下，故应严格掌握剂量并密切观察病情，一旦发生可补充甲状腺激素对抗。儿童、妊娠或哺乳妇女及肾功能不良者禁用。

四、β 受体阻断药

普萘洛尔等 β 受体阻断药，主要通过阻断 β 受体，改善甲亢引起的心率加快、心收缩力增强等交感神经兴奋症状；同时抑制外周组织中的 T_4 向 T_3 转化。用于不宜手术、不宜用抗甲状腺药及 ^{131}I 治疗的甲亢病人；也可用于甲状腺手术前准备和甲状腺危象的辅助治疗。与硫脲类药合用则疗效迅速而显著。

用药知识

用硫脲类药前检测病人的心率、脉搏、体重、甲状腺、心电图及 T_3、T_4 水平，以便观察药物的疗效；用药过程中向病人解释长期服药的重要性，指导病人按时服药，并定期检查血象，必要时加用促白细胞增生药物。告诫病人宜高蛋白、高维生素饮食；用药后每隔 1～2 个月作甲状腺功能测定，定期检查甲状腺大小、基础代谢率、体重、脉压、脉率，密切观察咽部有无感染、发热等。应用碘剂时注意观察过敏反应，一旦发现，立即停药。用放射性碘前后 1 个月内避免使用含碘药物和食物。妊娠或哺乳期妇女、年龄在 20 岁以下的病人、肾功能不全或活动性肺结核、白细胞或中性粒细胞严重减少、重症浸润性突眼症、甲状腺危象及甲状腺摄碘障碍者禁用。

常用制剂与用法

甲状腺（家畜甲状腺的干燥粉末） 片剂：10mg，40mg，60mg。治疗黏液性水肿，开始不宜超过每天 15～30mg，渐增至每天 90～180mg，分 3 次，基础代谢恢复正常后，改用维持量（成人一般为 1 天 60～120mg）。治疗单纯性甲状腺肿，开始 1 天 60mg，渐增至 1 天 120～180mg，疗程为 3～6 个月。

三碘甲状腺原氨酸钠 片剂：20μg，25μg，50μg。成人开始 1 天 10～20μg，逐渐增至 1 天 80～100μg，分 2～3 次服。儿童体重 7kg 以下者，开始 1 天 2.5μg，7kg 以上者，1 天 5μg，以后每隔 1 周，日服用量增加 5μg，维持量，1 天 15～20μg，分 2～3 次服。

左甲状腺素钠 片剂：25μg、50μg、100μg。25～50μg/d，每隔 2～3 周增加 25μg，直到甲状腺功能恢复正常。一般需要 100～150μg/d。

丙硫氧嘧啶 片剂：50mg，100mg。开始为 1 天 300～600mg，分 3 次。维持量 1 天 25～100mg，分 1～2 次服。

甲硫氧嘧啶 片剂：50mg，100mg。用法与用量同丙硫氧嘧啶。

甲巯咪唑 片剂：5mg，10mg。开始量为 1 天 20～60mg，分 3 次，维持量 1 天 5～10mg。服药最短不能少于 1 年。

卡比马唑 片剂：5mg。10～20mg/次，3 次/d，维持量 5～10mg/d。

复方碘溶液 溶液剂（含碘 5%，碘化钾 10%）。治疗单纯性甲状腺肿：0.1～0.5ml/次，0.3～0.8ml/d。极量，1ml/次，3ml/d。2 周为一疗程，连服 2 疗程，疗程间隔 30～40d。用于甲亢术前准备：0.1～0.5ml/次，3 次/d，用水稀释后服用，约服用 2 周。用于甲亢危象：首次服 2～4ml，以后每 4h 服 1～2ml，或 3～5ml 灭菌溶液加入 10% 葡萄糖液 500ml 中，静滴。

碘化钾 片剂：10mg。治疗单纯性甲状腺肿，开始宜用小剂量，1 天 10mg，20d 为一疗程，连用 2 疗程，疗程间隔 30～40d，1～2 个月后，剂量逐渐增至 1 天 20～25mg，总疗程 3～6 个月。

思考与练习

1. 常用的抗甲状腺药有哪几类？
2. 试述甲状腺功能亢进病人术前应用硫脲类药物和碘剂的目的。

工作任务三十　胰岛素及口服降血糖药

✤学习目标

1. 熟悉胰岛素的作用、用途和不良反应及用药注意事项。
2. 掌握常用口服降糖药的适应证、不良反应和用药注意事项。
3. 能为糖尿病选择有效的治疗药物。

糖尿病是由遗传和环境等多种因素引起胰岛素分泌绝对或相对不足，导致糖、脂肪、蛋白质代谢紊乱的一类疾病。临床上糖尿病可分为：①Ⅰ型糖尿病：即胰岛素依赖型糖尿病（IDDM），此型胰岛素分泌绝对缺乏，多见于青少年，必须应用胰岛素治疗。②Ⅱ型糖尿病：即非胰岛素依赖型糖尿病（NIDDM），此型胰岛素相对缺乏，多见于40岁以上中老年，多数经严格控制饮食或口服降血糖药后可控制病情，少数需用胰岛素治疗。

糖尿病初期血糖、尿糖升高，出现多尿、多饮、多食、消瘦等表现，即"三多一少"症状。如得不到满意治疗，极易引起各种并发症，如心血管病、脑血管病、肾病、视网膜病变等，这些并发症严重威胁糖尿病病人的生命。目前，治疗糖尿病的药物主要有胰岛素和口服降血糖药。

工作项目一　胰　岛　素

胰岛素（insulin）是胰岛β细胞分泌的一种蛋白质激素，药用胰岛素主要从牛、猪等家畜胰腺中提得。目前已通过基因工程成功合成人胰岛素。胰岛素口服无效，必须注射给药，主要在肝中迅速灭活，故作用快而维持时间短。为了延长作用时间，在普通胰岛素中加入碱性蛋白质（珠蛋白、精蛋白）和锌，增强其稳定性，制成多种中、长效制剂，见表6-2。

表 6-2　胰岛素制剂分类及用法

分类	药物	给药途径	作用时间（h）			给药时间
			开始	高峰	维持	
短效	正规胰岛素 （regular insulin）	静注 皮下	立即 0.5～1	0.5 2～4	2 6～8	急救用 饭前0.5小时，3～4次/d
中效	低精蛋白锌胰岛素 （isophane insulin suspension）	皮下	3～4	8～12	18～24	早饭或晚饭前1小时，1～2次/d
	珠蛋白锌胰岛素 （globin zinc insulin）	皮下	2～4	6～10	12～18	早饭或晚饭前1小时，1～2次/d
长效	精蛋白锌胰岛素 （protamine zinc insulin）	皮下	3～6	16～18	24～36	早饭或晚饭前1小时，1次/d

【药理作用】

1. 糖代谢　胰岛素可促进葡萄糖进入细胞内，加速葡萄糖的酵解与氧化，促进糖原的合成与贮存，抑制糖原分解和异生，使血糖的来源减少而去路增加，血糖降低。

2. 脂肪代谢　胰岛素能促进脂肪合成，抑制脂肪分解，减少游离脂肪酸和酮体的生成。

3. 蛋白质代谢　胰岛素增加氨基酸的运转，加速蛋白质的合成并抑制其分解。

4. 钾离子运转　激活细胞上的 Na^+-K^+-ATP 酶，促进 K^+ 进入细胞内。

【临床用途】

1. 糖尿病　对各型糖尿病都有效，主要用于①IDDM；②经饮食疗法及口服降糖药未能控制的 NIDDM；③糖尿病酮症酸中毒或其他严重并发症；④糖尿病合并感染、妊娠、高热、外伤及手术等。

2. 细胞内缺钾　临床上将胰岛素、葡萄糖、氯化钾联合组成极化液（GIK），可促使 K^+ 内流，纠正细胞内缺钾。

【不良反应】

1. 低血糖　最常见，多发生于胰岛素用量过大及未按时进食者。轻者出现饥饿感、出汗、心悸、焦虑等，可通过进食、饮糖水缓解；严重者可引起昏迷、惊厥及休克，甚至死亡，应立即静注 50% 葡萄糖解救。用药前应告知病人低血糖的诱因、症状和防治方法，以便预防和及时处理。

2. 过敏反应　一般反应轻微而短暂，如荨麻疹、神经血管性水肿，偶见过敏性休克。可改用高纯度胰岛素制剂或人胰岛素。必要时用 H_1 受体阻断药和糖皮质激素治疗。

3. 耐受性　有急性耐受和慢性耐受两种类型。急性耐受多由并发感染、创伤、手术等应激状态所致，需短时间内增加胰岛素剂量达数百至数千单位。慢性耐受性指每日需用胰岛素 200 单位以上，且无并发症者，此时可换用其他动物胰岛素或高纯度胰岛素并适当调整剂量。

工作项目二　口服降血糖药

一、磺酰脲类

第一代：甲苯磺丁脲（tolbutamide，D860，甲糖宁）、氯磺丙脲（chlorpropamide）为代表，因不良反应大，现已少用。第二代：格列本脲（glibenclamide，优降糖）、格列吡嗪（glipizide，吡磺环己脲）、格列喹酮（gliquidone，糖适平）、格列齐特（gliclazipe，达美康）为代表，作用明显增强，且不良反应较少发生。第三代：格列美脲（glimepiride）为代表，该药口服迅速吸收，维持时间长。

【作用与用途】

1. 降血糖　本类药物主要能刺激胰岛 β 细胞释放胰岛素，从而降低血糖。对正常人和胰岛功能尚存的糖尿病人有效，对胰岛功能完全丧失或胰腺切除者无效。主要用于胰岛功能尚存的非胰岛素依赖型糖尿病且单用饮食控制无效者。

2. 抗利尿　氯磺丙脲、格列本脲可通过促进抗利尿激素的分泌，而发挥抗利尿的作用。可用于尿崩症。

【不良反应】

1.胃肠道反应　较常见，表现为上腹部不适、恶心、呕吐、腹痛、腹泻，饭后服药可减轻。

2.持久性低血糖　少见但严重，常因药物过量所致，尤其以氯磺丙脲为甚，老年人及肝、肾功能不良者易发生。由于低血糖持续时间较长，须反复注射葡萄糖解救。

3.过敏反应　如皮疹、粒细胞减少、血小板减少、黄疸及肝损害等。应定期检查血象和肝功能。

4.神经系统反应　大剂量的氯磺丙脲可引起精神错乱、嗜睡、眩晕、共济失调。

二、双胍类

本类药物包括二甲双胍（metformine，甲福明）、苯乙双胍（phenformin，苯乙福明，降糖灵）。后者易致乳酸血症，现已少用或不用。

通过促进组织对葡萄糖的摄取，减少葡萄糖经胃肠道吸收，增加肌肉组织中糖的酵解，抑制糖原异生，抑制胰高血糖素的释放，提高靶细胞对胰岛素的敏感性，从而降低血糖。主要用于轻症的非胰岛素依赖型糖尿病病人，不刺激食欲，尤其适用于肥胖及单用饮食控制无效者。降糖作用与胰岛功能无关，对胰岛功能完全丧失的糖尿病仍有效，但对正常人无降糖作用。

常见不良反应有厌食、恶心、腹部不适、腹泻及低血糖等。严重的不良反应为乳酸性酸中毒，尤其是苯乙双胍的发生率高，与本类药物增加葡萄糖的无氧酵解有关。

三、葡萄糖苷酶抑制药

葡萄糖苷酶抑制药为新型的口服降糖药，目前临床应用的有阿卡波糖（acarbose）、伏格列波糖（voglibose）等。其作用是竞争性抑制小肠上皮 α-葡萄糖苷酶，使淀粉类水解转化为葡萄糖的速度减慢并延缓葡萄糖的吸收，从而降低餐后血糖。主要用于轻、中度的非胰岛素依赖型糖尿病病人。服药期间应增加碳水化合物的比例，并限制单糖的摄入量，以提高药物的疗效。主要不良反应为腹胀、腹泻等胃肠道反应。

四、胰岛素增敏剂

包括罗格列酮（rosiglitazone）、环格列酮（ciglitazone）、吡格列酮（pioglitazone）等，本类药物能改善胰岛 β 细胞功能，显著改善胰岛素抵抗而发挥降血糖作用，同时还具有改善脂代谢紊乱、防治血管并发症作用。临床上主要用于治疗非胰岛素依赖型糖尿病，尤其是胰岛素抵抗者。不良反应少，如嗜睡、头痛及胃肠道刺激症状等。

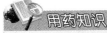

用药知识

　　糖尿病药物治疗：用药前检测病人血压、体重、血糖、尿糖、电解质及肝肾功能等基本情况，并告知病人控制饮食与达到预期治疗效果的关系及注射胰岛素与进餐的时间关系；用药期间有计划地更换注射部位，以免出现局部红肿、硬结，影响药物吸收及疗效。定期监测血糖、尿糖、酮体、电解质、血压及心电图等，以了解糖尿病病人病情及治疗效果。

用药知识

　　注射胰岛素时应严格无菌操作，预防感染发生。皮下注射吸收快，尤以前臂外侧和腹壁明显。用药后密切观察胰岛素的不良反应，如低血糖、胰岛素过敏等。告知病人低血糖发生的诱因及表现，以保证药物的最佳疗效，并及时防治低血糖的发生。

　　服用口服降血糖药期间禁饮酒，不宜与阿司匹林、双香豆素、磺胺类等竞争血浆蛋白结合部位的药物合用，以免引起低血糖反应。

常用制剂与用法

　　胰岛素　注射剂：400U/10ml，800U/10ml。剂量和次数视病情而定，通常在24h内排尿糖2g者，给胰岛素1U。一般饭前半小时皮下注射，3～4次/d，必要时肌内或静脉注射。

　　低精蛋白锌胰岛素　注射剂：400U/10ml。剂量视病情而定，早饭前（或加晚饭前）1h皮下注射，1次/d。

　　珠蛋白锌胰岛素　注射剂：400U/10ml。剂量视病情而定，早饭前（或加晚饭前）1h皮下注射，1～2次/d。

　　精蛋白锌胰岛素　注射剂：400U/10ml，800U/10ml。剂量视病情而定，早饭前1h皮下注射，1次/d。

　　甲苯磺丁脲　片剂：0.5g。0.5～2g/次，1～2次/d，饭前服，待血糖正常或尿糖少于每天5g时，改为维持量，0.5g/d，2次/d。

　　氯磺丙脲　片剂：0.1g，0.25g。治疗糖尿病，一次0.1～0.3g，1天1次，待血糖正常后减至维持量，1天0.1～0.2g，早饭前1次服。治疗尿崩症，0.1～0.25g/次，1次/d。

　　格列本脲　片剂：2.5mg。开始每天早饭后服2.5mg，以后逐渐增量，但每天不得超过15mg，待增至每天10mg时，应分早、晚2次服，出现疗效后减至维持量1天2.5mg。

　　格列齐特　片剂：80mg。80～240mg/d，开始2次/d，连服2～3个周，随后视病情调整剂量。

　　格列喹酮　片剂：30mg。30～180mg/d，分3次饭前半小时服。

　　格列美脲　片剂：1mg，2mg，4mg。起始剂量1～2mg/次，1次/d，维持量2～4mg/d，分1～2次饭前服。最大日剂量8mg。

　　苯乙双胍　片剂：25mg。开始1次25mg，1天3次，餐前服，以后视病情增减。

　　二甲双胍　片剂：0.25g。口服一次0.25～0.5g，1天3次，餐后服，以后根据尿糖情况增减。

　　阿卡波糖　片剂：50mg，100mg。饭前口服，开始1次50mg，1天3次，6～8周逐渐增至1次100mg，1天3次。

　　罗格列酮　片剂：2mg，4mg，8mg。2～4mg/d，1次或2次分服。

　　吡格列酮　片剂：15mg。15～30mg/次，1次/d。

思考与练习

　　1. 胰岛素的临床应用包括哪些？

　　2. 简述口服降糖药的类别及代表药物。

　　3. 病人，男，21岁，近2周来多饮、多尿，食欲减退，精神差，软弱无力。今晨被发现神志不清而就诊。体格检查：血压80/160mmHg，血糖38.1mmol/L，尿酮±。问此病应选何药抢救？说明选药依据、给药途径及用药监护。

性激素类药及避孕药

❋**学习目标**

1. 了解性激素作为替代疗法的生理作用以及作为药物的药理作用。
2. 了解避孕药的作用，不同类型的孕激素和雌激素组成的复方避孕药的作用。

性激素（sex hormones）为性腺分泌的激素，包括雌激素、孕激素和雄激素。属甾体激素，其基本结构是甾体核。目前临床应用的是人工合成品及其衍生物。常用的避孕药（contraceptives）大多属于性激素制剂。

【性激素分泌的调节】 雌激素和孕激素的分泌受下丘脑-垂体前叶的调节。下丘脑分泌促性腺激素释放激素（gonadotropin-releasing hormone，GnRH），它促进垂体前叶分泌促卵泡素（follicle stimulating hormone，FSH）和黄体生成素（luteinizing hormone，LH）。FSH 促进卵巢的卵泡生长发育，而在 FSH 和 LH 共同作用下，使成熟的卵泡分泌雌激素和孕激素。

性激素对垂体前叶的分泌功能具有正反馈和负反馈两方面的调节作用，这取决于药物剂量和机体性周期。例如在排卵前，雌激素水平较高可直接或通过下丘脑促进垂体分泌 LH，导致排卵（正反馈）。在月经周期的黄体期，由于血中雌激素、孕激素都高，从而减少 GnRH 的分泌，抑制排卵（负反馈）。常用的甾体避孕药就是根据这一负反馈而设计的。以上的反馈途径称"长反馈"。垂体促性腺激素的水平也能影响下丘脑 GnRH 的释放，这种反馈途径称"短反馈"。

工作项目一　雌激素类药及抗雌激素类药

一、雌激素类药

天然雌激素（estrogens）有雌二醇（estradiol）、雌酮（estrone）、雌三醇（estriol）等，人工合成品有炔雌醇（ethinyl estradiol）、炔雌醚（quinestrol）、己烯雌酚（diethylstilbestrol，乙蔗酚，stilbestrol）等。

【药动学】 天然雌激素如雌二醇可经消化道吸收，但易在肝破坏，故口服效果远较注射为差。在血液中大部分与性激素结合球蛋白结合，也可与白蛋白非特异性地结合。部分以葡萄糖醛酸及硫酸结合的形式从肾脏排出，也有部分从胆道排泄并形成肝肠循环。人工合成的炔雌醇、炔雌醚或己烯雌酚等在肝内破坏较慢，口服效果好，作用较持久。油溶液制剂或与脂肪酸化合成酯，作肌肉注射，可以延缓吸收，延长其作用时间。炔雌醚在体内可贮存于脂肪组织中，口服一次作用可维持 7～10d。

【生理及药理作用】

1. 对未成年女性，雌激素能促使女性第二性征和性器官发育成熟。如子宫发育、乳腺腺管增生及脂肪分布变化等。

2. 对成年妇女，除保持女性性征外，并参与形成月经周期。它使子宫内膜增殖变厚（增殖期变化），并在黄体酮的协同作用下，使子宫内膜进而转变为分泌期状态，提高子宫平滑肌对缩宫素的敏感性。同时使阴道上皮增生，浅表层细胞发生角化。

3. 较大剂量时，可作用于下丘脑-垂体系统，抑制 GnRH 的分泌，发挥抗排卵作用。并能抑制乳汁分泌，是在乳腺水平干扰催乳素的作用所致。此外还有对抗雄激素的作用。

4. 在代谢方面，有轻度水、钠潴留作用。能增加骨骼钙盐沉积，加速骨骺闭合。大剂量可使甘油三酯和磷脂升高而胆固醇降低，也使糖耐量降低。尚有促进凝血作用。

【临床应用】

1. 绝经期综合征　是更年期妇女因雌激素分泌减少，而垂体促性腺激素分泌增多，造成内分泌平衡失调的现象。雌激素可抑制垂体促性腺激素的分泌从而减轻各种症状。绝经期和老年性骨质疏松症可用雌激素与雄激素合并治疗。

除绝经期综合征外，老年性阴道炎及女阴干枯症等，局部用药也能奏效。

2. 卵巢功能不全和闭经　原发性或继发性卵巢功能低下病人以雌激素替代治疗，可促进外生殖器、子宫及第二性征的发育。与孕激素类合用，可产生人工月经周期。

3. 功能性子宫出血　可用雌激素促进子宫内膜增生，修复出血创面，也可适当配伍孕激素，以调整月经周期。

4. 乳房胀痛　部分妇女停止授乳后可发生乳房胀痛，可用大剂量雌激素制剂抑制乳汁分泌，克服胀痛，俗称回奶。由于此时垂体分泌的催乳素并不减少，故认为大剂量雌激素类抑制泌乳主要是在乳腺水平干扰催乳素的作用。

5. 晚期乳腺癌　绝经 5 年以上的乳腺癌可用雌激素制剂治疗，缓解率可达 40％左右。但绝经期以前的病人禁用，因这时反可能促进肿瘤的生长。

6. 前列腺癌　大剂量雌激素类可使症状改善，肿瘤病灶退化。这是其抑制垂体促性腺激素分泌，使睾丸萎缩而抑制雄激素的产生所致，也有抗雄激素的作用参与。

7. 痤疮　青春期痤疮是由于雄激素分泌过多所致，故可用雌激素类治疗。

8. 避孕　雌激素类可用于避孕。

【不良反应】　常见恶心、食欲不振，早晨较多见。长期大量应用可引起子宫内膜过度增生及子宫出血，故有子宫出血倾向者及子宫内膜炎病人慎用。本药在肝灭活，并可能引起胆汁淤积性黄疸，故肝功能不良者慎用。

二、抗雌激素类药

氯米芬（clomiphene，氯酞酚胺）

为三苯乙烯衍生物，与己烯雌酚的化学结构相似。本品有较弱的雌激素活性，能与雌激素受体结合，发挥竞争性拮抗雌激素的作用。它能促进人的垂体前叶分泌促性腺激素，从而诱使排卵。用于不孕症和闭经、乳房纤维囊性疾病和晚期乳癌等。连续服用大剂量可引起卵巢肥大，故卵巢囊肿病人禁用。

工作项目二　孕激素类药

孕激素（progestogens）主要由卵巢黄体分泌，妊娠 3～4 个月后，黄体逐渐萎缩而由胎盘分泌代之，直至分娩。自黄体分离出的天然孕激素为黄体酮（孕酮，progesterone），临床应用的是人工合成品及其衍生物。

【分类】　孕激素类按化学结构可分为两大类。

1. 17α-羟孕酮类　从黄体酮衍生而得。如甲羟孕酮（醋酸甲孕酮，安宫黄体酮，medroxyprogesterone acetate）、甲地孕酮（megestrol）、氯地孕酮（chlormadinone）和羟孕酮己酸酯（17α-hydroxyprogesterone caproate）。

2. 19-去甲睾丸酮类　由炔孕酮衍生而来。如炔诺酮（norethisterone，norethindrone）、双醋炔诺醇（etynodiol diacetate）、炔诺孕酮（18-甲基炔诺酮，甲基炔诺酮，norgestrel）等。

【药动学】　黄体酮口服后在胃肠及肝迅速破坏，效果差，故采用注射给药。血浆中的黄体酮大部分与蛋白结合，游离的仅占 3%，其代谢产物主要与葡萄糖醛酸结合，从肾排出，人工合成的炔诺酮、甲地孕酮等作用较强，在肝破坏较慢，可以口服，是避孕药的主要成分。油溶液肌肉注射可发挥长效作用。

【生理及药理作用】

1. 生殖系统

（1）当月经后期，在雌激素作用的基础上，使子宫内膜继续增厚、充血、腺体增生并分支，由增殖期转为分泌期，有利于孕卵的着床和胚胎发育。

（2）抑制子宫的收缩，并降低子宫对缩宫素的敏感性。

（3）一定剂量可抑制垂体前叶 LH 的分泌，从而抑制卵巢的排卵过程。

（4）可促使乳腺腺泡发育，为哺乳作准备。

2. 代谢　竞争性地对抗醛固酮，从而促进 Na^+ 和 Cl^- 的排泄并利尿。

3. 升温作用　有轻度升高体温作用，使月经周期的黄体相基础体温较高。

【临床应用】

1. 功能性子宫出血　黄体功能不足，所致子宫内膜不规则的成熟与脱落而引起子宫出血时，应用孕激素类可使子宫内膜协调一致地转为分泌期，故可维持正常的月经。

2. 痛经和子宫内膜异位症　可抑制排卵并减轻子宫痉挛性收缩从而止痛，也可使异位的子宫内膜退化。与雌激素制剂合用，疗效更好。

3. 先兆流产与习惯性流产　由于黄体功能不足所致的先兆流产与习惯性流产，孕激素类有时可以安胎，但对习惯性流产，疗效不确实。19-去甲睾酮类具雄激素作用，可使女性胎儿男性化，故不宜采用，黄体酮有时也可能引起生殖性畸形，须注意。

4. 其他　子宫内膜腺癌、前列腺肥大或癌症。还可用于避孕。

【不良反应】　不良反应较少，偶见头晕、恶心及乳房胀痛等。长期应用可引起子宫内膜萎缩，月经量减少，并易发阴道真菌感染。19-去甲睾酮类大剂量时可致肝功能障碍。

工作项目三　雄激素类药和同化激素类药

一、雄激素类药

天然雄激素（androgens）主要是睾丸间质细胞分泌的睾酮（睾丸素，testosterone），临床常用的为甲睾酮（methyltestosterone，甲基睾丸素）、丙酸睾酮（testosterone propionate，丙酸睾丸素）和苯乙酸睾酮（testosterone phenylacetate，苯乙酸睾丸素）。

【药动学】　睾酮口服易吸收，但在肝被迅速破坏，因此口服无效。大部分与蛋白结合。代谢物与葡萄糖醛酸或硫酸结合失去活性，经尿排泄。也可作成片剂植于皮下，吸收缓慢，作用可长达 6 周。睾酮的酯类化合物极性较低，溶于油液中肌肉注射后，吸收缓慢，持续时间也较长。例如，丙酸睾酮一次肌肉注射可维持 2～4d。甲睾酮不易被肝脏破坏，口服有效。也可舌下给药。

【生理及药理作用】

1. 生殖系统　促进男性性征和生殖器官发育，并保持其成熟状态。睾酮还可抑制垂体前叶分泌促性腺激素（负反馈），对女性可减少雌激素分泌。尚有抗雌激素作用。

2. 同化作用　雄激素能明显地促进蛋白质合成（同化作用），减少氨基酸分解（异化作用），使肌肉增长，体重增加，降低氮质血症，同时出现水、钠、钙、磷潴留现象。

3. 骨髓造血功能　在骨髓功能低下时，大剂量雄激素可促进肾脏分泌促红细胞生成素，刺激骨髓造血功能。

【临床应用】

1. 睾丸功能不全　无睾症或类无睾症（睾丸功能不全）时，作替代疗法。

2. 功能性子宫出血　利用其抗雌激素作用使子宫平滑肌及其血管收缩，内膜萎缩而止血。

3. 晚期乳腺癌　对晚期乳腺癌或乳腺癌转移者，采用雄激素治疗可使部分病例的病情得到缓解。这可能与其抗雌激素作用有关，也可能通过抑制垂体促性腺激素的分泌，减少卵巢分泌雌激素。

4. 再生障碍性贫血及其他贫血　用丙酸睾酮或甲睾酮可使骨髓造血功能改善。

【不良反应】

1. 如长期应用于女性病人可能引起痤疮、多毛、声音变粗、闭经、乳腺退化、性欲改变等男性化现象。发现此现象应立即停药。

2. 多数雄激素均能干扰肝内毛细胆管的排泄功能，引起胆汁淤积性黄疸。应用时若发现黄疸或肝功能障碍时，则应停药。

对孕妇及前列腺癌病人禁用，因有水、钠潴留作用，对肾炎、肾病综合征、肝功能不良、高血压及心力衰竭病人也应慎用。

二、同化激素类药

临床应用雄性激素虽有较强的同化作用，但用于女性或非性腺功能不全的男性，常可出现雄激素作用，从而限制了它的临床应用；因此，合成了同化作用较好，而雄激素样作用较弱的睾酮的衍生物，即同化激素，如苯丙酸诺龙（nandrolone phenylpropionate）、司坦唑醇（stanozolol，康力龙）及美雄酮（methandienone，去氢甲基睾丸素）等。

本类药物主要用于蛋白质同化或吸收不足，以及蛋白质分解亢进或损失过多等情况，如严重烧伤、手术后慢性消耗性疾病、老年骨质疏松和肿瘤恶病质等病人。服用时应同时增加食物中的蛋白质成分。此类药是体育竞赛的一类违禁药。

长期应用可引起水钠潴留及女性轻微男性化现象。有时引起肝内毛细胆管胆汁淤积而发生黄疸。肾炎、心力衰竭和肝功能不良者慎用，孕妇及前列腺癌病人禁用。

工作项目四　避　孕　药

避孕药是一类能阻碍受孕和终止妊娠的药物。生殖过程是一个复杂的生理过程，包括精子和卵子的形成与成熟、排卵、受精、着床以及胚胎发育等多个环节，阻断其中任何一个环节都可以达到避孕和终止妊娠的目的。这些环节多发生在女性体内，这使女性避孕药较男性避孕药发展为快。

一、主要抑制排卵的避孕药

【药理作用】　现应用的女性避孕药以此类为主。它们由不同类型的雌激素和孕激素类组成，主要避孕作用是抑制排卵。一般认为雌激素通过负反馈机制抑制下丘脑 GnRH 的释放，从而减少 FSH 分泌，使卵泡的生长成熟过程受到抑制，同时孕激素又抑制 LH 释放，两者协同作用而抑制排卵。停药后，垂体前叶产生和释放 FSH 和 LH 以及卵巢排卵功能都可以很快恢复。

除以上作用外，此类药物还可干扰生殖过程的其他环节。例如，可能使子宫内膜的正常增殖受到抑制，腺体少而内膜萎缩，因此不适宜受精卵的着床；还可能影响子宫和输卵管的正常活动，改变受精卵在输卵管的运行速度，以致受精卵不能适时地到达子宫。此外，宫颈黏液变得更黏稠，使精子不易进入子宫腔等。

【分类及用途】

1. 短效口服避孕药　如复方炔诺酮片、复方甲地孕酮片及复方炔诺孕酮片等。从月经周期第 5 天开始，每晚服药 1 片，连服 22d，不能间断。一般于停药后 2～4d 就可以发生撤退性出血，形成人工月经周期。下次服药仍从月经来潮第 5 天开始。如停药 7 天仍未来月经，则应立即开始服下一周期的药物。偶尔漏服时，应于 24h 内补服 1 片。

2. 长效口服避孕药　是以长效雌激素类药物炔雌醚与不同孕激素类如炔诺孕酮或氯地孕酮等配伍而成的复方片剂。每月服一次，成功率为 98.3%。服法是从月经来潮当天算起，第 5 天服 1 片，最初两次间隔 20d，以后每月服 1 次，每次 1 片。

3. 长效注射避孕药　如复方己酸孕酮注射液（即避孕针 1 号），第 1 次于月经周期的第 5 日深部肌肉注射 2 支，以后每隔 28d 或于每次月经周期的第 11～12 天注射 1 次，每次 1 支。注射后一般于 14d 左右月经来潮。如发生闭经，仍应按期给药，不能间断。

4. 埋植剂　用己内酯小管（约 2mm×30mm）装入炔诺孕酮 70mg，形成棒状物，植入臂内侧或左肩胛部皮下。

5. 多相片剂　为了使服用者的激素水平近似月经周期水平并减少月经期间出血的发生

率，可将避孕药制成多相片剂，如炔诺酮双相片、三相片和炔诺孕酮三相片。双相片是开始10d 每日服 1 片含炔诺酮 0.5mg 和炔雌醇 0.035mg 的片剂，后 11d 每日服 1 片含炔诺酮1mg 和炔雌醇 0.035mg 的片剂，这种服用法，很少发生突破性出血，是其优点。三相片则分为开始 7d 每日服 1 片含炔诺酮 0.5mg 和炔雌醇 0.035mg 的片剂，中期 7d，每日服用 1片含炔诺酮 0.75mg 和炔雌醇 0.035mg 的片剂，最后 7d 每日服用 1 片含炔诺酮 1mg 和炔雌醇 0.035mg 的片剂，其效果较双相片更佳。炔诺孕酮三相片则为开始 6d 每日服用 1 片含炔诺孕酮 0.05mg 和炔雌醇 0.03mg 的片剂，中期 5d 每日服用 1 片含炔诺孕酮 0.075mg 和炔雌醇 0.04mg 的片剂，后 10d 每日服用 1 片含炔诺孕酮 0.125mg 和炔雌醇 0.03mg 的片剂，这种服法更符合人体内源性激素的变化规律，临床效果更好。

几种甾体避孕制剂的成分见表 6-3。

表 6-3　几种甾体避孕制剂的成分

制剂名称	孕激素成分（mg）	雌激素成分（mg）
短效口服避孕药：		
复方炔诺酮片（口服避孕药片Ⅰ号）	炔诺酮 0.6	炔雌醇 0.035
复方甲地孕酮片（口服避孕药片Ⅱ号）	甲地孕酮 1.0	炔雌醇 0.035
复方炔诺孕酮甲片	炔诺孕酮 0.3	炔雌醇 0.03
长效口服避孕药：		
复方炔诺孕酮乙片（长效避孕片）	炔诺孕酮 12.0	炔雌醚 3.0
复方氯地孕酮片	氯地孕酮 12.0	炔雌醚 3.0
复方次甲氯地孕酮片	16-次甲氯地孕酮 12.0	炔雌醚 3.0
长效注射避孕药：		
复方己酸孕酮注射液（避孕针 1 号）	己酸孕酮 250.0	戊酸雌二醇 5.0
复方甲地孕酮注射液	甲地孕酮 25.0	雌二醇 3.5
探亲避孕药：		
甲地孕酮片（探亲避孕 1 号片）	甲地孕酮 2.0	
炔诺酮片（探亲避孕片）	炔诺酮 5.0	
双炔失碳酯片（53 号避孕片）	双炔失碳酯 7.5	

【不良反应】

1. 类早孕反应　少数妇女在用药初期可出现轻微的类早孕反应，如恶心、呕吐及择食等。一般坚持用药 2~3 个月后可减轻或消失。

2. 子宫不规则出血　较常见于用药后最初几个周期中，如出现不规则出血，可加服炔雌醇。

3. 闭经　有 1%~2% 服药妇女发生闭经，有不正常月经史者较易发生。如连续 2 个月闭经，应予停药。

4. 乳汁减少　少数哺乳妇女乳汁减少。长效口服避孕药可通过乳汁影响乳儿，使其乳房肿大。

5．凝血功能亢进　国外报道本类药物可诱发血栓性静脉炎、肺栓塞或脑血管栓塞等。国内虽尚未见报道，但仍应注意。

6．其他　可能出现痤疮、皮肤色素沉着，个别人可能血压升高。

【禁忌证及应用注意】　充血性心力衰竭或有其他水肿倾向者慎用。急慢性肝病及糖尿病需用胰岛素治疗者不宜用。对长期用药是否会增加肿瘤发病率的问题，各家报道不一，但仍应注意，如长时用药过程中出现乳房肿块，应立即停药。宫颈癌病人禁用。

二、抗着床避孕药

此类药物也称探亲避孕药，主要使子宫内膜发生各种功能和形态变化，使之不利于孕卵着床。我国多用大剂量炔诺酮（5mg/次）或甲地孕酮（2mg/片）；此外还研制成一种新型抗着床药双炔失碳酯（anorethidrane dipropionate，53 号抗孕片）。本类药物主要优点是应用不受月经周期的限制，无论在排卵前、排卵期或排卵后服用，都可影响孕卵着床。一般于同居当晚或事后服用。同居 14d 以内必须连服 14 片，如超过 14d，应接服Ⅰ号或Ⅱ号口服避孕药。

三、男性避孕药

棉酚（gossypol）

是棉花根、茎和种子中所含的一种黄色酚类物质。其作用部位在睾丸细精管的生精上皮，可使精子数量减少，直至无精子。停药后可逐渐恢复。经健康男子试用，每天 20mg，连服两个月即可达节育标准，有效率达 90％以上。

不良反应有乏力、食欲减退、恶心、呕吐、心悸及肝功能改变等。少数服药者发生低血钾、肌无力症状。

常用制剂与用法

苯甲酸雌二醇　注射剂：1mg/ml，2mg/ml。为油质溶液。肌注，1 次 1～2mg，1 周 2～3 次。

己烯雌酚　片剂：0.25mg，0.5mg，1mg，2mg。注射剂：0.5mg/ml，1mg/ml，2mg/ml。用于卵巢功能不全、垂体功能异常的闭经或绝经综合征，1 日量不超过 0.25mg；用于人工周期，口服 1 天 0.25mg，连用 20d，待月经后再服，共 3 周。

炔雌醇　片剂：0.02mg，0.05mg，0.5mg。口服：0.02～0.05mg/次，1 天 1～3 次。

黄体酮　注射剂：10mg/ml，20mg/ml。肌注，1 次 10～20mg，1 天 1 次。

醋酸甲地孕酮　片剂：2mg，4mg。口服：1 次 2～4mg，1 天 1～3 次。

炔诺酮　片剂：2.5mg，5mg。口服：1 次 1.25～5mg，1 天 1～2 次。

甲睾酮　片剂：5mg，10mg。口服或舌下给药，1 次 5～10mg，1 天 1～2 次。

丙酸睾酮　注射剂：10mg/ml，25mg/ml，50mg/ml。肌注，1 次 10～50mg，1 周 1～3 次。

苯丙酸诺龙　注射剂：10mg/ml，25mg/ml。肌注，1 次 25mg，1 周 1～2 次。

司坦唑醇　片剂：2mg。口服，1 次 2～4mg，1 天 1～3 次。

美雄酮　片剂：5mg。口服一次 5～10mg，1 天 2～3 次。

棉酚　片剂：20mg。开始剂量 1 天 20mg，连服 2 个月，然后每周 1 次，1 次 40mg，连服 4 周。

思考与练习

简述主要抑制排卵避孕药的不良反应。

（模块六编者：包中文）

工作模块七

感染性疾病用药

工作任务三十二　抗菌药物概述

❊学习目标

1. 熟悉抗菌药、抗菌谱、抗生素与化学治疗的基本概念。
2. 了解机体、病原体和药物三者之间的关系。

抗微生物药是一类具有抑制或杀灭病原微生物的药物，用于防治感染性疾病，包括抗生素和人工合成的抗菌药（以上两类合称为抗菌药）；若用于体内抗微生物、寄生虫感染及恶性肿瘤的药物称为化学治疗药。在应用抗菌药时必须注意机体、药物和病原体三者之间的关系（图7-1）。

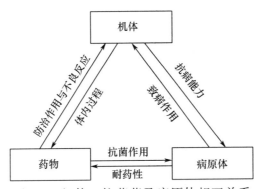

图 7-1　机体、抗菌药及病原体相互关系

药物可通过影响病原体发挥治疗作用，又可引起机体出现不良反应；机体通过对药物的吸收、分布、代谢、排泄影响药物的作用，机体的防御功能对病原体产生一定的抵抗力；病原体使机体患病，也可以对药物产生抗药性。

工作项目一　主要术语

抗生素指某些微生物（真菌、细菌、放线菌等）在代谢过程中产生的对其他微生物有抑制或杀灭作用的代谢产物，包括天然抗生素和人工半合成抗生素两类。

抗菌谱是指药物抑制或杀灭病原体的范围。某些抗菌药物仅作用于单一菌种或局限于同属细菌，其抗菌谱窄，如异烟肼只对结核分枝杆菌有效。另一些药物抗菌范围广泛称之为广谱抗菌药，如四环素和氯霉素，它们不仅对革兰阳性细菌和革兰阴性细菌有抗菌作用，且对衣原体、肺炎支原体、立克次体及某些原虫等也有抑制作用。抗菌谱是抗菌药临床选药的基础。

抗菌活性是指药物抑制或杀灭微生物的能力。一般可用体外与体内（化学实验治疗）两种方法来测定。体外抗菌试验对临床用药具有重要意义。能够抑制培养基内细菌生长的最低浓度称之为最低抑菌浓度（MIC）；能够杀灭培养基内细菌的最低浓度称之为最低杀菌浓度（MBC）。

抑菌药是指仅有抑制微生物生长繁殖而无杀灭作用的药物，如四环素等。

杀菌药这类药不仅能抑制微生物生长繁殖，而且能杀灭之，如青霉素类、氨基糖苷类等。

抗菌后效应指细菌与抗菌药接触后，当药物浓度低于最低抑菌浓度或被机体消除后，其对细菌生长繁殖的抑菌作用仍会维持一定时间，这种现象称为抗菌后效应。

化疗指数：理想的化疗药物一般必须具有对宿主体内病原微生物有高度选择性的毒性，而对宿主无毒性或毒性很低，最好还能促进机体防御功能并能与其他抗菌药物联合应用消灭病原体。化疗药物的价值一般以动物半数致死量（LD_{50}）和动物的半数有效量（ED_{50}）之比，或 5% 致死量（LD_5）与 95% 有效量（ED_{95}）的比来衡量。这一比例关系称为化疗指数。化疗指数愈大，表明药物的毒性愈小，疗效愈大，临床应用的价值也可能愈高。但化疗指数高者并不是绝对安全，如几乎无毒性的青霉素仍有引起过敏休克的可能。

工作项目二　抗菌药物的作用机制

抗菌药物主要是通过干扰细菌的生化代谢过程，影响其结构和功能而产生抗菌作用。其作用机制可分为以下几类。

1. 抑制细菌细胞壁合成　细菌细胞膜外是一层坚韧的细胞壁，其主要成分是黏肽，能抗御菌体内强大的渗透压，保护和维持细菌正常形态和功能。青霉素类、头孢菌素类、万古霉素等抗生素则能抑制黏肽的合成，阻碍细胞壁合成的，导致细菌细胞壁缺损。由于菌体内的高渗透压，在等渗环境中水分不断渗入。致使细菌膨胀、变形，在自溶酶影响下，细菌破裂溶解而死亡。

2. 影响胞浆膜的通透性　细菌胞浆膜主要是由类脂质和蛋白质分子构成的一种半透膜，具有渗透屏障和运输物质的功能。多粘菌素类抗生素具有表面活性物质，能选择性地与细菌胞浆膜中的磷脂结合；而制霉菌素和二性霉素等多烯类抗生素则仅能与真菌胞浆膜中固醇类物质结合。它们均能使胞浆膜通透性增加，导致菌体内的蛋白质、核苷酸、氨基酸、糖和盐类等外漏，从而使细菌死亡。

3. 抑制蛋白质合成　抑制细菌蛋白质合成的抗生素主要有氨基糖苷类、四环素类、氯霉素、林可霉素和大环内酯类抗生素等。抗菌药物对细菌的核蛋白体有高度的选择性毒性，而不影响哺乳动物的核蛋白体和蛋白质合成。能与细菌核蛋白体 50S 亚基结合，使蛋白质合成呈可逆性抑制的有氯霉素、林可霉素和大环内酯类抗生素（红霉素等）；四环素能与核蛋白体 30S 亚基结合，阻止氨基酰 tRNA 向 30S 亚基的 A 位结合，从而抑制蛋白质合成而抑菌；氨基苷类抗生素能与 30S 亚基结合，它们的作用是多环节的，影响蛋白质合成的全过程，因而具有杀菌作用。

4. 抑制核酸代谢　喹诺酮类药物能抑制 DNA 的合成，利福平能抑制以 DNA 为模板的 RNA 多聚酶而呈现抗菌作用。

5. 抗叶酸代谢　磺胺类与甲氧苄啶（TMP）可分别抑制二氢叶酸合成酶与二氢叶酸还原酶，妨碍叶酸代谢，最终影响核酸合成，从而抑制细菌的生长和繁殖。

工作项目三　抗菌药物的合理使用

抗菌药物在感染性疾病的防治中起重要作用，但不合理的使用甚至滥用也使不良反应问题增多、耐药菌株不断增加，不仅使治疗失败，也造成了一些临床上比较棘手的感染性疾病。临床应在正确的细菌学诊断指导下，选用恰当的药物，掌握所用药物的药效学、药动学特点和不良反应以及病人的基本情况如肝、肾功能等，从而给予病人适宜的剂量及疗程，既能有效抗菌，又对病人影响最小。

一、基本用药原则

1. 根据微生物学试验结果，应选用敏感、窄谱、低毒的抗菌药物。

2. 在微生物学诊断未明的危重病人，可采用一种广谱抗菌药物或几种药物联用，在明确致病菌后，应改用针对致病菌的特效药进行治疗。

3. 抗菌药物治疗的适应证主要为细菌性感染，对单纯病毒感染及发热原因不明者，除病情严重又无法排除细菌感染者外，一般不宜用抗菌药物治疗。

4. 要严格控制抗菌药物的预防性应用，充分考虑药物预防效果、不良反应、是否产生耐药性等因素。

二、联合应用

联合用药的目的在于扩大抗菌范围、提高疗效、降低毒性、延缓或减少耐药性的产生、减少某一药物的剂量以降低毒性，但联合用药要严格控制指征。

1. 联合用药的指征

（1）病因未明的严重感染，联合用药可扩大抗菌谱。

（2）应用单一抗菌药物难以控制的严重混合感染，联合用药以提高疗效。

（3）个别药物毒性反应大，联合用药时可将该药物剂量减少以降低毒性。

（4）病程较长的感染，长期使用抗菌药，细菌会产生耐药，可联合用药减少耐药性产生。

（5）机体深部感染，如心内膜炎、中枢神经系统感染，可合用易渗入该部位的抗菌药。

2. 联合用药的结果　抗菌药物依其作用可分为四大类：Ⅰ类为繁殖期杀菌剂，如β-内酰胺类等；Ⅱ类为静止期杀菌剂，如氨基糖苷类、多粘菌素类等（多粘菌素类对繁殖期的细菌也有效）；Ⅲ类为速效抑菌剂，如四环素类、氯霉素、大环内酯类等；Ⅳ类为慢效抑菌剂，如磺胺类。

抗菌药物联合应用可出现四种结果，即协同、相加、无关和拮抗。Ⅰ类与Ⅱ类合用可获得协同作用，如青霉素类与链霉素合用。Ⅱ类或Ⅲ类和Ⅳ类合用时获得相加作用，如氨基糖苷类或氯霉素与复方新诺明合用。Ⅰ类与Ⅳ类合用可能出现无关作用。Ⅰ类与Ⅲ类合用则可能出现疗效的拮抗作用，如青霉素与四环素合用。这些结果主要来自体外或动物实验，因此只能作为联合用药的参考。

思考与练习

1. 解释抗生素、抗菌谱、抗菌活性及抗生素后效应。
2. 如何正确地联合应用抗菌药?

工作任务三十三　抗　生　素

✲学习目标

能为G^+菌感染、G^-菌感染、混合感染选择有效的治疗药物，并指出此类药物的临床应用、不良反应及用药注意事项。

工作项目一　β-内酰胺类抗生素

β-内酰胺类抗生素是化学结构中含有β-内酰胺环结构的一类抗生素，包括青霉素类、头孢菌素类和其他β-内酰胺类。β-内酰胺环与其抗菌作用密切相关，若环被打开则抗菌活性消失。该类抗生素的作用机制是与细菌胞浆膜上青霉素结合蛋白（PBPs）结合。抑制细菌细胞壁黏肽的生物合成，造成细胞壁缺损，失去屏障保护作用，菌体膨胀裂解，细菌死亡。β-内酰胺类抗生素属于繁殖期杀菌剂。

一、青霉素类

青霉素类包括天然青霉素和半合成青霉素。其化学结构是由6-氨基青霉烷酸（6-APA）及侧链组成，6-APA含有饱和的噻唑环（A）和β-内酰胺环（B），β-内酰胺环与其抗菌作用有关（图7-2）。某些细菌（如金黄色葡萄球菌）与青霉素反复接触后，易产生青霉素酶（β-内酰胺酶），能使β-内酰胺环裂解，使其抗菌作用减弱或消失而呈现出耐药性。

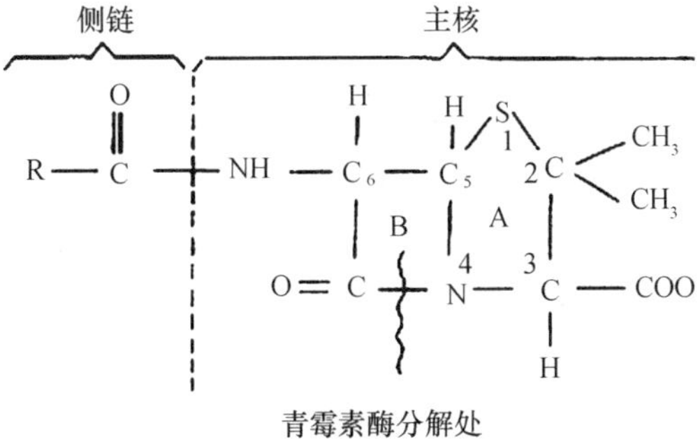

图7-2　青霉素类的基本结构

（一）天然青霉素

青霉素G（penicillin G）

青霉素G，又名苄青霉素，常用其钠盐和钾盐，易溶于水，但其水溶液极不稳定，易被酸、碱、醇、氧化剂、重金属离子分解破坏，且不耐热，在室温中放置24h大部分失效，并产生具有抗原性的分解产物，故必须临用前配置。剂量用国际单位 U 表示，其他青霉素均以毫克（mg）为剂量单位。本药不宜口服，应采用注射给药，血浆半衰期为 0.5～1h，有效作用时间可维持 4～6h。

【抗菌作用】 青霉素 G 为窄谱抗生素，对繁殖期细菌作用强，对静止期细菌影响小，对人和动物的毒性小，因为哺乳动物的细胞无细胞壁。对多数革兰阳性菌，如溶血性链球菌、草绿色链球菌、肺炎球菌、敏感的金黄色葡萄球菌、白喉棒状杆菌、炭疽杆菌、产气荚膜梭菌、破伤风梭菌、乳酸杆菌等；革兰阴性球菌如脑膜炎奈瑟菌、淋病奈瑟菌；螺旋体，如梅毒、钩端、回归热螺旋体及放线菌等均有较强大的抗菌作用。但对肠球菌敏感性极差，大多数革兰阴性杆菌对青霉素不敏感，对病毒、支原体、立克次体、真菌无效。

【临床应用】

1. 革兰阳性球菌感染 如溶血性链球菌感染引起的咽炎、蜂窝组织炎、猩红热、败血症等；草绿色链球菌感染引起的心内膜炎；肺炎球菌感染引起的大叶性肺炎、急性和慢性支气管炎等。

2. 革兰阳性杆菌感染 如破伤风、白喉、炭疽病等，因青霉素不能中和外毒素，故需同时合用相应的抗毒素和抗毒血清。

3. 革兰阴性球菌感染 如脑膜炎奈瑟菌感染引起的脑膜炎，需加大剂量。

4. 螺旋体感染 如梅毒、钩端螺旋体病、回归热等。

5. 放线菌感染 如放线菌引起的局部肉芽肿样炎症、脓肿、多发性瘘管、肺部感染等，应大剂量、长疗程用药。

【不良反应】

1. 变态反应 为青霉素类最常见的不良反应，发生率为 0.7%～10%。常见的症状为皮肤过敏反应（如荨麻疹、药疹等）和血清病样反应（如全身淋巴结肿大、关节疼痛、皮肤瘙痒），但多不严重，停药后可消失。最严重的是过敏性休克，发生率占用药人数的 0.4～4/万，死亡率约为 0.1/万，过敏性休克病人的临床表现主要为循环衰竭、呼吸衰竭和中枢抑制。过敏反应发生的原因，为青霉素及其降解产物为半抗原，可与蛋白质结合形成全抗原，诱发过敏反应。

主要防治措施是：①详细询问病人有无药物过敏史，对青霉素过敏者禁用。②凡初次使用、用药间隔 3d 以上以及用药过程中更换批号或不同厂家生产的青霉素均必须做皮肤过敏试验，反应阳性者禁用。③避免在饥饿时注射青霉素。④不在没有急救药物（如肾上腺素）和抢救设备的条件下使用。⑤注射液需临用现配。⑥病人每次用药后需观察 30min，无反应者方可离去。⑦过敏性休克的抢救，应立即皮下或肌肉注射肾上腺素 0.5～1mg，严重者应稀释后缓慢静注或滴注，必要时加入糖皮质激素和抗组胺药，同时采用其他急救措施。

2. 赫氏反应 应用青霉素 G 治疗梅毒、钩端螺旋体等感染时，病人可出现症状加剧的现象，称为赫氏反应，表现为全身不适、寒战、发热、咽痛、肌痛、心跳加快等症状。此反应可能是大量病原体被杀死后释放的内毒素所致。

3. 其他不良反应 肌肉注射青霉素 G 可出现局部刺激症状，如红肿、疼痛、硬结，剂量过大或静脉给药过快，可发生高血钠、高血钾症。鞘内注射可引起脑膜或神经刺激症状。

（二）半合成青霉素

青霉素 G 虽高效、低毒，但抗菌谱窄，不耐酸而不能口服，不耐酶（β-内酰胺酶）而易耐药，为克服青霉素 G 的不足，在天然青霉素的 6-APA 基础上，用化学合成方法引入不同侧链，产生具有耐酸、耐酶、抗菌谱广、抗铜绿假单胞菌、抗革兰阴性菌等特点的半合成青霉素，半合成青霉素与青霉素 G 有交叉过敏反应，对青霉素过敏者禁用半合成青霉素。常用的半合成青霉素有：

1. 耐酸青霉素　主要有青霉素 V（penicillin V），耐酸，不耐酶，抗菌谱与青霉素 G 相似，但抗菌作用不及青霉素 G，口服吸收好，可用于轻度和中度感染。

2. 耐酶青霉素　主要有苯唑西林（oxacillin）、氯唑西林（cloxacillin）、氟氯西林（flucloxacillin）等，其共同特点有：耐酶，耐酸，抗菌谱与青霉素 G 相似，但抗菌作用不及青霉素 G。主要用于耐青霉素 G 的金黄色葡萄球菌感染。

3. 广谱青霉素　常用的有氨苄西林（ampicillin，氨苄青霉素）、阿莫西林（amoxicillin，羟氨苄青霉素）、匹氨西林（pivampicillin）等。其共同特点有：广谱，对革兰阳性菌和革兰阴性菌都有杀菌作用，但对铜绿假单胞菌无效，耐酸，可口服，但不耐酶。临床主要用于敏感菌所致的呼吸道感染、伤寒、副伤寒、肠胃感染、胆道感染、尿道感染等。

4. 抗铜绿假单胞菌广谱青霉素　主要药物有羧苄西林（carbenicillin）、哌拉西林（piperacillin）、磺苄西林（sulbenicillin）、呋苄西林（furbenicillin）、替卡西林（ticarcillin），美洛西林（mezlocillin）等，其共同特点有：广谱，对革兰阳性和革兰阴性菌均有作用，对铜绿假单胞菌作用强，不耐酸，不耐酶，主要用于革兰阴性杆菌引起的感染，特别是铜绿假单胞菌引起的严重感染。

5. 抗革兰阴性菌青霉素　主要药物有美西林（mecillinam）、匹美西林（pivmecillinam）、替莫西林（temocillin）等。对革兰阴性菌作用强，但对铜绿假单胞菌无效，对革兰阳性菌作用弱。主要用于革兰阴性菌所致的泌尿道、软组织感染等。

二、头孢菌素类

头孢菌素类母核为 7-氨基头孢烷酸（7-ACA），抗菌机制与青霉素相似。具有抗菌谱广、杀菌力强、对 β-内酰胺酶较稳定及过敏反应少等特点。根据头孢菌素开发年代和作用特点可分为四代。如表 7-1 所示。

表 7-1　常用头孢菌素的分类、作用特点、临床应用比较表

分类	药名	特点	临床应用
第一代	头孢噻吩（cefalotin） 头孢噻啶（cefaloridine） 头孢氨苄（cefalexin） 头孢唑啉（cefazolin） 头孢拉定（cefradine） 头孢羟氨苄（cefadroxil）	1. 对革兰阳性菌（包括耐青霉素的金葡萄）作用较第二代强，对革兰阴性菌多不敏感 2. 对 β-内酰胺酶较稳定，不及第二、第三代 3. 肾毒性较第二、三代大	主要用于耐药金黄色葡萄球菌感染及敏感菌引起的呼吸道、泌尿道感染、皮肤、软组织感染等

分类	药名	特点	临床应用
第二代	头孢孟多（cefamandole） 头孢呋辛（cefuroxime） 头孢克洛（cefaclor）	1. 对革兰阳性菌较第一代略差，对革兰阴性菌作用明显增强部分对厌氧菌有效 2. 对β—内酰胺酶较稳定 3. 对肾毒性较第一代小	主要用于敏感菌所致的呼吸道、胆道、尿道感染等
第三代	头孢噻肟（cefotaxime） 头孢曲松（ceftriaxone） 头孢他定（ceftazidime） 头孢哌酮（cefoperazone）	1. 对厌氧菌及革兰阴性菌作用较强（包括铜绿假单胞菌），对革兰阳性菌作用不及第一、二代 2. 对β-内酰胺酶更稳定 3. 对肾基本无毒性	主要用于敏感菌引起的严重感染如泌尿道感染、肺炎、脑膜炎、败血症及铜绿假单胞菌感染等
第四代	头孢匹罗（cefpirome） 头孢吡肟（cefepime）	1. 广谱、高效，对革兰阴性和革兰阳性菌均有强大的抗菌作用 2. 对β-内酰胺酶稳定性最高 3. 一般对肾无毒性	主要用于难治性感染、对第三代头孢菌素耐药的细菌感染

【不良反应】 头孢菌素类毒性低，不良反应较少，常见的是过敏反应，多为皮疹、荨麻疹等，偶见过敏性休克。对青霉素过敏者有 5%～10% 对头孢菌素有交叉过敏反应。第一代头孢菌素大剂量使用有肾脏毒性，使肾近曲小管细胞受损。口服给药可发生胃肠道反应，静脉给药可发生静脉炎。第三代、四代头孢菌素偶见二重感染。长期应用头孢孟多、头孢哌酮可引起低凝血酶原症或血小板减少而导致严重出血，可补充维生素 K 防治。

三、其他 β-内酰胺类

1. 头霉素类 抗菌谱广，对革兰阴性菌作用较强，对多种 β-内酰胺酶稳定。头霉素化学结构与头孢菌素相仿，故可列为第二代头孢菌素。目前广泛应用者为头孢西丁（cefoxitin），抗菌谱与抗菌活性与第二代头孢菌素相同，对厌氧菌包括脆弱拟杆菌有良好作用，适用于盆腔感染、妇科感染及腹腔等需氧与厌氧菌混合感染。

2. 氧头孢烯类 拉氧头孢（latamoxef），抗菌谱广，抗菌活性与头孢噻肟相仿，对革兰阳性和阴性菌及厌氧菌，尤其脆弱拟杆菌的作用强，对β-内酰胺酶极稳定，血药浓度维持较久。

3. 碳青霉烯类 亚胺培南（imipenem，亚胺硫霉素），具有高效、抗菌谱广、耐酶等特点。在体内易被去氢肽酶水解失活。所用者为本品与肽酶抑制剂西司他丁（cilastatin）的合剂，称为泰能（tienam），稳定性好，供静脉滴注。

4. β-内酰胺酶抑制剂 克拉维酸（clavulanic acid，棒酸）、舒巴坦（sulbactam，青霉烷砜），本身没有或只有微弱的抗菌活性，但与 β-内酰胺类抗生素合用时，抑制 β-内酰胺酶，抗菌作用明显增强。

5. 单环 β-内酰胺类抗生素　氨曲南（aztreonam）是第一个成功用于临床的单环 β-内酰胺类抗生素，对需氧革兰阴性菌具有强大杀菌作用，并具有耐酶、低毒、对青霉素等无交叉过敏等优点，可用于青霉素过敏病人并常作为氨基苷类的替代品使用。

用药知识

青霉素类过敏性休克的预防（一问二试三观察四治疗）：①询问过敏史，初次用药或停药 3 天后重复用药者或更换批号者必须作皮试。②注射器专用，临用时配制。③避免在饥饿时注射青霉素。④注射青霉素后观察 30min，无反应者方可离去。⑤做好常规抢救准备。

青霉素类过敏性休克的治疗：①一旦出现立即肌注 0.1％肾上腺素 0.5～1ml。②对症处理，血压下降者用升压药；呼吸困难者吸氧或人工呼吸。

对头孢菌素过敏者，禁用青霉素类；对青霉素类过敏者，头孢菌素可能过敏，也可能不过敏（部分交叉过敏）。对青霉素过敏者，禁用半合成青霉素；对半合成青霉素过敏者，禁用青霉素（交叉过敏）。

常用制剂与用法

青霉素钠盐或钾盐　注射剂：40 万 U，80 万 U，100 万 U。肌注，成人 1 次 40 万～320 万 U，一日 2～4 次，小儿一日 2.5～5 万 U/kg，分 2～4 次。严重感染作静脉滴注，钾盐不可静脉滴注。

青霉素 V　片剂：0.125g，0.25g，0.5g。1～2g/d，分 4 次服，小儿每日 15～50mg/kg，分 4 次服。

苯唑西林　注射剂：0.5g，1g。0.5～1g/次，一日 3～4 次，肌注。小儿一日 50～100mg/kg，分 3～4 次滴注。

氯唑西林　胶囊剂：0.125g，0.25g，0.5g。1 次 0.5～1g，一日 4～6 次。注射剂：0.5g。肌注，1 次 0.5～1g，一日 3 次，静滴剂量同口服。

双氯西林　胶囊剂：0.5g。片剂：0.25g。成人 1～3g/d，小儿一日 30～50mg/kg，分 4 次服。

氨苄西林　胶囊剂：0.25g。成人 0.25～1g/次，一日 4 次，小儿一日 20～80mg/kg，分 4 次服。注射剂：0.5g，1g。肌注，一次 0.5～1g，一日 4 次。

阿莫西林　胶囊剂：0.125g，0.25g。一次 0.5～1g，一日 3～4 次；小儿一日 50～100mg/kg，分 3～4 次服。

羧苄西林　注射剂：0.5g，1g。肌注，4～8g/d，小儿一日 50～500mg/kg，分 4 次注射。

替卡西林　注射剂：1g，3g，6g。成人每日 200～300mg/kg，小儿一日 150～300mg/kg 静注或静滴。

呋苄西林　注射剂：0.5g。成人一日 4～8g，小儿一日 50～150mg/kg，分 4 次静注或静滴。

哌拉西林　注射剂：0.5g，1g。成人一日 4～12g，小儿一日 100～300mg/kg，分 4 次肌注、静注或静滴。

头孢噻吩钠　注射剂：0.5g，1g。成人一次 0.5～1g，一日 2～4 次，肌注或静注。严重感染时，一日 2～4g，静脉推注或静滴。

头孢氨苄　片剂、胶囊剂、颗粒剂：0.125g，0.25g。成人一日 1～2g，分 3～4 次服；小儿一日 25～50mg/kg，分 4 次服。

头孢唑啉钠　注射剂：0.5g。成人一次 0.5～1g，一日 3～4 次，肌注或静注。病情严重或耐药菌株，剂量可增大到 3～5g/d。小儿一日 40～100mg/kg，分 3～4 次给药。

头孢拉定　干混悬剂：1.5g，3.0g。胶囊剂：0.25g，0.5g。粉针剂：0.25g，0.5g，1.0g。口服成人 0.25～0.5g/次，4 次/d。小儿一日 25～50mg/kg，分 3～4 次服。

头孢羟氨苄　胶囊剂：0.125g，0.25g。成人1～2g/d，一日2次；小儿一日30～60mg/kg，分2～3次服。

头孢孟多　注射剂：0.5g，1g。成人一日2～4g，小儿一日50～100mg/kg，分3～4次肌注。静注，成人一日8～12g，小儿一日100～200mg/kg，分2～4次给药。

头孢呋辛　注射剂：0.75g，1.5g。成人一次0.75～1.5g，一日3次，小儿一日60～100mg/kg，分2～4次，静注或肌注。

头孢克洛　胶囊剂：0.25g。成人一日2～4g，分4次服。小儿一日20～40mg/kg，分3次服，一日量不超过1g。

头孢噻肟　注射剂：0.5g，1g。肌注，成人一日2～6g，小儿一日50～100mg/kg，分3～4次。静注，成人一日2～8g，小儿一日50～150mg/kg，分2～4次。

头孢曲松　注射剂：0.25g，0.5g，1g。肌注，一次0.5～2g，一日1～2次。儿童一日50～100mg/kg，分2次深部注入。静滴，成人一日0.5～2g，溶于0.9％氯化钠注射液或5％葡萄糖注射液中，30分钟内滴完。

头孢他定　注射剂：1g。成人一日1～6g，小儿一日50～100mg/kg，分3次静注、快速静滴或肌注。肌注一般溶于1％利多卡因0.5ml，深部注射。

头孢哌酮　注射剂：05g，1g。成人一日2～4g，小儿一日50～150mg/kg，分2～3次静滴、肌注或静注。

头孢吡肟　注射剂：1g，2g。静注，一次2g，一日2～3次。

思考与练习

1. 简述天然青霉素的抗菌谱和临床应用。
2. 青霉素过敏性休克的防治措施有哪些？
3. 简述半合成青霉素的特点。
4. 比较头孢菌类药物的特点。

工作项目二　大环内酯类、林可霉素类和其他抗生素类

一、大环内酯类

本类药物均具有大环内酯环结构，通过抑制细菌蛋白质合成，迅速发挥抑菌作用。目前使用的大环内酯类抗生素有红霉素、麦迪霉素、麦白霉素、乙酰螺旋霉素、交沙霉素及吉他霉素等。本类药的共同特点为：①抗菌谱窄，主要作用于需氧革兰阳性菌和阴性球菌、厌氧菌，以及军团菌、弯曲杆菌、衣原体和支原体等；②细菌对本类各药间有不完全交叉耐药性；③在碱性环境中抗菌活性较强，治疗尿路感染时常需碱化尿液；④口服后不耐酸，酯化衍生物可增加口服吸收；⑤血药浓度低，组织中浓度相对较高，痰、皮下组织及胆汁中明显超过血药浓度；⑥不易透过血脑屏障；⑦主要经胆汁排泄，存在肝肠循环；⑧毒性低微。口服后的主要副作用为胃肠道反应，静脉注射易引起血栓性静脉炎。

红霉素（erythromycin）

是由链霉菌培养液中提取获得，在中性水溶液中稳定，在酸性（pH值＜5）溶液中不稳定，易破坏，而在碱性条件下抗菌作用增强，为避免口服时被胃酸破坏，常采用肠衣片，

或制成酯类，如琥乙红霉素（erythromycin ethylsuccinate）、依托红霉素（erythromycin estolate）等。吸收好、分布广，半衰期约 2h，大部分经肝破坏，作用可维持 6～12h。

【抗菌作用与用途】 红霉素对革兰阳性菌抗菌作用较强，对耐青霉素金葡菌有效，革兰阴性菌如脑膜炎球菌、淋球菌、流感杆菌、百日咳杆菌、布氏杆菌等及军团菌对红霉素也都高度敏感，对某些螺旋体、肺炎支原体、立克次体、衣原体及螺旋菌也有抗菌作用。

细菌（包括金葡）对红霉素易产生耐药性，连续应用不宜超过 1 周，停药数月后，细菌又可恢复对其敏感性，与其他大环内酯类抗生素之间有不完全交叉耐药性。

用于耐青霉素的金葡菌和对青霉素过敏的病人，也可用于其他革兰阳性菌如肺炎球菌引起大叶性肺炎、溶血性链球菌感染所致扁桃腺炎、急性中耳炎、猩红热等。治疗弯曲杆菌引起的败血症、肠炎、支原体肺炎、军团菌病、白喉带菌者是首选药。

【不良反应】 红霉素的不良反应主要为胃肠反应，如恶心、呕吐、腹痛等，依托红霉素和琥乙红霉素可致肝损害，表现有转氨酶升高、肝肿大、黄疸等，一般停药后可逐渐恢复。口服红霉素也可出现伪膜性肠炎、静脉滴注其乳糖酸盐可引起血栓性静脉炎。

麦迪霉素（medecamycin）和麦白霉素（meleumycin）

与红霉素抗菌谱相似，但抗菌效力较弱，与红霉素有部分交叉耐药性，口服吸收后分布较广，常作为红霉素替代品，用于敏感菌所致呼吸道、咽部、皮肤软组织及泌尿生殖系统感染，毒性较红霉素低，常见胃肠反应。

乙酰螺旋霉素（acetylspiramycin）

抗菌谱与红霉素相似，但作用较弱，主要用于革兰阳性菌所致的呼吸道和软组织感染。不良反应比红霉素小，大剂量可引起胃肠反应。

罗红霉素（roxithromycin）

抗菌谱与红霉素相似，抗菌效力较红霉素强 1～4 倍，对胃酸稳定，空腹吸收较好，分布较广，用于敏感菌引起的呼吸道、耳鼻喉、生殖系统和皮肤软组织感染，也可用于治疗支原体肺炎、沙眼衣原体感染及军团菌病等。

阿奇霉素（azithromycin）

抗菌谱较红霉素广，增加了对革兰阴性菌的抗菌作用，对红霉素敏感菌的抗菌活性与其相当，而对革兰阴性菌明显强于红霉素。口服吸收快、分布广，主要用于敏感菌所致的呼吸道、皮肤和软组织感染。不良反应轻，有胃肠反应，偶见肝功能异常及白细胞减少等。

二、林可霉素类

林可霉素类抗生素包括林可霉素（lincomycin，洁霉素）、克林霉素（clindamycin，氯林可霉素、氯洁霉素）。由于克林霉素的抗菌活性比林可霉素强 4～8 倍，口服吸收好，毒性较小，临床较为常用。二者吸收后分布广泛，在大多数组织中可达有效浓度，骨组织中药物浓度尤其高。

【抗菌作用与用途】 抗菌谱与红霉素相似，对革兰阳性菌有较强的抑制作用。两药对金葡菌（包括耐青霉素者）、溶血性链球菌、草绿色链球菌、肺炎球菌及大多数厌氧菌都有良好抗菌作用。对革兰阴性菌大都无效。两药的抗菌机制相同，能与核蛋白体 50S 亚基结合，抑制肽酰基转移酶，使蛋白质肽链的延伸受阻。细菌在两药间有完全交叉耐药性。红霉素与林可霉素能互相竞争结合部位，而呈拮抗作用，故不宜合用。

用于对青霉素无效或对青霉素过敏的敏感菌感染的病人，特别是金黄色葡萄球菌引起的急、慢性骨髓炎及关节感染。用于治疗厌氧菌也有较好疗效。

【不良反应】 可致胃肠反应，表现为恶心、呕吐、腹痛、腹泻，但较轻微，严重时可致伪膜性肠炎，可用万古霉素类与甲硝唑治疗。偶见皮疹、药热与肝毒性。

三、其他类抗生素

万古霉素（vancomycin）和去甲万古霉素（norvancomycin）

属糖肽类抗生素，对革兰阳性菌有强大的杀菌作用，其抗菌机制为抑制细菌细胞壁的合成，属快速杀菌剂，主要用于金葡菌、厌氧菌或青霉素过敏而不能用 β-内酰胺类的严重感染，如败血症、心内膜炎、骨髓炎、呼吸道感染等。口服给药用于治疗伪膜性肠炎和消化道感染。毒性较大，耳、肾毒性严重，大剂量、肾功能不全和老年人尤易发生，肾功能不全者禁用。

用药知识

应先以注射用水溶解乳糖酸红霉素，切不可用生理盐水或其他无机盐溶液溶解，因无机离子可引起乳糖酸红霉素沉淀。待溶解后则可用等渗葡萄糖注射液或生理盐水稀释供静滴，浓度不宜大于 0.1％，以防血栓性静脉炎产生。因碱性强，静脉滴注速度宜慢，不宜漏出血管外。

红霉素在酸性输液中破坏降效，一般不应与低 pH 值的葡萄糖输液配伍。在 5％～10％葡萄糖输液 500ml 中，添加维生素 C 注射液（抗坏血酸 1g）或 5％碳酸氢钠注射液 0.5ml 使 pH 值升到 6 左右，再加红霉素乳糖盐，则有助稳定。

常用制剂和用法

红霉素　肠溶片：0.1g，0.125g，0.25g。成人 1～2g/d，小儿一日 30～50mg/kg，分 3～4 次口服。注射剂（乳糖酸盐）：0.25g，0.3g。成人一日 1～2g，小儿一日 30～50mg/kg，分 3～4 次静滴。

依托红霉素　片剂：125mg。一日 1～2g，小儿一日 30～50mg/kg，分 3～4 次服。

琥乙红霉素　片剂：125mg。糖浆剂：100mg。250～500mg/次，3～4 次/d。小儿一日 30～50mg/kg，分 3～4 服。

乙酰螺旋霉素　肠溶片：0.1g。0.2g/次。4～6 次/d。重症 1.6～2g/d。小儿一日 30mg/kg，分 4 次服。

麦迪霉素，麦白霉素　肠溶片：0.1g。0.8～1.2g/d，小儿一日 30mg/kg，分 3～4 次服。

罗红霉素　片剂：0.15g。一次 0.15g，一日 2 次，餐前服。小儿一日 2.5～5mg/kg，2 次/d。

阿奇霉素　胶囊剂：250mg。500mg/次，一日 1 次，小儿每日 10mg/kg，连服 3d。

克林霉素　胶囊剂：75mg，150mg。注射剂：磷酸克林霉素 150mg/2ml。盐酸盐：口服 0.15～0.3g/次，3～4 次/d。小儿一日 10～20mg/kg，分 3～4 次服。肌注或静滴 600～1 200mg/d，分 2～4 次。小儿一日 15～40mg/kg，分 3～4 次。

林可霉素　片剂或胶囊剂：0.25g，0.5g。一次 0.25～0.5g，一日 3～4 次。小儿一日 30～60mg/kg，分 3～4 次服。注射剂：0.2g/ml，0.6g/2ml。一次 0.6g，一日 2～3 次肌注，或一次 0.6g 溶于 100～200ml 输液中缓慢静滴，一日 2～3 次；小儿一日 15～40mg/kg，分 2～3 次肌注或静滴。

万古霉素　注射剂：0.5g。口服 0.4g/d，4 次/d。静脉滴注：成人 0.8～1.6g/d，1 次或分次给予。儿童每日 16～24mg/kg，1 次或分次给予。

去甲万古霉素　注射剂：0.4g。相当万古霉素约 0.5g。其余同万古霉素。

思考与练习

1. 简述红霉素的抗菌谱和临床用途。红霉素为什么不宜与克林霉素合用？

2. 克林霉素、万古霉素的特点有哪些？

工作项目三　氨基糖苷类和多黏菌素类

一、氨基糖苷类

氨基糖类抗生素是因其化学结构中含有氨基醇环和氨基糖分子，并由配糖键连接成苷而得名。本类抗生素呈碱性，其盐易溶于水，性质稳定。其包括链霉素、庆大霉素、阿米卡星、奈替米星、妥布霉素、小诺米星、西索米星、大观霉素等。

【共同特点】

1. 抗菌谱较广，对革兰阴性杆菌如大肠埃希菌、铜绿假单胞菌、变形杆菌属、肠杆菌属、克雷伯菌属、志贺菌属等具有强大的抗菌活性；对沙雷菌属、产碱杆菌属、沙门菌属、不动杆菌属和嗜血杆菌属也有一定抗菌作用；对革兰阴性球菌如淋病奈瑟菌、脑膜炎奈瑟菌等作用较差；对各型链球菌作用较弱，对肠球菌和厌氧菌不敏感。

2. 氨基糖苷类的抗菌机制主要是抑制细菌蛋白质合成，属静止期杀菌剂，在碱性环境中抗菌作用增强。

3. 口服难吸收，仅作为肠道消毒和治疗肠道感染；全身感染必须注射用药，大部分药物以原形由肾排泄，可用于泌尿道感染。

4. 本类药物之间有部分或完全交叉耐药性。

【不良反应】

1. 耳毒性　包括前庭神经和耳蜗听神经损害。前庭神经功能损害表现为眩晕、恶心、呕吐、眼球震颤和平衡障碍。耳蜗听神经损害表现为听力减退或耳聋。为防止和减少耳毒性的发生，应用本类药物期间应注意询问有无耳鸣、眩晕等早期症状，并进行听力监测，一旦出现早期症状，应立即停药，应避免与其他有耳毒性的药物如万古霉素、强效利尿药、甘露醇等合用。

2. 肾毒性　本类药物是诱发药源性肾衰的最常见因素，可致蛋白尿、血尿，严重者可出现氮质血尿、无尿等，为防止肾毒性发生，用药期间不定期检查肾功能，一旦出现肾功能损害，应立即停药，避免与有肾毒性的药物合用。

3. 过敏反应　可引起皮疹、发热等症状，链霉素可引起过敏性休克，其发生率仅次于青霉素，但死亡率高，一旦发生可皮下或肌肉注射肾上腺素或静脉滴注葡萄糖酸钙抢救。

4. 神经-肌肉阻断作用　与给药剂量和给药途径有关，大剂量静脉滴注或腹腔给药时会引起骨骼肌收缩无力，表现为四肢软弱无力，呼吸困难甚至呼吸停止。其机制是乙酰胆碱的释放需 Ca^{2+} 的参与，药物能与突触前膜上"钙结合部位"结合，从而阻止乙酰胆碱释放。抢救时应立即静脉注射新斯的明和钙剂。临床用药时要避免与肌肉松弛药、全麻药等合用。

链霉素 （streptomycin）

是第一个用于临床的氨基糖苷类抗生素，也是第一个用于治疗结核病的药物。由于对铜绿假单胞菌和其他革兰阴性杆菌的抗菌活性低，耐药菌株增多，毒性较大，应用范围已逐渐缩小。目前主要用于鼠疫和兔热病，为首选药；结核病；与青霉素合用治疗溶血性链球菌、草绿色链球菌及肠球菌等引起的心内膜炎。

庆大霉素 （gentamicin）

为目前临床较常用的氨基糖苷类抗生素，水溶液稳定，常采用肌肉注射和静脉给药，主要以原形经肾排泄。抗菌谱较广，对革兰阴性菌、革兰阳性菌和铜绿假单胞菌均有良好抗菌作用，是治疗各种革兰阴性杆菌感染的主要抗菌药，临床主要用于敏感菌引起的败血症、呼吸道、胆道、肠道、泌尿道、烧伤感染以及骨髓炎、腹膜炎、心内膜炎等。肾毒性较多见；偶见过敏反应。

卡那霉素 （kanamycin）

其抗菌谱与链霉素相似，但稍强，对多数常见的革兰阴性菌及结核菌有效，但对绿脓杆菌无效。卡那霉素由于毒性及耐药菌较多见，其在临床应用已为庆大霉素等其他氨基苷类药所取代。

阿米卡星 （amikacin，丁胺卡那霉素）

是卡那霉素的半合成衍生物，是抗菌谱最广的氨基糖苷类抗生素，优点是对肠道革兰阴性杆菌和铜绿假单胞菌所产生的多种氨基糖苷类灭活酶稳定，主要用于治疗其他氨基糖苷类耐药菌引起的泌尿道、呼吸道、肺部和妇科感染。不良反应中耳毒性强于庆大霉素，肾毒性低于庆大霉素。

妥布霉素 （tobramycin）

抗菌谱与庆大霉素相似，对肺炎杆菌、肠杆菌属、变形杆菌属的抑菌或杀菌作用分别比庆大霉素强 2～4 倍，对铜绿假单胞菌的抗菌作用是庆大霉素的 2～5 倍，且对庆大霉素耐药菌株仍有效。临床主要用于治疗铜绿假单胞菌引起的败血症、心内膜炎、烧伤、骨髓炎等，也可用于其他革兰阴性杆菌所致的感染。

奈替米星 （netilmicin）

抗菌谱与庆大霉素相似，能杀灭多种革兰阴性杆菌，主要用于呼吸道、消化道、泌尿道、皮肤软组织、骨和关节、腹腔感染等。肾、耳毒性在氨基糖苷类中最小。

大观霉素 （spectinomycin，淋必治）

对淋病奈瑟菌作用强，对其他细菌作用弱，主要用于淋病病人。

二、多黏菌素类

多黏菌素类临床应用的有多黏菌素 E （polymyxin E）和多黏菌素 B （polymyxin B），抗菌机制为增加细菌细胞膜通透性，使细菌内的磷酸盐、核苷酸等成分外漏，导致细菌死亡，对生长繁殖期和静止期的细菌都有效。

多黏菌素类对革兰阴性杆菌特别是铜绿假单胞菌作用强，细菌对多黏菌素不易产生耐药性。主要用于治疗铜绿假单胞菌引起的感染，也可用于革兰阴性杆菌引起的全身感染，口服用于治疗肠炎和肠道手术前准备，局部用于创面感染。

毒性较大。主要表现在肾脏及神经系统两方面，其中多黏菌素 B 较 E 尤为多见，症状为蛋白尿、血尿等。大剂量、快速静脉滴注时，由于神经肌肉的阻滞可导致呼吸抑制。

 用药知识

　　使用氨基糖苷类药应注意观察耳鸣、眩晕等早期症状的出现，应避免与高效利尿药或其他耳毒性药物合用，如呋塞米、多黏菌素、两性霉素 B 等合用。腹膜内或胸膜内应用不宜使用大剂量，速度不宜过快或不宜同时应用肌肉松弛剂与全身麻醉药。

　　治疗铜绿假单胞菌感染时，羧苄西林与庆大霉素可合用但不能置于同一容器内使用。

常用制剂与用法

　　硫酸链霉素　注射剂：0.75g，1.0g。肌注，成人 0.75～1.0g/d，小儿一日 15～30mg/kg，分 1～2次给。

　　硫酸庆大霉素　注射剂：2 万 U、4 万 U、8 万 U。8 万 U/次，2～3 次/日，肌注或静脉滴注。片剂：2 万 U、4 万 U。8 万～16 万 U/次，3～4 次/d。

　　硫酸阿米卡星　注射剂：0.2g。成人一日 0.4～1.5g，分 1～2 次肌注。

　　硫酸妥布霉素　注射剂：80mg/2ml。成人或小儿每日 4.5mg/kg，分 2 次给予，肌注或静注，总量不超过每日 5mg/kg，疗程一般不超过 10～14d。新生儿每日 4 mg/kg，分 2 次给予。

　　硫酸奈替米星　注射剂：150mg/1.5ml。成人每日 4～6mg/kg，严重感染每日 7.5 mg/kg，分 2～3 次肌注。小儿一日 5～8mg/kg，分 2～3 次肌注。

　　大观霉素　注射剂：2g/支（附 0.9% 苯甲醇注射液）。深部肌注，2g/次，1～2 次/d。

　　硫酸多黏菌素 B　注射剂：50mg/瓶。肌肉注射，每日 3mg/kg，分次给予。静滴每日 1.5～2.5mg/kg，分成 2 次。不宜静注。主要用于铜绿假单胞菌感染。

　　硫酸多黏菌素 E　片剂：50 万 U，100 万 U，300 万 U。口服，150 万～300 万 U/d，分 3 次服。儿童 25 万～50 万 U/次，3～4 次/d。重症时上述剂量可加倍，注射已少用。

思考与练习

　　1. 简述氨基糖苷类抗生素的共同特点。

　　2. 氨基糖苷类抗生素的不良反应有哪些？如何防治？

工作项目四　四环素类和氯霉素

一、四环素类

　　本类药物包括天然四环素类和半合成四环素类，天然四环素类有四环素（tetracycline）、土霉素（oxytetracycline）、金霉素（aureomycin）等，半合成四环素类多西环素（doxycycline，强力霉素）、米诺环素（minocycline、二甲胺四环素）等。

四环素（tetracycline）

　　口服易吸收，吸收后广泛分布于全身组织，可沉积于骨及牙组织内，但不易透过血脑屏障。大部分以原形经肾排泄。可与多价阳离子如 Ca^{2+}、Mg^{2+}、Fe^{2+}、Al^{3+} 等形成难溶性络合物，使吸收减少。

【抗菌作用与用途】　抗菌谱广，对革兰阳性菌和阴性菌、支原体、衣原体、立克次体、螺旋体及放线菌有抑制作用，对革兰阳性菌作用较革兰阴性菌强，能间接抑制阿米巴原虫，对铜绿假单胞菌、病毒、真菌无效。

抗菌机制主要是抑制细菌蛋白质的合成，属快速抑菌剂。本类药物耐药菌株日益增多，同类药物之间存在交叉耐药性。现临床应用较少。

主要用于立克次体感染如斑疹伤寒、恙虫病，首选四环素；对支原体感染，首选四环素或大环内酯类；对衣原体感染和多种螺旋体感染有良效；可用于敏感菌所致的呼吸道、泌尿道、皮肤软组织等感染；局部用于敏感菌所致的眼、耳部等浅表感染。

【不良反应】

1. 胃肠道反应　可引起恶心、呕吐、上腹不适、腹胀、腹泻、食欲减退等症状，宜饭后服用。

2. 二重感染　为长期大剂量应用四环素的主要不良反应。常见以白色念珠菌引起口腔鹅口疮、肠炎，可用抗真菌药治疗；严重者可致伪膜性肠炎，病情急剧，有死亡危险，应给万古霉素或甲硝唑治疗。婴儿、老年人、体弱者、合用糖皮质激素或抗肿瘤药的病人易发生二重感染。

3. 对骨骼和牙齿生长的影响　四环素能与新形成的骨骼、牙齿中沉积的钙离子结合，造成黄染及牙轴质发育不全，还可抑制婴儿骨骼发育。孕妇、哺乳妇及 8 岁以下儿童禁用四环素类药物。

4. 其他　长期大剂量使用可引起严重肝损害，也可以加重原有的肾损害。此外，还可引起药热和皮疹等过敏反应。

二、氯霉素

氯霉素（chloramphenicol）最初由委内瑞拉链丝菌的培养液中提取，现已人工合成。

【抗菌作用】　革兰阳性、阴性细菌均有抑制作用，对革兰阴性菌的抑制作用强于革兰阳性菌，特别是对伤寒沙门菌和其他沙门菌有很好的疗效，对革兰阳性菌的抗菌活性不及青霉素类和四环素类；对支原体、衣原体、立克次体也有抑制作用。但对结核分枝杆菌、病毒、真菌、原虫无效。

氯霉素的抗菌机制是抑制细菌蛋白质的合成，各种细菌对氯霉素均能产生耐药性，但耐药性产生较慢。

【临床用途】　氯霉素曾广泛用于治疗各种敏感菌感染，后因对造血系统有严重不良反应，故对其临床应用现已做出严格控制。现仅用于：①伤寒、副伤寒，为首选药。②立克次体病，对立克次体感染引起的斑疹伤寒、恙虫病而忌用四环素者。③细菌性和其他革兰阴性杆菌感染，因不良反应严重，仅用于其他药物无效的严重感染。④局部给药治疗沙眼、结膜炎和化脓性中耳炎。

【不良反应】

1. 抑制骨髓造血功能　为氯霉素最严重的毒性反应。有两种表现：一种是可逆性抑制，较常见，表现为粒细胞、白细胞和血小板减少，此反应与用药剂量大或疗程长有关。及时停药可以恢复；另一种表现为再生障碍性贫血，与剂量和疗程无关，发生率低，但死亡率很高。发病机制不清，切勿滥用，用时应定期检查血象。

2. 灰婴综合征　大剂量使用氯霉素可引起新生儿和早产儿药物中毒，表现为循环衰竭、呼吸困难、血压下降、皮肤苍白、发绀，故称灰婴综合征，与早产儿和新生儿肝代谢和肾排泄功能不完善有关。

3. 其他　可发生胃肠反应、二重感染、偶见皮疹、药热等。

 用药知识

　　四环素对儿童生长发育有影响，儿童应避免使用；孕妇应禁用四环素类。四环素不宜与牛奶、浓茶及含 Mg^{2+}、Ca^{2+}、Al^{3+}、Fe^{2+} 等金属离子食物同服。铁剂可使四环素的吸收率下降 $40\% \sim 90\%$，如需要两药合用，服药时间应相隔 $2 \sim 3h$。

　　多西环素宜饭后服，口服时应以大量水送服，并保持直立体位 30min 以上以免引起食管炎，用药时应提醒病人注意。

　　使用氯霉素要严格掌握适应证、控制剂量和疗程并定期查血象。

常用制剂和用法

盐酸四环素　片剂：0.125g，0.25g。一次 0.5g，一日 3～4 次。

土霉素　片剂：0.125g，0.25g。一次 0.5g，一日 3～4 次。

多西环素　片剂：0.1g，0.5g。首次 0.2g，以后 0.1～0.2g/次，1 次/d。小儿首剂 4mg/kg，以后一次 2～4mg/kg，1 次/d。

米诺环素　片剂：0.1g。一次 0.1g，一日 2 次，首剂加倍。

氯霉素　片剂：0.25g。一次 0.25～0.5g，一日 3～4 次。小儿每日 25～50mg/kg，分3～4 次服。

琥珀氯霉素　注射剂：0.69g（相当氯霉素 0.5g）。成人 1～2g/d，分 2 次肌注或静滴，儿童每日 25～50mg/kg，分 2 次静滴。

思考与练习

1. 简述四环素类药物的用途和不良反应。

2. 简述氯霉素的用途和不良反应。

工作任务三十四　人工合成抗菌药

✻学习目标

1. 掌握喹诺酮类的抗菌作用特点、用途、不良反应和用药注意事项。
2. 熟悉磺胺类药物与甲氧苄啶的作用特点、用途、用药注意事项。

工作项目一　喹诺酮类

喹诺酮类是近年来发展迅速的人工合成抗菌药，按临床应用的先后顺序，喹诺酮类可分为三代，第一代以萘啶酸为代表，抗菌谱窄，对革兰阴性菌有效，现已不用。第二代以吡哌酸为代表，对大多数革兰阴性菌有效，口服易吸收，尿中药物浓度高，可用于敏感菌引起的尿道和肠道感染。20 世纪 80 年代以来研制的氟喹诺酮类为第三代喹诺酮类，现临床应用广泛。

一、氟喹诺酮类共同特点

【抗菌作用】　氟喹诺酮类属于广谱杀菌药，对革兰阴性菌包括铜绿假单胞菌、大肠埃希菌、伤寒沙门菌、淋病奈瑟菌等均有强大的抗菌作用；对革兰阳性菌如金黄色葡萄球菌、链球菌、厌氧菌等有较强的抗菌作用；对结核分枝杆菌、军团菌、支原体、衣原体也有效。

氟喹诺酮类药物抗菌机制主要是抑制敏感菌的 DNA 回旋酶，干扰 DNA 的合成而导致细菌死亡。细菌对本类药物耐药性呈增长趋势，同类药物间有交叉耐药，与其他抗菌药之间无交叉耐药性。

【临床用途】　氟喹诺酮类具有广谱、高效、使用方便、价格低廉等特点，临床应用广泛。适用于敏感菌引起的泌尿生殖道感染，如前列腺炎、宫颈炎、淋病等；呼吸道感染；肠道感染与伤寒；盆腔、骨和关节感染；对皮肤软组织感染、外科及耳鼻喉科感染也有效。

【不良反应】

1. 胃肠道反应　常见胃部不适、恶心、腹泻、消化不良等症状，一般不严重，病人可耐受。

2. 中枢神经系统毒性　轻症者表现为头昏、头痛、失眠，重症者发现精神异常、抽搐、惊厥等。有癫痫病史者禁用。

3. 软骨损害　可引起幼年动物负重关节的软骨损害，临床研究发现儿童用药后可出现关节水肿和关节痛。不宜用于儿童和孕妇。

4. 皮肤反应和光敏反应　病人出现皮疹、血管神经性水肿、皮肤瘙痒等。表现为光照部位皮肤出现瘙痒性红斑，严重者出现糜烂、脱落，停药后可恢复。

二、常用氟喹诺酮类药物

诺氟沙星（norfloxacin，氟哌酸）

为第一个用于临床的氟喹诺酮类药物，口服生物利用度偏低，主要用于敏感菌引起的肠道、泌尿系统感染和淋病，也可外用于皮肤和眼部感染。

氧氟沙星（ofloxacin，氟嗪酸）和左氧氟沙星（levofloxacin）

口服吸收快、完全，大部分药物以原形从尿液排泄，胆汁中药物浓度高，主要用于敏感菌引起的呼吸道、泌尿生殖道、胆道、皮肤软组织、盆腔、耳鼻喉等部位感染，还可为二线抗结核病药。左氧氟沙星是氧氟沙星的左旋体，抗菌活性是氧氟沙星的 2 倍，不良反应少。可用于敏感菌引起的全身感染。

依诺沙星（enoxacin，氟啶酸）

抗菌作用略强于诺氟沙星。主要用于呼吸道、泌尿道感染、淋病等。

环丙沙星（ciprofloxacin，环丙氟哌酸）

口服吸收不完全，可采用静脉滴注给药。对铜绿假单胞菌、流感嗜血杆菌、肠球菌、金葡萄、肺炎链球菌、军团菌、淋病奈瑟菌的抗菌活性强于多数氟喹诺酮类药物，对多数厌氧菌无效。主要用于呼吸道、肠道、胆道、泌尿生殖道、骨与关节和皮肤软组织感染。

培氟沙星（pefloxacin，甲氟哌酸）

抗菌谱与氟哌酸相似，抗菌活性略差于诺氟沙星。临床用于敏感菌引起的败血症、心内膜炎、呼吸道、泌尿道、肠道等感染。

工作项目二　磺胺类药物

磺胺类药物是最早用于防治全身性感染的合成抗菌药，曾广泛用于临床。近来，由于抗生素和氟喹诺酮类药物的快速发展，细菌产生耐药性及药物不良反应等原因，临床应用受到明显限制。

一、常用药物及分类

1. 全身性感染（肠道易吸收）用磺胺药

（1）短效类（$t_{1/2}$ < 10h）　磺胺异噁唑（sulfafurazole，SIZ）。

（2）中效类（$t_{1/2}$ 为 10～24h）　磺胺嘧啶（sulfadiazine，SD）和磺胺甲噁唑（sulfamethoxazole，SMZ，新诺明）。

（3）长效类（$t_{1/2}$ > 24h）　磺胺多辛（sulfadoxine，SDM，周效磺胺）。

2. 肠道感染（肠道难吸收）用磺胺药　柳氮磺吡啶（sulfasalazine，SASP）。

3. 外用类　磺胺米隆（sulfamylon，SML）、磺胺嘧啶银（sulfadiazine silver，SD-Ag）、磺胺醋酰（SA）。

二、抗菌作用与用途

抗菌谱广，对大多数革兰阳性菌和阴性菌有良好的抗菌活性，对沙眼衣原体、疟原虫、放线菌也有抑制作用。磺胺米隆和磺胺嘧啶银对铜绿假单胞菌有效，但对支原体、立克次体和螺旋体无效。

对磺胺药敏感的细菌，在生长繁殖中不能利用现成的叶酸，必须利用对氨苯甲酸（PABA）和二氢喋啶，在二氢叶酸合成酶的作用下，合成二氢叶酸，在二氢叶酸还原酶催化下，二氢叶酸被还原为四氢叶酸，四氢叶酸活化后，可作为一碳基团载体的辅酶参与嘧啶核苷酸和嘌呤的合成（图7-3）。磺胺药与PABA的结构相似，可与之竞争二氢叶酸合成酶，阻止细菌二氢叶酸合成，从而发挥抑菌作用。PABA与二氢叶酸合成酶的亲和力比磺胺药强得多，故使用磺胺药时应首剂加倍。

细菌对磺胺药易产生耐药性，尤其在用量不足时更易产生。本类药物间有交叉耐药性。

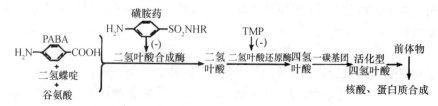

图 7-3　磺胺药和 TMP 作用机制示意图

主要用于敏感菌引起的感染：

1. 全身感染　流行性脑脊髓膜炎应首选 SD；泌尿系统感染可用 SIZ、SMZ 或含有 TMP 的复方制剂；其他如呼吸道感染可用 SMZ 的复方制剂。

2. 肠道感染　SMZ 复方制剂用于治疗细菌性痢疾，SASP 用于溃疡性结肠炎的治疗。

3. 局部外用　SML、SD-Ag 可用于烧伤或创伤后的创面感染，对铜绿假单胞菌抑制作用强大，尚有收敛作用，能促进创面的愈合。SA 适用于眼科感染如沙眼、结膜炎和角膜炎等。

三、不良反应

1. 肾损害　尿液中的磺胺药及其乙酰化产物溶解度较低，尿液呈酸性尤甚，一旦结晶析出，可损害肾脏，以 SD 常见。可出现结晶尿、血尿、尿痛和尿闭等症状。可采取以下防治措施：①嘱咐病人多饮水，降低尿药浓度，预防结晶尿。②同服等量碳酸氢钠碱化尿液，提高磺胺药及其乙酰化产物的溶解度。③用药 1 周以上要定期检查尿液。

2. 过敏反应　常见皮疹、药热、血管神经性水肿，偶见剥脱性皮炎等。用药前应询问病人有无过敏史。一旦出现过敏症状须立即停药，并结合抗过敏治疗。

3. 对造血系统的影响　长期用药可能抑制骨髓造血功能，引起白细胞减少症、血小板减少症甚至再生障碍性贫血，用药期间应定期检查血常规。对葡萄糖-6-磷酸脱氢酶缺乏的病人，可引起急性溶血性贫血。

4. 神经系统反应　少数病人可出现头晕、头痛、精神不振、全身乏力等症状。驾驶员及高空作业者慎用。

5. 其他　口服可引起恶心、呕吐、上腹不适和食欲不振，餐后服或同服碳酸氢钠可减轻反应；可致肝损害甚至急性肝坏死；新生儿或早产儿使用可引起黄疸。

工作项目三　其他合成抗菌药

甲氧苄啶（trimethoprim，TMP）

又名磺胺增效剂或抗菌增效剂。抗菌谱与磺胺药相似，抗菌机制是抑制二氢叶酸还原酶，使二氢叶酸不能还原为四氢叶酸，阻止细菌核酸的合成。单用易产生耐药性，与磺胺药合用，可使细菌叶酸代谢受到双重阻断作用，使磺胺药的抗菌作用增强数倍至数十倍，甚至呈现杀菌作用，且抗菌谱扩大，并减少细菌耐药性的产生。与磺胺甲噁唑、磺胺嘧啶组成的复方制剂可治疗呼吸道、泌尿道、肠道感染、脑膜炎、败血症以及伤寒、副伤寒等。

毒性较小，可引起恶心、呕吐等胃肠反应。大剂量长期应用，可影响人体叶酸代谢，出现白细胞和血小板减少，巨幼红细胞性贫血等。应注意检查血象，必要时可用甲酰四氢叶酸钙治疗。可能致畸，孕妇禁用。

甲硝唑（metronidazole，灭滴灵）

【作用与用途】

1. 抗厌氧菌　对革兰阳性厌氧菌、革兰阴性厌氧菌有效，尤其对脆弱杆菌特别有效。主要用于治疗厌氧菌引起的口腔、腹腔、盆腔、下呼吸道、骨和关节等部位的感染。

2. 抗阿米巴原虫　对肠内、肠外阿米巴滋养体均有强大杀灭作用，是治疗肠内、肠外阿米巴病的首选药。

3. 抗阴道滴虫　对阴道滴虫有强大杀灭作用，是治疗阴道滴虫病的首选药。

4. 抗贾第鞭毛虫作用　是目前治疗贾第鞭毛虫的有效药物。

【不良反应】

1. 胃肠反应　常见恶心、呕吐、腹痛、腹泻、食欲不振、口腔金属味等。

2. 神经系统反应　表现为头晕、头痛、肢体麻木及感觉异常等。

3. 过敏反应　少数病人可出现荨麻疹、红斑、瘙痒、白细胞减少等，停药后可迅速恢复正常。

4. 其他　长期大量使用有致癌和致突变作用，孕妇禁用。甲硝唑干扰乙醛代谢，服药期间饮酒易导致急性乙醛中毒。

硝基呋喃类

本类药物抗菌谱广，对革兰阳性菌和革兰阴性菌均有抑菌或杀菌作用。主要用于治疗尿路感染。

呋喃妥因（nitrofurantoin，呋喃坦啶 furadantin）对大肠杆菌、金葡萄和肠球菌属均具抗菌作用。口服吸收迅速而完全。在体内约 50% 很快被组织破坏，其余以原形迅速自肾排出。血浆 $t_{1/2}$ 约 20min。血药浓度很低，不适用于全身感染的治疗。但尿中浓度高。主要用于敏感菌所致急性肾炎、肾盂肾炎、膀胱炎、前列腺炎、尿道炎等尿路感染。酸化尿液可增强其抗菌活性。消化道反应较常见，剂量过大或肾功能不全者可引起严重的周围神经炎，偶见过敏反应。

呋喃唑酮（furazolidone，痢特灵）体外对沙门菌属、志贺菌属、大肠杆菌、肠杆菌属、金葡菌、粪肠球菌、霍乱弧菌和弯曲菌属均有抗菌作用。口服吸收少（5%），肠内浓度高，主要用于肠炎和痢疾。也可用于伤寒、副伤寒、霍乱和溃疡病。不良反应同呋喃妥因。

　　呋喃西林（furacilin）因毒性大，仅作表面消毒剂，用于化脓性中耳炎、伤口感染等，也可用于膀胱冲洗。

用药知识

　　使用磺胺类药时让病人多饮水并定期检查尿常规。失水、休克和老年病人及肾功能不全者慎用或禁用。

　　SD碱性强，必须用注射用水或生理盐水稀释混匀，静滴浓度不超过5%，以1%为宜。不可用葡萄糖等偏酸性溶液稀释，以免析出结晶。

　　喹诺酮类药用药期间应嘱病人避免日照。氟喹诺酮类对骨、关节、软组织有损伤，故孕妇、12岁以下的儿童禁用。用药4周以上者，应注意观察是否出现关节病样症状，如关节肿胀等，一旦出现报告医生予以处理。

常用制剂与用法

　　诺氟沙星　胶囊剂：0.1g。一次0.1～0.2g，一日3～4次。

　　氧氟沙星　片剂：0.1g。一次0.1～0.3g，一日2次。注射剂：0.2g/100ml。一次0.4g，一日2次，静滴。

　　左氧氟沙星　片剂：0.1g。一次0.1g，一日2～3次。注射剂：乳酸盐100mg/100ml，甲磺酸盐200mg/100ml。静滴成人0.2g/次，2次/日，重症者可适当增加剂量。

　　依诺沙星　片剂：0.1g、0.2g。胶囊剂：0.1g、0.2g。一次0.1～0.2g，一日2次。注射剂：200mg/100ml。200～400mg/次，一日2次，静滴。

　　培氟沙星　片剂：0.4g。一次0.4g，首剂加倍，一日2次。注射剂：0.4g。一次0.4g，一日2次，静滴。

　　环丙沙星　片剂：0.25g、0.5g、0.75g。一次0.25g，一日2次。注射剂：0.1g、0.2g。一次0.1～0.2g，一日2次，静滴。

　　磺胺甲噁唑　片剂：0.5g。一次0.5～1g，一日2次，首次剂量加倍。大剂量长期应用时，需同服等量的碳酸氢钠。小儿一次25mg/kg，一日2次。

　　复方磺胺甲噁唑（复方新诺明）　片剂：每片含SMZ 0.4g、TMP 0.08g。成人一次1～2片，一日2次，首剂2～4片。注射剂：2ml含SMZ 0.4g、TMP 0.08g。肌注，成人2ml/次，2次/日。静滴因副作用多，故少用。

　　柳氮磺吡啶　片剂：0.25g，一次1～1.5g，一日3～4次，症状好转后改为一次0.5g。

　　磺胺嘧啶银　软膏或乳膏：1%。涂患处，1次/日。

　　磺胺米隆　软膏：5%～10%。外用。溶液：5%～10%。湿敷。

　　磺胺醋酰钠　滴眼液：15%。滴入眼睑内，一次1～2滴，一日3～5次。

　　甲硝唑　片剂：0.2g。阿米巴病：一次0.4～0.8g，一日3次，5～7d为一疗程。滴虫病：一次0.2g，一日3次，7d为一疗程。厌氧菌感染：一次0.2～0.4g，一日3次。注射剂：50mg/10ml，100mg/20ml，500mg/100ml。厌氧菌感染：一次500mg，静滴，于20～30min滴完，8h一次，7d为一疗程。小儿一次7.5mg/kg。

　　甲氧苄啶　片剂：0.1g、0.2g。0.1～0.2g/次，1～2次/d，小儿5～10mg/（kg·d），分2次服用。

　　呋喃妥因　片剂：0.05g、0.1g。成人0.1g/次，2～4次/d；儿童5～10mg/（kg·d），分4次服，连续服用不宜超过2周。

　　呋喃唑酮　片剂：0.025g、0.1g。成人0.1g/次，3～4次/d；儿童5～10mg/（kg·d），分4次服，

5～7d为一疗程。

思考与练习

1. 简述第三代喹诺酮类的抗菌谱与用途。
2. 简述磺胺药与甲氧苄啶联合应用的好处。

工作任务三十五　抗结核病药

✿学习目标

1. 掌握一线抗结核病药的作用特点、不良反应和用药注意事项。能为结核病选择有效的治疗药物。

2. 熟悉抗结核病药的应用原则。

结核病是由结核分枝杆菌引起的慢性传染病，可累及全身各个器官和组织如肺、肾、脑等，其中肺结核最常见。抗结核病药根据临床应用情况可分为两大类。第一线药物疗效高、不良反应少、病人较易接受，包括异烟肼、利福平、乙胺丁醇、链霉素和吡嗪酰胺，大多数病人用一线药物可以治愈。第二线药物包括对氨基水杨酸、卡那霉素、乙硫异烟胺、利福定等。因毒性较大、疗效较差，主要用于对一线抗结核病药产生耐药性或病人无法使用第一线药物时的备选药物。

工作项目一　常用药物

异烟肼（isoniazid，INH，雷米封）

性质稳定，易溶于水，杀菌力强，不良反应少，口服方便，价格低廉，是抗结核病的首选药。

该药口服吸收快而完全，分布广，穿透力强，易透过血脑屏障，也可透入干酪样病灶中。大部分在肝脏内被乙酰化而灭活，少部分以原形从尿中排出。临床上依据体内异烟肼乙酰化速度的快慢将人群分为两种类型：快代谢型和慢代谢型，慢代谢型者肝中缺少乙酰化酶，服药后异烟肼血药浓度较高，$t_{1/2}$ 延长，显效较快。快、慢代谢型的 $t_{1/2}$ 分别为 0.5～1.5h 与 2～3h。因此，应根据不同病人的代谢类型确定给药方案。

【抗菌作用与用途】　异烟肼对结核分枝杆菌具有高度的选择性，对繁殖期结核分枝杆有强大的杀灭作用，对静止期结核分枝杆菌有抑菌作用。单独应用易产生耐药性，异烟肼与其他抗结核病药间无交叉耐药性，故临床上常采用联合用药以增强疗效和延缓耐药性的产生。抗菌机制是抑制结核分枝菌属细胞所特有的分枝菌酸的合成。

异烟肼对各种类型的结核病病人均为首选药物，除早期轻症肺结核或预防用药可单独使用外，均宜与其他第一线抗结核药联合应用。

【不良反应】

1. 神经系统　长期或大剂量应用可引起周围神经炎和中枢神经症状，表现为肌肉痉挛、四肢麻木、烧灼痛、刺痛以及头晕、头痛、兴奋、精神异常、惊厥等，此作用是由于异烟肼

的结构与维生素 B_6 相似，使维生素 B_6 排泄增加而致体内缺乏所致。若同服维生素 B_6 可防治。因可抑制乙醇代谢，故用药期间不宜饮酒。孕妇、癫痫和精神病病人慎用。

2. 肝毒性　可损伤肝细胞，使转氨酶升高，少数病人可出现黄疸，严重时可出现肝细胞坏死。若与利福平合用可增强肝毒性，故用药期间应定期检查肝功能，肝功不良者慎用。

3. 过敏反应　可发生各种皮疹、药热、狼疮样综合征。胃肠道反应、粒细胞减少等。

利福平（rifampicin 甲哌力复霉素）

【抗菌作用与用途】　抗菌谱广且作用强大，对静止期和繁殖期的细菌均有作用，能增强异烟肼和链霉素的抗菌活性。利福平不仅对结核分枝杆菌和麻风分枝杆菌有作用，也对多种革兰阳性菌和革兰阴性菌、沙眼衣原体以及某些病毒有效。抗菌机制是抑制细菌依赖 DNA 的 RNA 多聚酶，阻碍 mRNA 的合成，对人和动物细胞内的 RNA 多聚酶无影响。单独应用易产生耐药性，与其他抗生素无交叉耐药。

利福平与其他抗结核病药联合应用可治疗各种类型的结核病，包括初治及复发病人。对药耐金葡萄及其他敏感菌引起的感染也有效，也可用于麻风病和沙眼、结膜炎及病毒性角膜炎的治疗。

【不良反应】

1. 胃肠道反应　常见恶心、呕吐、腹痛、腹泻等，一般不严重。

2. 肝脏毒性　长期大量使用可出现黄疸、肝肿大、肝功能减退等症状。

3. 流感样综合征　大剂量间隔使用可诱发发热、寒战、头痛、肌肉酸痛等类似感冒的症状。应避免此种给药方法。

4. 过敏反应　少数病人可出现皮疹、药热、白细胞减少等。妊娠早期妇女禁用。

乙胺丁醇（ethambutol）

对繁殖期结核分枝杆菌有较强的抑制作用，其作用机制与干扰菌体 RNA 的合成有关。单独使用可产生耐药性，但较缓慢，与其他抗结核病药无交叉耐药性，与异烟肼、利福平联合应用可增强疗效，延缓耐药性形成，用于治疗各种类型结核病。

长期大剂量用药可引视神经炎，表现为视力下降、红绿色盲和视野缩小等，如及时停药可恢复正常，故应定期检查视力。偶见胃肠道反应、高尿酸血症等。年幼及有色觉障碍者慎用。

链霉素（streptomycin）

是第一个用于临床的有效抗结核病药，疗效不及异烟肼和利福平，穿透力弱，结核分枝杆菌易产生耐药性，毒性较大，常与其他药物联合应用。

吡嗪酰胺（pyrazinamide，PZA）

口服易吸收，体内分布广，细胞内和脑脊液中浓度较高。在酸性环境下抗菌作用增强。单独使用易产生耐药性，与其他抗结核病药无交叉耐药。常与其他抗结核病药联合应用。长期大剂量使用可发生严重的肝损害，出现转氨酶升高、黄疸甚至肝坏死，用药期间应定期检查肝功能，肝功能不良者慎用。

对氨基水杨酸（para-aminosalicylate，PAS）

本品属叶酸合成抑制剂，对结核分枝杆菌仅有抑制作用，疗效较一线抗结核病药差。耐药性产生缓慢，临床上主要与异烟肼等其他抗结核病药联合使用，增强疗效，延缓耐药性产生。

乙硫异烟胺（ethionamide）

单独用易产生耐药性，不良反应多且发生率高，以胃肠道反应常见，病人难以耐受。仅用于一线抗结核病药无效的病人。孕妇和12岁以下儿童不宜使用。

利福定（rifandin）与利福喷汀（rifapentine）

均为利福霉素的衍生物。抗菌谱与利福平相同，它们的抗菌谱和利福平相同，抗菌效力分别比利福平强3倍与8倍以上，与其他抗结核病药，如异烟肼、乙胺丁醇等有协同抗菌作用。两药的$t_{1/2}$较长，每周只需用药2次。

工作项目二　抗结核病药的应用原则

1. 早期用药　病人一旦确诊为结核病后立即给药治疗。结核早期多为渗出阶段，病灶区域血液循环良好，药物易渗入，此时机体的抵抗力和修复能力也较强，且细菌正处于繁殖期，对药物敏感，故疗效显著。

2. 联合用药　根据不同病情和抗结核病药的特点联合应用两种以上药物以增强疗效，并减轻不良反应和延缓耐药性产生。

3. 足量、规律、全程用药　结核病为慢性病，需要足够长的疗程。结核病的治疗分为两个阶段，开始治疗期，常选用强效药物联合应用，以尽快控制症状。巩固治疗期一般单用或联合用药，以巩固疗效，减少复发。

现多采用短期疗法（6～9个月），是一种强化疗法，疗效好。主要是利福平和异烟肼联合，大多用于单纯性结核的初治。如病灶广泛，病情严重则应采用三联甚至四联。目前常用的有：最初两个月每日给予异烟肼，利福平与吡嗪酰胺，以后4个月每日给予异烟肼和利福平（即2HRZ/4HR方案）。异烟肼耐药地区在上述三联与二联的基础上分别增加链霉素与乙胺丁醇（即2SHRZ/4HRE方案）。对营养不良、恶性病而免疫功能低下者，宜用12个月疗程，对选药不当，不规则治疗或细菌产生耐药，可选用或增加二线药联合，复发而有合并症者，宜用18～24个月治疗方案。

用药知识

异烟肼不宜与抗酸药同服，因抗酸药可降低其吸收率。用量超过0.5g/d时，注意观察有无周围神经炎症状，同时加服维生素B_6。

利福平应避光、避热、防潮保存；与对氨水杨酸合用时需间隔8～12h；利福平宜空腹服用，一般于晨起顿服；利福平长期应用应注意定期查肝功能，尤其与其他抗结核药合用时。

应用乙胺丁醇时，用药2～4周以上，注意观察视力变化，定期做眼科检查，尤其与利福平合用时，一旦发现异常，立即停药。本品和含铝盐的抗酸药合用吸收减少，故二者宜间隔2～4h服用。

对氨基水杨酸可与食物同服或饭后服用以减少胃肠刺激；本品在尿中浓度高时可出现结晶，服药期间应多饮水。

抗结核病药物静滴时应新鲜配制。

常用制剂与用法

异烟肼 片剂：0.05g，0.1g，0.3g。一次 0.1～0.3g，一日 2 次。急性粟粒性肺结核或结核性脑膜炎，一次 0.2～0.3g，一日 3 次。注射剂：0.1g/2ml。一次 0.3～0.6g，稀释后缓慢推注或静滴。

利福平 片剂或胶囊剂：0.15g，0.3g，0.45g，0.6g。一日 0.45～0.6g，一日 1 次，清晨空腹顿服。小儿一日 20mg/kg，分 2 次服。眼药水：10ml/支。

利福定 胶囊剂：75mg，150mg。150～200mg/d，清晨空腹顿服。小儿一日 3～4mg/kg。一次服用。

利福喷汀 胶囊剂：0.3g。一次 0.6g，一周 1～2 次，空腹服用。

乙胺丁醇 片剂：0.25g。一次 0.25g，一日 2～3 次。也可开始时每日 25mg/kg，分 2～3 次服，8 周后每日 15mg/kg，分 2 次给予。长期联合用药中每次 50mg/kg，2 次/周。

吡嗪酰胺 片剂：0.25g，0.5g。一日 35mg/kg，分 3～4 次服。

对氨基水杨酸钠 片剂：0.5g。一次 2～3g，一日 4 次。饭后服。小儿一日 0.2～0.3g/kg，分 4 次服。注射剂：2g，4g，6g。一日 4～12g，加入 5％葡萄糖或 0.9％氯化钠注射液中，稀释为 3％～4％的溶液，2h 内滴完。

乙硫异烟胺 片剂：0.1g，0.125g，0.25g。每日 0.3g，分 3 次饭后服或睡前顿服，逐渐增量至每日 0.5～0.8g。

思考与练习

1. 简述异烟肼、利福平的用途和不良反应。

2. 抗结核病药联合用药的目的是什么？有哪些用药原则？

工作任务三十六　抗真菌药和抗病毒药

✿学习目标

1. 熟悉抗真菌药和抗病毒药的用途。
2. 能为真菌和病毒感染选择有效的治疗药物。

工作项目一　抗真菌药

真菌感染一般分为两类：浅表部真菌感染和深部真菌感染。浅表部真菌感染常由各种癣菌引起，主要侵犯皮肤、毛发、指（趾）甲、口腔、阴道黏膜等部位。深部真菌感染多由白色念珠菌和新型隐球菌引起，主要侵犯内脏器官和深部组织，危害性大，常可危及生命。

一、全身性抗真菌药

本类药物主要通过口服或注射给药治疗深部或浅表部真菌感染，其中个别药物也可外用治疗局部真菌感染。

（一）抗深部真菌感染药

两性霉素 B（amphotericin B）

本药口服、肌肉注射均难吸收，且刺激性大，需静脉给药。对多种深部真菌如新型隐球菌、白色念珠菌、皮炎芽生菌及组织胞浆菌等，有强大抑制作用，高浓度有杀菌作用。它能选择性地与真菌细胞膜的麦角固醇相结合形成孔道，从而增加膜的通透性，导致细胞内重要物质外漏而致死。细菌的细胞膜不含固醇类物质，故本品对细菌无效。

主要用于治疗全身性深部真菌感染。治疗真菌性脑膜炎时，需加用小剂量鞘内注射，其疗效良好。

不良反应多见而且严重，常见寒战、头痛、发热、呕吐、贫血、低血压、低血钾、低血镁、血栓性静脉炎、肝功能损害、肾功能损害等。使用时应定期进行血尿常规、肝肾功能和心电图等检查以便及时调整剂量。

唑类抗真菌药

本类药物是人工合成的广谱抗真菌药，能选择性抑制真菌细胞色素 P-450，从而抑制真菌细胞膜麦角固醇合成，使细胞膜通透性增加，胞内重要物质外漏而使真菌死亡。

唑类抗真菌药可分为咪唑类和三唑类。咪唑类包括克霉唑、咪康唑、酮康唑、益康唑等，酮康唑等可作为治疗表浅部真菌感染首选药。三唑类包括氟康唑、伊曲康唑等，可作为治疗深部真菌感染首选药。

酮康唑 (ketoconazole)

是第一个广谱口服抗真菌药。本品溶解和吸收需要足够的胃酸，与食物、抗酸药、抑制胃酸分泌的药物同服可降低生物利用度。对多种浅表部和深部真菌都有强大的抗菌活性，不易产生耐药性。主要用于治疗多种表浅部真菌感染，对深部真菌感染不如两性霉素 B。口服酮康唑不良反应较多，常见有恶心、呕吐等胃肠道反应，以及皮疹、头晕、嗜睡、畏光等；偶见肝毒性；极少数人可发生内分泌异常，表现女性月经不调及男性乳房发育等。

氟康唑 (fluconazole)

抗菌谱与酮康唑相似，体内抗真菌作用比酮康唑强 $10\sim20$ 倍。主要用于念珠菌和隐球菌感染。不良反应在本类药中最低，常见恶心、腹痛、腹泻、皮疹等。因可能导致胎儿缺陷、孕妇禁用。

伊曲康唑 (itraconazole)

抗真菌活性较酮康唑强，可有效治疗深部、皮下及浅表真菌感染，成为治疗罕见真菌如组织胞浆菌和芽生菌感染的首选药，口服吸收良好。不良反应发生率低，主要有胃肠道反应、头痛、头晕、瘙痒等，肝毒性明显低于酮康唑。

（二）抗浅表部真菌感染药

特比萘芬 (terbinafine，TBF)

为第二代丙烯胺类广谱抗真菌药。口服吸收良好，生物利用度 70% 以上。体内分布广，可在皮肤角质层、甲板和毛发等处聚集并达较高浓度。主要在肝脏代谢，经肾脏排泄，血浆 $t_{1/2}$ 为 $16\sim17h$。本品对皮肤癣菌及多种浅部真菌有杀菌作用，对念珠菌有抑制作用。特比萘芬通过选择性抑制真菌细胞膜麦角固醇合成，而发挥抑菌或杀菌作用。可采取口服或外用治疗皮肤癣菌引起的甲癣、体癣、股癣、手癣、足癣等。不良反应轻，主要为消化道反应。偶见暂时性肝损伤和皮肤过敏反应。

灰黄霉素 (griseofulvin)

为抗浅表真菌抗生素。对各种皮肤癣菌（表皮癣菌属、小孢子菌属和毛癣菌属）有较强的抑制作用，但对深部真菌和细菌无效。其化学结构类似鸟嘌呤，故能竞争性抑制鸟嘌呤进入 DNA 分子中，从而干扰真菌核酸合成，抑制其生长。

口服易吸收，分布全身，以脂肪、皮肤、毛发等组织含量较高，能掺入并贮存在皮肤角质层和新生的毛发、指（趾）甲角质部分。大部分在肝代谢为 6-去甲基灰黄霉素而灭活。主要用于治疗皮肤癣菌所致的头癣、体癣、股癣、甲癣等。

常见不良反应有恶心、腹泻、皮疹、头痛、白细胞减少等。

二、外用抗真菌药

制霉菌素 (nystatin)

抗真菌作用和机制与两性霉素 B 相似，对念珠菌属的抗菌活性较高，且不易产生耐药性，可用于防治消化道念珠菌感染，局部用药可治疗口腔、皮肤、阴道念珠菌感染。注射给药毒性大，口服给药吸收少，可引起恶心、呕吐、食欲不振等胃肠道反应。

克霉唑 (clotrimazole，三苯甲咪唑)

为广谱抗真菌药，对深部真菌作用不及两性霉素 B，口服吸收差，不良反应多，目前仅局部用药治疗各种表浅部真菌感染。

咪康唑 (miconazole, 双氯苯咪唑)

为广谱抗真菌药, 口服吸收差, 静脉注射给药不良反应多。主要局部用药治疗皮肤、黏膜、指甲真菌感染。皮肤和黏膜不易吸收, 无明显不良反应。

工作项目二 抗病毒药

病毒包括 DNA 和 RNA 病毒。其缺乏自身繁殖的酶系统, 需寄生于宿主细胞并借助于宿主细胞的代谢酶和营养物质进行增殖复制。其繁殖过程可分为吸附、穿入、脱壳、生物合成、成熟和释放等环节。抗病毒药可通过干扰病毒吸附、阻止病毒穿入和脱壳、阻碍病毒在细胞内复制、抑制病毒释放或增强宿主抗病毒能力等方式呈现作用。由于病毒严格的胞内寄生特性及复制时依赖于宿主细胞的许多功能, 并且在不断的复制中产生错误形成变异, 使理想抗病毒药物的发展速度相对缓慢。

阿昔洛韦 (aciclovir, 无环鸟苷)

是人工合成的核苷类抗 DNA 病毒药, 是目前最有效的抗单纯疱疹病毒 (HSV) 药物之一, 对乙型肝炎病毒也有一定作用。对牛痘病毒和 RNA 病毒无效。它在感染细胞内经病毒胸苷激酶和细胞激酶催化, 生成三磷酸无环鸟苷, 抑制病毒 DNA 多聚酶。口服吸收差, 生物利用度为 $15\% \sim 30\%$, 血浆 $t_{1/2}$ 约 3h。血浆蛋白结合率很低, 易透过生物膜。药物部分经肝代谢, 主要以原型自肾排出。本品适用于 HSV 所致的各种感染, 不良反应较少。

利巴韦林 (ribavirin, 病毒唑)

为广谱抗病毒药, 对多种 DNA 和 RNA 病毒有效。包括流感病毒、腺病毒、疱疹病毒、甲型肝炎病毒和丙型肝炎病毒等均有抑制作用。对流感、腺病毒肺炎、甲型肝炎、疱疹、麻疹、流行性出血热等均有一定防治作用。口服或静脉给药时少数病人可出现口干、腹泻、头痛、白细胞减少等症状。动物实验有致畸作用, 孕妇禁用。

碘苷 (idoxuridine)

又名疱疹净, 竞争性抑制胸苷酸合成酶, 使 DNA 合成受阻, 故能抑制 DNA 病毒, 如HSV 和牛痘病毒的生长, 对 RNA 病毒无效。本品全身应用毒性大, 临床仅限于局部用药, 以治疗眼部或皮肤疱疹病毒和牛痘病毒的感染, 对急性上皮型疱疹性角膜炎疗效最好, 对慢性溃疡性实质层疱疹性角膜炎疗效很差, 对疱疹性角膜虹膜炎无效。局部反应有痛、痒、结膜炎和水肿等。

金刚烷胺 (amantadine)

能特异性抑制甲型流感病毒, 干扰病毒进入宿主细胞并抑制病毒脱壳和释放。临床用于甲型流感的防治, 对乙型流感病毒、麻疹病毒、疱疹病毒、腮腺炎病毒无效。本药还可用于治疗震颤麻痹。

阿糖腺苷 (vidarabine, ara-A)

对多种病毒如单纯疱疹病毒、带状疱疹病毒、痘病毒等均有抑制作用。临床用于单纯疱疹病毒性脑炎、新生儿单纯疱疹、生殖器疱疹、艾滋病病人合并带状疱疹等。局部应用治疗疱疹病毒性角膜炎。本品毒性较大, 不良反应主要表现为神经毒性, 也常见胃肠道反应, 现已较少应用。

干扰素 (interferon)

是机体细胞受病毒感染后释放出来的一类抗病毒的糖蛋白物质。具有广谱抗病毒作用，在病毒感染的各个阶段都发挥一定的作用，对 RNA 和 DNA 病毒均有效，临床用于防治呼吸道病毒感染、病毒性心肌炎、流行性腮腺炎、乙型脑炎、乙型肝炎等。本药还有免疫调节和抗恶性肿瘤作用。全身用药可出现一过性发热、恶心、呕吐、倦怠、肢端麻木感，偶有骨髓抑制、肝功能障碍，停药后可减退。

齐多夫定 (Zidovudine，AZT)

在体外对逆转病毒包括人免疫缺陷病毒 (HIV) 具有高度活性。在受病毒感染的细胞内被细胞胸苷激酶磷酸化为三磷酸齐多夫定，后者能选择性抑制 HIV 逆转酶，导致 HIV 链合成终止从而阻止 HIV 复制。用于治疗艾滋病获得性免疫缺陷综合征 (AIDS)。主要不良反应为骨髓抑制如白细胞减少、血小板减少和贫血等。

 用药知识

　　阿昔洛韦静脉滴注用粉针剂，先用注射用水配制成 2‰ 溶液，再用生理盐水或葡萄糖液加至 60ml，于 1h 内恒速滴完。静脉给药时，须选择较粗的血管，定期更换给药部位，以防因刺激性强而引起的静脉炎。不宜与氨基糖苷类等有肾毒性的药物配伍。应用时嘱病人大量饮水，并注意口腔卫生。

　　齐多夫定用药时注意定期测定凝血功能指标、血常规。

　　两性霉素 B 禁用生理盐水配制，应用 5% 葡萄糖注射液稀释，宜临用时配制。滴注前加用解热镇痛药和抗组胺药，滴注液中加一定量的氢化可的松或地塞米松，并加强监护，以防严重不良反应的发生。

　　酮康唑不宜与抗酸药、胆碱受体阻断药及 H_2 受体阻断药同服，必要时至少相隔 2h。老年人胃酸缺乏，应将药片溶于 4ml 的稀盐酸中服下。

常用制剂与用法

　　两性霉素 B　注射剂：5mg，25mg，50mg。静滴时先用 10ml 注射用水溶解，后加入 5% 葡萄糖注射液中，稀释成 0.1mg/ml，必要时加入地塞米松。从一日 0.1mg/kg 开始，渐增至一日 1mg/kg。药液宜避光缓慢滴入，疗程视病情遵医嘱而定。鞘内注射：首剂：0.05～0.1mg，渐增至一次 0.5～1.0mg，浓度不超过 0.3mg/ml，应与地塞米松合用。

　　酮康唑　片剂：0.2g。一次 0.2～0.4g，一日 1 次。疗程视病情而定，可长达 1 个月～1 年。儿童每日 3.3～6.6mg/kg，一次口服。

　　氟康唑　片剂或胶囊剂：50mg，100mg，150mg。一日 50～400mg，一日 1 次。注射剂：200 mg/100ml。剂量同口服，静滴。

　　伊曲康唑　胶囊剂：100mg、200mg。一日 100～200mg，一日 1 次。

　　特比萘芬　片剂：125mg，200mg。口服 250mg/次，1 次/d。疗程 1～12 周不等。霜剂：1%。外用，1～2 次/d，疗程 1～2 周。

　　灰黄霉素　片剂：250mg，500mg。微粉 (或滴丸)：100mg，250mg。成人 0.5～1g/d，儿童 10～15mg/ (kg·d)，分 2～4 次口服。微粉或滴丸剂量减半。疗程 10 日或更长。

　　制霉菌素　片剂：25 万 U，50 万 U。一次 50 万～100 万 U，一日 3～4 次。软膏剂：10 万 U/g。阴道

栓剂：10 万 U。混悬剂：10 万 U/ml。均供局部外用。

克霉唑　软膏：1%，3%。外用。口腔药膜：4mg。一次 4mg，一日 3 次，贴于口腔。栓剂：0.15g，一次 0.15g，一日 1 次，阴道给药。溶液剂：1.5%。涂患处，一日 2～3 次。

咪康唑　注射剂：0.2g。一次 0.2～0.4g，一日 3 次，一日最大量为 2g，用 0.9%氯化钠注射液或 5%葡萄糖注射液稀释成 200ml 中，于 30～60min 滴完。霜剂：2%，外用。栓剂：0.1g，阴道用。

阿昔洛韦　胶囊剂：0.2g。一次 0.2g，5～6 次/d。注射剂：0.5g。一次 5mg/kg，加入输液中，1h 内滴完，一日 3 次，7d 为一疗程。滴眼液：0.1%（8ml）。眼膏剂：3%（3g）。霜剂和软膏剂：3%（10g）。均供局部应用。

利巴韦林　片剂：口含 20mg/片。1 片/次，4～6 次/d。注射剂：0.1g/ml，一日 10～15mg/kg，分 2 次肌注或静注。滴鼻液（防治流感）：0.5%，1 次/h。滴眼液（治疱疹感染）：0.1%，数次/d。

碘苷　眼膏 0.5%；滴眼液：0.1%，白天每小时滴眼 1 次，夜间 2h1 次，症状显著改善后，改为白天每 2h1 次，夜间 4h1 次。

金刚烷胺　片剂：0.1g。0.1g/次，早晚各 1 次。儿童酌减，可连用 3～5d，最多 10d。

阿糖腺苷　注射剂：200mg/ml，1g/5ml。恒速静滴，一日 10～15mg/kg，连用 5～10d。

干扰素　注射剂：300 万 IU，450 万 IU。一次 100 万～300 万 IU，一周 2～4 次，皮下或肌注。

齐多夫定　胶囊剂：100mg，口服，成人 200mg/次，3～6 次/d。注射剂：200mg/瓶，50～200mg/次，3 次/d，静滴。

思考与练习

1. 简述两性霉素 B 及唑类抗真菌药的用途。
2. 简述阿昔洛韦、利巴韦林的用途。

工作任务三十七　抗寄生虫病药

✿学习目标

1. 掌握常用抗疟药的作用特点、应用、不良反应及用药注意事项。
2. 熟悉抗肠虫药的驱虫谱、适应证及选药原则。
3. 了解抗阿米巴病药及抗血吸虫病药的作用特点、应用及主要不良反应。

工作项目一　抗　疟　药

疟疾是由疟原虫感染引起。寄生于人体的疟原虫有间日疟原虫、三日疟原虫和恶性疟原虫，分别引起间日疟、三日疟和恶性疟。抗疟药是防治疟疾的重要手段。疟原虫生活史中不同发育阶段对抗疟药的敏感性不同。

一、疟原虫生活史及抗疟药的作用环节

（一）人体内的无性生殖阶段

1. 原发性红细胞外期　感染疟原虫的按蚊叮咬人时，子孢子随蚊虫的唾液进入人体血液，随即侵入肝细胞中开始其红细胞前期发育和裂体增殖，生成大量裂殖子。此期不出现症状，为疟疾的潜伏期。乙胺嘧啶对此期有杀灭作用，可起病因性预防作用。

2. 红细胞内期　原发性红细胞外期在肝细胞内生成的大量裂殖子破坏肝细胞而进入血液，侵入红细胞，经滋养体发育成裂殖体，并破坏红细胞，释放出大量裂殖子及其代谢产物，再加上红细胞破坏产生的大量变性蛋白，达到一定程度就刺激机体，引起寒战、高热等症状。从红细胞内释出的裂殖子又侵入其他红细胞进行发育。如此周而复始，引起疟疾症状反复发作。对此期疟原虫有杀灭作用的药物有氯喹、奎宁、青蒿素等，能控制疟疾症状的发作。

3. 继发性红细胞外期　间日疟原虫在进行红细胞内无性生殖时，在肝细胞内仍有疟原虫生长、发育。间日疟原虫的子孢子在遗传学上有两种遗传类型：速发型和迟发型。它们同时进入肝细胞，速发型子孢子完成原发性红细胞外期后，即全部由肝细胞释放，进入红细胞内期。而迟发型子孢子则在相当长的时间内处于休眠状态（称休眠子），然后才开始并完成其红细胞外期裂体增殖，并向血液释放裂殖子，引起间日疟复发。能杀灭继发性红细胞外期的药物，如伯氨喹，对间日疟有根治（阻止复发）作用。恶性疟和三日疟原虫无继发性红细胞外期，故无须用药进行根治。

（二）雌按蚊体内的有性生殖阶段

红细胞内期疟原虫不断进行裂体增殖，部分裂殖子分化为雌、雄配子体。当按蚊在叮咬疟疾病人时，雌、雄配子体随血液进入蚊体并进行有性生殖，继而发育成子孢子，移行至唾液腺内，成为疟疾流行传播的根源。伯氨喹能杀灭配子体，有控制疟疾传播和流行的作用。

二、常用抗疟药

（一）主要用于控制症状的抗疟药

氯喹（chloroquine）

【作用和应用】

1. 抗疟作用　氯喹对间日疟和三日疟原虫，以及敏感的恶性疟原虫的红细胞内期的裂殖体有杀灭作用。能迅速治愈恶性疟；有效地控制间日疟症状的发作，但不能根治。其特点是显效快、疗效高且作用持久。多数病例在用药后24～48h内发作停止，48～72h内血中疟原虫消失。氯喹也能预防性抑制疟疾症状的发作，每周服药一次即可。氯喹对红细胞外期疟原虫无效，不能作病因性预防；对配子体也无直接作用，因此不能阻断疟疾的传播。

2. 抗肠外阿米巴病作用　氯喹对阿米巴滋养体有强大的杀灭作用。由于它在肝脏中的浓度高，可用于治疗阿米巴肝脓肿。因肠内的药物浓度低，对阿米巴痢疾无效。

3. 抗免疫作用　大剂量氯喹能抑制免疫反应，可用于类风湿性关节炎的治疗，也常用于系统性红斑狼疮。但对后者的疗效尚无定论，而且用量大，易引起毒性反应。

【不良反应】　氯喹用于治疗疟疾时，不良反应较小。常见的反应为头痛、头晕、胃肠不适和皮疹等，停药后可消失。大剂量、长疗程用药可引起视力障碍，应定期作眼科检查。大剂量或静脉注射过快可致低血压、心电图异常等。有致畸作用，孕妇禁用。

奎宁（quinine）

【作用和应用】　奎宁对各种疟原虫的红细胞内期裂殖体有杀灭作用，能控制临床症状，但疗效不及氯喹且毒性较大。主要用于耐氯喹或对多种药物耐药的恶性疟，尤其是脑型疟。对红细胞外期无效，对配子体亦无明显作用。

【不良反应】

1. 金鸡纳反应　表现为恶心、呕吐、腹痛、腹泻、耳鸣、头痛、听力和视力减退，甚至出现暂时性耳聋。多见于重复给药，停药一般可以恢复。

2. 心血管反应　用药过量或静滴过快时可引起严重的低血压和心律失常。奎宁应缓慢静脉滴注，并密切观察病人心脏和血压的变化。

3. 特异质反应　少数葡萄糖-6-磷酸脱氢酶缺乏的病人，能引起急性溶血，发生寒战、高热、背痛、血红蛋白尿（黑尿）和急性肾功能衰竭，甚至死亡。

4. 子宫兴奋作用　奎宁对妊娠子宫有兴奋作用，故孕妇禁用。

青蒿素（artemisinin）

青蒿素对红细胞内期疟原虫有杀灭作用，对红细胞外期无效。主要用于治疗间日疟和恶性疟，与氯喹只有低度交叉耐药性，对耐氯喹虫株感染有良好疗效，因此受到国内、外广泛重视。青蒿素可透过血脑屏障，特别适用于抢救凶险的脑型疟疾。

青蒿素治疗疟疾最大的缺点是复发率高，口服给药时近期复发率可达30%以上，与伯氨喹合用，可使复发率降至10%左右。青蒿素也可诱发耐药性，但比氯喹慢。与周效磺胺或乙胺嘧啶合用，可延缓耐药性的产生。

不良反应少见，少数病人出现恶心、呕吐等，偶有血清转氨酶升高。动物试验有胚胎毒性，故孕妇慎用。

（二）主要用于控制复发和传播的药物

伯氨喹 （primaquine）

【作用和应用】　伯氨喹主要对继发性红细胞外期子孢子和各种疟原虫的配子体有较强的杀灭作用，是根治间日疟和控制疟疾传播最有效的药物。对红细胞内期无效，不能控制疟疾症状的发作，通常均需与氯喹等合用。疟原虫对之很少产生耐药性。

【不良反应】　毒性较大是此药的一大缺点，但目前尚无适当药物可以取代。治疗量即可引起头晕、恶心、呕吐、紫绀、腹痛等，停药后可消失。葡萄糖-6-磷酸脱氢酶缺乏病人在小剂量时即可发生急性溶血性贫血和高铁血红蛋白血症。

（三）主要用于病因性预防的抗疟药

乙胺嘧啶 （pyrimethamine）

【作用和应用】　乙胺嘧啶能杀灭各种原发性红细胞外期的疟原虫，因此是目前用于病因性预防的首选药物。其作用持久，服药一次，预防作用可维持 1 周以上。对红细胞内期的未成熟裂殖体也有抑制作用，对已成熟的裂殖体则无效。此药并不能直接杀灭配子体，但含药血液随配子体被按蚊吸入后，能阻止疟原虫在蚊体内的发育，起控制传播的作用。

乙胺嘧啶通过抑制疟原虫的二氢叶酸还原酶的活性，减少四氢叶酸的生成，阻碍核酸的合成，从而抑制疟原虫的繁殖。与二氢叶酸合成酶抑制剂磺胺类合用，双重阻断叶酸的代谢，抗疟作用增强且可延缓耐药性的发生。因此，常与周效磺胺合用。

【不良反应】　治疗量时不良反应小，偶可见皮疹。此药略带甜味，易被儿童误服而中毒，表现恶心、呕吐、发热、紫绀、惊厥，甚至死亡。长期大量服用时，可因二氢叶酸还原酶受抑制而引起巨幼红细胞性贫血，一旦出现应及时停药，并用甲酰四氢叶酸治疗。

工作项目二　抗阿米巴病药及抗滴虫病药

一、抗阿米巴病药

阿米巴病为溶组织阿米巴原虫引起的感染，分为肠内阿米巴病（阿米巴痢疾）和肠外阿米巴病（阿米巴肝脓肿、肺脓肿等）。人经口感染阿米巴包囊，在肠腔内脱囊而出成为小滋养体，小滋养体在随宿主肠内容物下移过程中，逐渐转变成包囊。被感染者此时并无症状，称为排包囊者，是重要的传染源。同时小滋养体在一定条件下侵入肠壁，成为大滋养体，因破坏肠组织而引起阿米巴痢疾。大滋养体不能形成包囊，但可经血流至肝和其他器官引起阿米巴炎症和脓肿，统称为肠外阿米巴病。

根据药物的作用部位，把抗阿米巴病药分为三类：抗肠内、肠外阿米巴病药，如甲硝唑、替硝唑等。抗肠内阿米巴病药，如卤化喹啉类、巴龙霉素等。抗肠外阿米巴病药，如氯喹等。

甲硝唑 （metronidazole）

甲硝唑又称灭滴灵，为硝基咪唑类衍生物。具体内容详见人工合成抗菌药。

替硝唑 (tinidazole)

替硝唑也为咪唑衍生物。与甲硝唑相比，其半衰期较长（12～24h）。口服一次，有效血药浓度可维持72h。每日50～60mg/kg，3～5d一疗程，对阿米巴痢疾和肠外阿米巴病的疗效与甲硝唑相当而毒性略低。也可用于阴道滴虫症。

二氯尼特 (diloxanide)

二氯尼特是目前最有效的杀包囊药。本药可直接杀灭阿米巴滋养体，单用对于无症状或仅有轻微症状的排包囊者有良好疗效。对于急性阿米巴痢疾，单用二氯尼特疗效不佳；但在甲硝唑控制症状后再用二氯尼特肃清肠腔内的包囊，可有效地防止复发。对肠外阿米巴病无效。不良反应轻微，偶尔出现恶心、呕吐和皮疹等。大剂量时可致流产，但无致畸作用。

卤化喹啉类

包括喹碘方（chiniofon）、双碘喹啉（diiodohydroxyquinoline）和氯碘羟喹（clioquinol）。

此类药物有直接杀阿米巴作用，口服吸收较少，曾广泛用作肠腔内抗阿米巴药，用于排包囊者，或与甲硝唑合用于急性阿米巴痢疾。可致视神经萎缩和失明，许多国家已禁止或限制其应用。

依米丁 (emetine) 和去氢依米丁 (dehydroemetine)

依米丁和去氢依米丁主要对组织中的阿米巴滋养体有直接杀灭作用。由于其刺激性很强，口服可致呕吐，只能深部肌肉注射。除引起胃肠道反应外，对心肌有严重毒性。仅在急性阿米巴痢疾和肠外阿米巴病病情严重，甲硝唑疗效不满意时才考虑使用。必须住院，在严密监护下给药。

氯喹 (chloroquine)

氯喹为抗疟药，也能直接杀灭阿米巴滋养体。口服后肝中浓度比血浆高数百倍，而肠壁的分布量很少，对肠内阿米巴病无效，仅用于甲硝唑无效或禁忌的阿米巴肝炎或肝脓肿病人，应与肠内抗阿米巴病药合用以防复发。

二、抗滴虫病药

滴虫病主要指阴道滴虫病，但阴道鞭毛滴虫也可寄生于男性尿道内。甲硝唑是治疗滴虫病最有效的药物。偶遇抗甲硝唑滴虫感染时，可考虑改用乙酰砷胺局部给药。

乙酰砷胺 (acetarsol)

乙酰砷胺为五价砷剂，其复方制剂称滴维净。以其片剂置于阴道穹隆部有直接杀灭滴虫的作用。此药有轻度局部刺激作用，可使阴道分泌物增多。

工作项目三 抗血吸虫病药和抗丝虫病药

一、抗血吸虫病药

我国流行的血吸虫病主要由日本血吸虫引起的。长期以来，锑剂中的酒石酸锑钾是主要的特效药，但其毒性大、疗程长现已少用。目前应用较多的是非锑剂药物吡喹酮。

吡喹酮（praziquantel）

吡喹酮为广谱抗吸虫药，对各种血吸虫有强大的杀灭作用，对其他吸虫，如华支睾吸虫、姜片吸虫、肺吸虫及绦虫等也有效。该药具有高效、低毒、疗程短的优点，且可以口服，是治疗各型血吸虫病的首选药。也可用于治疗各种绦虫感染和其幼虫引起的囊虫病。

不良反应小，服药后可出现腹部不适、腹痛、恶心，以及头痛、头晕、肌束颤动等。少数出现心悸、胸闷、心电图改变等。

二、抗丝虫病药

我国流行的丝虫病是由班氏丝虫和马来丝虫引起的，蚊子是传播媒介。乙胺嗪是目前治疗丝虫病的首选药物。

乙胺嗪（diethylcarbamazine）

乙胺嗪对微丝蚴有效，用药后微丝蚴迅速从病人血液转移到肝微血管中，使之易被吞噬细胞杀灭。对成虫也有毒杀作用，但需较大剂量或较长疗程。

乙胺嗪本身毒性较低而短暂。常见有厌食、恶心、呕吐、头痛、乏力等，通常在几天内均可消失。但因微丝蚴和成虫死亡释出大量异体蛋白引起的过敏反应则较明显，表现为皮疹、淋巴结肿大、血管神经性水肿、畏寒、发热、哮喘及胃肠功能紊乱等，用地塞米松可缓解症状。

工作项目四　抗肠蠕虫药

肠道蠕虫病是常见的寄生虫病，由蛔虫、绦虫、钩虫、蛲虫和鞭虫等感染引起。近年来，高效、低毒的抗肠虫药不断问世，使肠道蠕虫病得到有效地控制和治疗。

阿苯达唑（albendazole）

阿苯达唑别名肠虫清，具有广谱、高效、低毒的特点。阿苯达唑对肠道寄生虫，如线虫类的蛔虫、钩虫、蛲虫、鞭虫，绦虫类的猪肉绦虫、牛肉绦虫等有杀灭作用。广泛地用于驱除蛔虫、钩虫、蛲虫和鞭虫。对肠道外寄生虫病，如棘球蚴病（包虫病）、囊虫症、旋毛虫病等也有较好疗效。

本品不良反应轻微，一般耐受良好。少数人可出现消化道反应和头痛、头晕等，多在数小时内自行缓解。偶有肝功能障碍，停药后可恢复正常。治疗囊虫症和包虫病时，所用剂量较大，疗程长，但也多能耐受，治疗中可能会出现头痛、发热、皮疹、肌肉酸痛等，主要是由猪囊尾蚴解体后释出异体蛋白所致。

甲苯达唑（mebendazole）

甲苯达唑是一高效、广谱抗肠虫药。适用于蛔虫、蛲虫、鞭虫、钩虫、绦虫感染，尤其适合上述蠕虫的混合感染。本品对蛔虫卵、钩虫卵和鞭虫卵及幼虫有杀灭和抑制发育作用，有控制传播的重要意义。

本品口服吸收少，首过效应明显，无明显不良反应。少数病例可见短暂腹痛、腹泻。大剂量时偶见过敏反应、脱发、粒细胞减少等。动物试验有致畸胎作用和胚胎毒作用，故孕妇禁用。2岁以下儿童和对本品过敏者不宜使用。

哌嗪 (piperazine)

哌嗪常用其枸橼酸盐即驱蛔灵，对蛔虫和蛲虫有较强的驱除作用。治疗蛔虫所致的不完全性肠梗阻和早期胆道蛔虫症。副作用小，尤其适合于儿童。

本药副作用少见。大剂量时可出现恶心、呕吐、腹泻等，也可见嗜睡、眩晕、眼球震颤、共济失调等。

噻嘧啶 (pyrantel)

噻嘧啶为一广谱抗肠虫药，对蛔虫、钩虫、蛲虫和绦虫感染均有较好疗效，但对鞭虫无效。主要要用于蛔虫、钩虫、蛲虫和绦虫单独或混合感染。

不良反应轻，偶有胃肠反应，其次为头痛、头晕、发热等。

氯硝柳胺 (niclosamide)

氯硝柳胺也称灭绦灵，对牛肉绦虫、猪肉绦虫、阔节裂头绦虫和短膜壳绦虫感染都有良好疗效，尤以对牛肉绦虫的疗效为佳。猪肉绦虫死亡节片被消化后，释出的虫卵逆流入胃，有引起囊虫症的危险。不良反应少，偶见胃肠不适、腹痛、头晕及皮肤瘙痒等。

 用药知识

氯喹长期大量应用可致角膜浸润，引起视力障碍，应定期进行眼科检查。葡萄糖-6-磷酸脱氢酶缺乏的病人可产生溶血。大剂量或快速静脉给药可致低血压、心脏骤停。有致畸作用，孕妇禁用。

伯氨喹偶可引起粒细胞缺乏，有粒细胞缺乏倾向的急性病人、有蚕豆病史及家族史的病人禁用。有严重肝、肾功能损伤的病人慎用乙胺嘧啶，该药有致畸作用，孕妇禁用。

甲硝唑偶可引起神经系统症状，有中枢神经系统疾病者禁用。肝肾疾病病人应酌情减量。妇女妊娠早期禁用。

抗阿米巴病药的选用主要根据感染部位和类型。急性阿米巴痢疾和肠外阿米巴病首选甲硝唑；而依米丁和氯喹只在甲硝唑无效或禁忌时偶可使用。对于排包囊者肠腔内的小滋养体和阿米巴痢疾急性症状控制后肠腔内残存的小滋养体，则宜选用主要分布于肠腔内的二氯尼特，偶可考虑应用卤化喹啉类、巴龙霉素和四环素等。

常用制剂与用法

磷酸氯喹 片剂：0.075g，0.25g。口服，疟疾：第1日先服1.0g，8h后再服0.5g，第2、3日各0.5g。预防：0.5g/次，1次/周。肠外阿米巴病：0.25g/次，3～4次/d，儿童酌减，3～4周为一疗程，必要时可适当延长疗程。

硫酸奎宁 片剂：0.3g。口服，0.3～0.6g/次，3次/d。

盐酸奎宁 注射剂：0.25g/ml，0.5g/ml，0.25g/10ml。静滴，0.25～0.5g/次。用葡萄糖稀释后缓慢滴注。

青蒿素 片剂：50mg，100mg。口服，成人首剂1g，6～8h后再服0.5g，第2、3日各服0.5g，疗程3日，总量2.5g。栓剂：0.1g，0.2g，0.3g，0.4g，0.6g。直肠给药，一次0.4～0.6g，一日0.8～1.2g。

磷酸伯氨喹 片剂：13.2mg，26.4mg。口服，26.4mg/d，连服14d；或39.6mg/d，连服8d。

乙胺嘧啶 片剂：6.25mg。口服，预防25mg/次，1次/周或50mg/次，1次/2周。抗复发治疗，一次50mg，连服2d。小儿酌减。

甲硝唑　片剂：0.2g。阿米巴病：一次 0.4～0.8g，一日 3 次，5～7d 为一疗程。滴虫病：一次 0.2g，一日 3 次，7d 为一疗程。厌氧菌感染：一次 0.2～0.4g，一日 3 次。注射剂：50mg/10ml，100mg/20ml，500mg/100ml。厌氧菌感染：一次 500mg，静滴，于 20～30min 滴完，8h 一次，7d 为一疗程。小儿一次 7.5mg/kg。

替硝唑　片剂：0.5g。口服，成人 2g/d，儿童每日 50mg/kg，清晨一次，连服 3d。

二氯尼特糠酸酯　片剂：0.25g，0.5g。口服，0.5g/次，3 次/d，连服 10d。

喹碘方　片剂：0.25g。0.25～0.5g/次，3 次/d，连服 10d 为一疗程。

氯碘羟喹　肠溶片剂：0.25g。0.25g/次，3 次/d，共 10d。

双碘喹啉　片剂：0.2g。0.6g/次，3 次/d，共 14～21d。

盐酸依米丁　注射剂：30mg/ml，60mg/ml。肌注或深部皮下注射，每日 0.6～1.0mg/kg，不超过 60mg/d，6d 为一疗程，重复治疗须隔 6 周。

去氢依米丁　射剂：0.03g/ml，0.06g/ml。成人：1～1.5mg/（kg·d），极量 90mg，深部肌肉注射，连用 5d；儿童也按上述方法按体重计算剂量，每 12h 各给半量。重复疗程时宜间隔 30h。

乙酰砷胺（滴维净）　每次 1～2 片塞入阴道穹隆部，1～3 次/d，10～14d 一疗程。

吡喹酮　片剂：0.2g。治疗血吸虫病，口服，每次 10mg/kg，3 次/d。急性血吸虫病连服 4d，慢性血吸虫病连服 2d。

枸橼酸乙胺嗪（海群生）　片剂：50mg，100mg。治疗丝虫病，口服，0.1～0.2g/次，0.3～0.6g/d，7～14d 为一疗程。

阿苯达唑（肠虫清）　片剂：0.1g，0.2g。口服，驱蛔虫、蛲虫、鞭虫：0.4g 顿服。驱钩虫：0.4g/次，10d 后重复给药一次。囊虫症：每日 15～20mg/kg，分 2 次服，10d 为一疗程，间隔 15～20d 再服一疗程。12 岁以下小儿剂量减半。2 岁以下小儿及孕妇禁用。

甲苯达唑　片剂：0.1g。口服，驱蛔虫、蛲虫：0.2g 顿服。驱钩虫、鞭虫 0.1g/次，0.2g/d，连服 3～4d。

枸橼酸哌嗪（驱蛔灵）　片剂：0.25g，0.5g。口服，驱蛔虫：3～3.5g/d，睡前一次服，连服 2d。儿童一次 0.1～0.16g/kg，一日量不超过 3g，连服 2d。驱蛲虫：1.0～1.2g/次，2～2.5g/d，连服 7～10d。儿童每日 60mg/kg，分 2 次，一日量不超过 2g，连用 7～10d。

双羟萘酸噻嘧啶（驱虫灵）　片剂：0.3g。口服，1.2～1.5g/次，1 次/d，小儿每日 30mg/kg，睡前顿服。

氯硝柳胺　片剂：0.5g，口服。猪肉、牛肉绦虫症：清晨空腹服 1g，隔 1h 后再服 1g，2h 后服硫酸镁导泻。治疗短膜壳绦虫：清晨空腹服 2g，隔 1h 后再服 1g，连服 6～8d。

思考与练习

1. 说出氯喹的作用、应用及不良反应。简述抗疟药的选药原则。

2. 肠道寄生虫病如何选药？请简述之。

工作任务三十八　抗恶性肿瘤药

✱学习目标

1. 掌握抗恶性肿瘤药物的主要不良反应和用药注意事项。
2. 熟悉细胞增殖周期和药物作用环节、分类、常用抗恶性肿瘤药物的应用。

恶性肿瘤是严重威胁人类健康的常见病、多发病，目前尚无满意的防治措施。治疗恶性肿瘤的方法仍以手术切除、放射治疗和药物治疗为主，其中药物治疗仍为临床治疗的重要方法。目前临床应用的抗恶性肿瘤药物明显存在选择性低、不良反应多而全身毒性大等缺点。抗肿瘤药物研究的路还很长。

工作项目一　抗恶性肿瘤药物概述

一、细胞增殖周期

细胞从一次分裂结束，到下一次分裂完成，称为细胞增殖周期。肿瘤细胞按其增殖能力可分为如下三类。

1. 增殖期细胞　是肿瘤细胞中不断按指数分裂增殖的细胞，是肿瘤组织发生、发展的根源。此类细胞对抗恶性肿瘤药敏感性较高。增殖期细胞的分裂过程分为四期：G_1 期（DNA 合成前期）、S 期（DNA 合成期）、G_2 期（DNA 合成后期）、M 期（有丝分裂期）。

2. 静止期细胞（G_0 期细胞）　此期的细胞不进行分裂，对抗恶性肿瘤药物不敏感。但一旦增殖期的细胞群被药物杀灭后，此期的细胞即可进入增殖周期中。因此期的细胞对药物的敏感性极低，又可转化为增殖期细胞，所以是肿瘤复发的根源。

3. 无增殖能力细胞群　这类细胞不进行分裂，通过分化、老化最后死亡。

二、抗恶性肿瘤药的作用分类

（一）按细胞增殖周期分类

1. 细胞周期特异性药物　仅选择性杀灭某一期增殖细胞。

（1）主要作用于 S 期的药物　如甲氨蝶呤、氟尿嘧啶等。

（2）主要作用于 M 期的药物　如长春碱、长春新碱等。

2. 细胞周期非特异性药物　本类药物主要杀灭各期增殖细胞和 G_0 期细胞，如烷化剂、抗肿瘤抗生素等。

（二）按药物的作用机制分类

1. 破坏 DNA 结构和功能的药物　　如环磷酰胺、噻替派、白消安等。

2. 影响核酸生物合成的药物　　如氟尿嘧啶、阿糖胞苷、甲氨蝶呤等。

3. 干扰转录过程和阻止 RNA 合成的药物　　如柔红霉素、放线菌素 D 等。

4. 抑制蛋白质合成的药物　　如长春新碱、三尖杉酯碱等。

5. 影响激素平衡的药物　　如肾上腺皮质激素、己烯雌酚、丙酸睾丸酮等。

三、抗恶性肿瘤药物的主要不良反应

抗恶性肿瘤药物选择性低，在抑制和杀灭肿瘤细胞的同时，对正常组织中增殖旺盛的细胞以及功能复杂的组织器官如骨髓、消化道黏膜、肝脏等也同样可能引起不同程度的损害。常见的不良反应如下。

1. 消化道反应　　胃肠道黏膜上皮细胞增殖旺盛，对化疗药物非常敏感，不同程度地出现食欲减退、恶心、呕吐、腹痛、腹泻，严重的发生出血甚至穿孔。用药前，应选择高热量、高蛋白的饮食；用药期间宜选择易消化、刺激性小、纤维素高的饮食，并注意观察呕吐物及大便情况。反应严重的可酌情使用镇吐药，采取输液等措施。

还可引起口腔黏膜的充血、水肿、炎症及坏死。化疗期间要保持口腔清洁，采用消毒液漱口。进食困难者，给予局麻药含漱、止痛等措施。

2. 骨髓抑制　　是绝大多数抗肿瘤药物最严重的不良反应，表现为白细胞、血小板、红细胞减少，导致出血、贫血、感染，严重的可发生再生障碍性贫血。用药期间应定期检查血象。在化疗期间应预防感染和出血，防止意外损伤，备好各种抢救措施。

3. 肝脏损害　　表现为肝区疼痛、肝脏肿大、黄疸，严重的引起肝硬化及凝血功能障碍。用药期间应注意病人有无黄疸、肝脏肿大等情况出现。用药前和用药中应检查肝脏功能。

4. 肾脏损害　　可出现血尿、蛋白尿、管型尿甚至肾功能衰竭。化疗期间应大量饮水，每天尿量保持在 2 000～3 000ml 以上，并定期检查肾功能。

5. 抑制机体的免疫功能　　长期大量使用可降低机体的免疫功能，易诱发感染。

6. 其他　　可引起脱发、心肌毒性、听力损害、肺纤维化、出血性膀胱炎，也可引起致癌、致畸反应。应定期做肺功能和心电图监测。

四、抗肿瘤药物的用药注意事项

为充分发挥抗肿瘤药物的疗效，最低限度地减少化疗过程中出现的毒性反应，科学有效的护理方法就显得至关重要。

1. 用药前的指导　　医护人员在病人化疗前应向其详细地讲解病情、治疗方案、治疗的效果和可能发生的不良反应，帮助病人消除对化疗的恐惧感，增强抗癌的信心，用积极的态度配合治疗，以保证化疗过程的顺利进行。

2. 保护好血管　　大多数抗肿瘤药物对血管具有明显的刺激性，如药液外漏可引起炎症、溃疡甚至组织坏死。同一处血管反复用药可致静脉炎。静脉注射时，一般由血管的远端向近端、由背侧向内侧、左右臂交替穿刺，避免多次穿刺同一部位。药物应充分稀释，缓慢给药。若出现药液外漏，立即注射生理盐水并配以相应的解毒剂，24 小时内给以冷敷然后进行热敷。疼痛严重的可用普鲁卡因进行封闭治疗。

3. 做好病室管理工作 病室应做到通风良好、安静、舒适，避免不良刺激，做好卫生和消毒隔离工作。

工作项目二 常用的抗恶性肿瘤药物

一、破坏 DNA 结构和功能的药物

（一）烷化剂

具有活泼的烷化基团，能与细胞中 DNA 或蛋白质中的氨基、巯基、羟基和磷酸基等起烷化作用，造成 DNA 结构和功能的损害，重者可致细胞死亡，属细胞周期非特异性药物。

烷化剂的缺点是对肿瘤细胞的选择性不高，在抑制肿瘤细胞的同时，对生长较快的正常组织也有损害，毒性较大。

环磷酰胺 （cyclophosphamide，CTX）

【作用及用途】

1. 抗肿瘤作用 本药是目前广泛应用的烷化剂，在体外无活性，在肿瘤细胞内分解出有活性的磷酰胺氮芥，可与肿瘤细胞的 DNA 起烷化作用，损伤 DNA 的结构和功能，从而抑制各期肿瘤细胞的生长繁殖。环磷酰胺抗癌谱较广，对恶性淋巴瘤疗效显著，对多发性骨髓瘤、急性淋巴细胞白血病、卵巢癌、乳腺癌等也有效。

2. 抑制免疫功能 能抑制 T 淋巴细胞及 B 淋巴细胞的功能。作为免疫抑制药用于某些自身免疫性疾病及器官移植后排斥反应的治疗等。

【不良反应】 骨髓抑制较重，可出现白细胞减少、血小板减少。胃肠反应较轻，表现为恶心、呕吐等。大剂量用药可引起出血性膀胱炎，表现为血尿、蛋白尿，用药期间应注意观察小便困难和出血情况，鼓励病人多饮水。脱发发生率较其他烷化剂高 30%～60%，多发生于服药 3～4 周后。过量可出现心肌损害、肾功能受损等。

氮芥 （chlormethine）

是最早应用的烷化剂，选择性低，局部刺激性强，必须静脉注射。作用迅速而短暂（数分钟），但对骨髓等抑制的后果却较久。目前主要利用其速效的特点，主要用于霍奇金病和其他淋巴瘤及肺癌。可有恶心、呕吐、眩晕、视力减退、脱发、黄疸、月经失调和皮疹等不良反应。

噻替派 （thiotepa，TSPA）

噻替派抗癌谱广，对各期肿瘤细胞均有杀灭作用。主要用于乳腺癌、卵巢癌、肝癌、恶性黑色素瘤和膀胱癌等。主要不良反应是骨髓抑制，可引起白细胞和血小板减少，胃肠道反应少见。本药在酸中不稳定，故不能口服。因局部刺激小，可作静脉注射、肌肉注射。

白消安 （busulfan，马利兰）

小剂量即可明显抑制粒细胞生成。对慢性粒细胞白血病疗效显著，对慢性粒细胞白血病急性病变及急性白血病无效。主要的毒性是骨髓抑制和胃肠道反应。久用可致闭经或睾丸萎缩，偶见出血、再生障碍性贫血及肺纤维化等严重反应。急性白血病、再生障碍性贫血或其他出血性疾病病人禁用。

（二）抗生素类

丝裂霉素（mitomycin ，MMC）

丝裂霉素能与 DNA 的双链交叉联结，可抑制 DNA 复制，也能使部分 DNA 断裂。抗癌谱广，用于胃癌、肺癌、乳腺癌、慢性粒细胞白血病、恶性淋巴瘤等。

不良反应主要为骨髓抑制，以白细胞和血小板下降最明显。也常有恶心、呕吐、腹泻等症状。偶见心、肝、肾毒性。注射局部刺激性大，禁漏出血管外。

博来霉素（bleomycin，BLM）

能使氧分子转成氧自由基，从而使 DNA 单链断裂，阻止 DNA 复制，干扰细胞分裂增殖。属细胞周期非特异性药物，对 G_2 期细胞较强。主要用于鳞状上皮癌（头、颈、口腔、食管、阴茎、外阴、宫颈等）。也用于淋巴瘤的联合治疗。

不良反应有发热、脱发等。肺毒性是最严重的不良反应，可引起间质性肺炎或肺纤维化，与剂量有关。用药期间应做胸部 X 线检查，一旦发现肺炎样病变，立即停药，给予地塞米松等治疗。

（三）顺铂及卡铂

顺铂（cisplatin）

顺铂即顺氯氨铂，进入体内后，先将所含氯解离，然后与 DNA 链上的碱基形成交叉联结，从而破坏 DNA 的结构和功能。属细胞周期非特异性药物。顺铂抗癌谱广，对非精原细胞性睾丸瘤最有效，对头颈部鳞状细胞癌、卵巢癌、肺癌、淋巴瘤、膀胱癌等也有效。

主要不良反应有消化道反应。剂量过大可致听力减退，儿童和听力不好者慎用。也可损伤肾小管，用药期间应多饮水，每天尿量保持在 2 000～3 000ml。

卡铂（carboplatin）

卡铂又名碳铂，为第二代铂类化合物，抗癌作用与顺铂相似，但抗恶性肿瘤活性较强，毒性较低。主要用于治疗小细胞肺癌、头颈部鳞癌、卵巢癌和睾丸癌等。主要不良反应是骨髓抑制。

二、干扰核酸生物合成的药物

本类药物又称抗代谢药，是模拟正常代谢物质，如叶酸、嘌呤碱、嘧啶碱等，与有关代谢物质发生特异性的拮抗作用，从而干扰核酸的代谢，尤其是 DNA 的生物合成，阻止肿瘤细胞的分裂增殖。他们是细胞周期特异性药物，主要作用于 S 期。

甲氨蝶呤（methotrexate，MTX）

甲氨蝶呤化学结构与叶酸相似，是抗叶酸药。甲氨蝶呤对二氢叶酸还原酶有强大而持久的抑制作用，使四氢叶酸合成减少，脱氧胸苷酸（dTMP）合成受阻，影响 DNA 合成；MTX 也可阻止嘌呤核苷酸的合成，故能干扰 RNA 和蛋白质的合成。主要用于治疗儿童急性白血病和绒毛膜上皮癌。也可用于乳腺癌、卵巢癌等。

常见有消化道反应，可出现口腔炎、胃炎、腹泻、便血。骨髓抑制最为突出，可致白细胞、血小板减少以至全血下降。也有脱发、皮炎等。孕妇可致畸胎、死胎。大剂量长期用药可致肝、肾损害。用药期间应严格监测血象及肝肾功能。

氟尿嘧啶（fluorouracil，5-FU）

氟尿嘧啶为抗嘧啶药，在细胞内转变为 5-氟尿嘧啶脱氧核苷酸（5F-dUMP）而抑制脱氧胸苷酸合成酶，阻止脱氧尿苷酸（dUMP）甲基化转变为脱氧胸苷酸（dTMP），从而影响 DNA 的合成。另外，5-FU 在体内转化为 5-氟尿嘧啶核苷后，也能掺入 RNA 中干扰蛋白质合成，故对其他各期细胞也有作用。

对多种肿瘤有效，特别是对消化道癌症（食管癌、胃癌、肠癌、胰腺癌、肝癌）和乳腺癌疗效较好；对卵巢癌、宫颈癌、绒毛膜上皮癌、膀胱癌等也有效。

不良反应主要为胃肠道反应，出现血性腹泻应立即停药。另外骨髓抑制、脱发、皮肤色素沉着、共济失调等也有发生。因刺激性大可致静脉炎。长期全身给药可见"手足综合征"，表现为手掌和足底红斑和脱屑。偶见肝、肾功能损害。

巯嘌呤 （mercaptopurine，6-MP）

巯嘌呤为抗嘌呤药，阻止肌苷酸转变为腺苷酸和鸟苷酸，干扰嘌呤代谢，阻碍核酸合成，对 S 期细胞作用最为显著。对儿童急性淋巴细胞白血病疗效较好，因起效慢，多作维持治疗。大剂量治疗绒毛膜上皮癌有较好疗效。常见胃肠道反应和骨髓抑制，少数病人可出现黄疸和肝功能障碍。

阿糖胞苷 （cytarabine，Ara-C）

阿糖胞苷在体内经脱氧胞苷激酶催化成二或三磷酸胞苷，进而抑制 DNA 多聚酶的活性而影响 DNA 合成；也可掺入 DNA 中干扰其复制，使细胞死亡。主要用于治疗成人急性粒细胞性白血病或单核细胞白血病。骨髓抑制严重，可引起白细胞及血小板减少。久用后胃肠道反应明显。静脉注射可致静脉炎。对肝功能有一定影响，出现转氨酶升高。应密切监测血象和肝功能。

羟基脲 （hydroxyurea，HU）

羟基脲能抑制核苷酸还原酶，阻止胞苷酸转变为脱氧胞苷酸，从而抑制 DNA 的合成。他能选择性地作用于 S 期细胞。对慢性粒细胞白血病有显著疗效，对黑色素瘤也有暂时缓解作用。主要毒性为骨髓抑制，也有胃肠道反应。可致畸胎，孕妇禁用。

三、干扰转录过程和阻止 RNA 合成的药物

放线菌素 D （dactinomycin D）

放线菌素 D 是多肽类抗生素，能嵌入到 DNA 双螺旋中相邻的鸟嘌呤和胞嘧啶（G-C）碱基对之间，与 DNA 结合成复合体，阻碍 RNA 多聚酶的功能，阻止 RNA 特别是 mRNA 的合成，从而妨碍蛋白质合成而抑制肿瘤细胞生长。属细胞周期非特异性药物，但对 G_1 期作用较强，且可阻止 G_1 向 S 期的转变。抗癌谱较窄，对恶性葡萄胎、绒毛膜上皮癌、霍奇金病、肾母细胞瘤、横纹肌肉瘤及神经母细胞瘤等的疗效较好。

常见有消化道反应如恶心、呕吐、口腔炎等。骨髓抑制先是血小板减少，后即出现全血细胞减少。局部刺激较强，可致疼痛和脉管炎，不能漏出血管外。也可致脱发、皮炎、畸胎等。

多柔比星 （doxorubicin）

多柔比星能嵌入 DNA 碱基对之间，阻止 RNA 转录过程，抑制 RNA 合成，也阻止 DNA 复制。属细胞周期非特异性药物，S 期细胞对他更为敏感。抗癌谱广，疗效高，主要用于对常用抗恶性肿瘤药耐药的急性淋巴细胞白血病或粒细胞白血病、恶性淋巴瘤、乳腺癌、卵巢癌、小细胞肺癌、胃癌、肝癌及膀胱癌等。最严重的毒性是引起心肌退行性病变和

心肌间质水肿，用药期间应做心电图监护。此外，还有骨髓抑制、消化道反应、脱发等。

柔红霉素（daunorubicin）

柔红霉素又称正定霉素，能嵌入 DNA 碱基对中，破坏 DNA 的模板功能，阻止转录过程而抑制 DNA 及 RNA 的合成。主要用于急性淋巴细胞白血病和急懂粒细胞白血病。主要毒性为骨髓抑制、消化道反应和心脏毒性等。

四、抑制蛋白质合成的药物

长春碱类

主要有长春碱（vinblastine，VLB）及长春新碱（vincristine，VCR），两药均与细胞分裂中期形成的纺锤丝微管蛋白结合使其变性，抑制细胞有丝分裂。属细胞周期特异性药物，作用于 M 期。对有丝分裂的抑制作用，VLB 较 VCR 强，但后者的作用不可逆。VLB 主要用于急性白血病、恶性淋巴瘤及绒毛膜上皮癌的治疗。VCR 对儿童急性淋巴细胞白血病疗效较好，起效较快，常与强的松合用。

VLB 可引起骨髓抑制如白细胞、血小板减少；也有脱发、恶心等；偶有外周神经症状。VCR 对骨髓抑制不明显，而对外周神经的损害较重，表现为四肢麻木、腱反射迟钝或消失、外周神经炎等。两药刺激性大，静脉注射可致血栓性静脉炎，切勿漏出血管外。

三尖杉酯碱（harringtonine）和高三尖杉酯碱（homoharringtonine）

通过抑制蛋白质合成的起步阶段，并使核蛋白体分解，释出新生肽链，从而抑制肿瘤细胞的蛋白质合成，但对 mRNA 或 tRNA 与核蛋白体的结合并无抑制作用。属细胞周期非特异性药物，对 S 期作用明显。对急性粒细胞白血病疗效较好，也可用于急性单核细胞白血病。不良反应有骨髓抑制、胃肠道反应，偶有心脏毒性等。

门冬酰胺酶（asparaginase）

门冬酰胺是重要的氨基酸，某些肿瘤细胞不能自己合成，需从细胞外摄取。门冬酰胺酶可将血清门冬酰胺水解而使肿瘤细胞缺乏门冬酰胺供应，生长受到抑制。而正常细胞能合成门冬酰胺，受影响较少。主要用于急性淋巴细胞白血病，单用作用不持久，易产生耐药，常与其他药物合用。常见的不良反应有胃肠道反应，偶见过敏反应，应作皮试。

五、影响激素平衡的药物

某些肿瘤如乳腺癌、前列腺癌、甲状腺癌、宫颈癌、卵巢肿瘤及睾丸肿瘤等均与相应的激素失调有关，因此应用某些激素或其拮抗药改变失调状态，可以抑制这些肿瘤生长，且无骨髓抑制等不良反应。但激素作用广泛，使用不当对机体也有不良影响。

糖皮质激素

糖皮质激素能抑制淋巴组织，使淋巴细胞溶解，从而血液中淋巴细胞迅速减少。对急性淋巴细胞白血病及恶性淋巴瘤的疗效较好，显效快但短暂，且易产生耐药性；对慢性淋巴细胞白血病除减少淋巴细胞数目外，还可降低血液系统并发症的发生率或使之缓解。对其他癌无效，而且可能因抑制免疫功能而助长恶性肿瘤的扩散。仅在恶性肿瘤引起发热不退、毒血症状明显时可少量短期应用以改善症状（应合用抗癌药及抗菌药）。常用的药物有泼尼松、泼尼松龙等。

雌激素

临床常用的是己烯雌酚，可直接对抗雄激素对前列腺及癌组织的促进作用，还可抑制下丘脑及垂体，减少垂体促间质激素的分泌，从而减少雄激素的分泌。主要用于前列腺癌的治疗，还可用于绝经期乳腺癌的治疗。副作用有恶心、呕吐、水肿及高钙血症等。

雄激素

雄激素常用的有丙酸睾丸酮和二甲基睾丸酮，可抑制垂体前叶促卵泡激素的分泌，减少雌激素的生成，还可对抗催乳素对肿瘤的促进作用，不利于乳腺癌生长。主要用于晚期乳腺癌，尤其是骨转移者疗效较好。不良反应有恶心、水肿、男性化及高钙血症等。

他莫西芬（tamoxifen，TAM）

他莫西芬为抗雌激素药，能与雌激素竞争雌激素受体，阻断雌激素对癌组织的促进作用，抑制肿瘤细胞的生长。用于治疗晚期乳腺癌，雌激素受体阳性的病人疗效较好。常见的不良反应有面部发红、恶心、水肿、白细胞和血小板减少等。

工作项目三　抗恶性肿瘤药物的应用原则

目前常用的抗肿瘤药物普遍存在的问题是毒性大，疗效低。在临床应用中，为提高药物的疗效，延缓耐药性的产生，减少不良反应的出现，抗肿瘤药物应做到正确、合理地用药。

一、大剂量间歇疗法

对早期、健康状况较好的肿瘤病人，通常采用机体能耐受的最大剂量间歇给药。环磷酰胺、多柔比星、甲氨蝶呤等均采用此法给药。此种疗法的好处如下。

1. 大剂量一次给药所杀灭的肿瘤细胞远远超过该量分次用药杀灭细胞数量的总和，并可诱导 G_0 期细胞进入增殖期而被杀灭，减少肿瘤的复发。

2. 间歇给药有利于机体的造血和免疫功能的修复，可提高机体的抗癌能力。

3. 大剂量间歇给药可降低肿瘤细胞因小剂量多次给药所诱导产生的耐药性。

二、序贯疗法

是指几种抗恶性肿瘤药物按一定的顺序，先后使用的治疗方法。

1. 增长缓慢的实体瘤　G_0 期细胞较多，一般先用细胞周期非特异性药物，杀灭增殖期细胞及部分 G_0 期细胞，使瘤体缩小而驱动 G_0 期细胞进入增殖周期，继而用细胞周期特异性药物杀灭之。

2. 增长较快的肿瘤　先用作用于 S 期或 M 期的细胞周期特异性药物，使大量处于增殖周期的肿瘤细胞被杀灭，以后再用细胞周期非特异性药物杀灭其他各期细胞。

3. 同步化疗法　是指先用细胞周期特异性药物，将肿瘤细胞阻滞于某时相，待药物作用消失后，肿瘤细胞即同步进入下一时相，再用作用于后一时相的药物进行治疗。

三、联合疗法

1. 作用机制不同的抗肿瘤药合用可增强疗效，如甲氨蝶呤和巯嘌呤的合用。

2. 作用于细胞增殖周期中不同时期的药物联合应用，可分别杀灭各期肿瘤细胞，如环鳞酰胺、氟尿嘧啶与长春新碱的合用。

3. 主要毒性不同的抗肿瘤药物合用，可提高疗效且毒性不会相应增加。多数抗肿瘤药均可抑制骨髓，而泼尼松、长春新碱、博来霉素的骨髓抑制作用较轻，可合用以降低毒性并提高疗效。

 用药知识

　　肿瘤化疗时，应积极预防和处理各种药物毒性反应。若出现下列情况应在医生的指导下停药观察，并采取积极的对症治疗措施：①呕吐严重而频繁，明显影响进食，护理中应适当安排给药时间，宜饭后给药；②腹泻超过每日 5 次或出现血性腹泻应注意纠正水与电解质、酸碱平衡紊乱；③病人身体一般状况迅速恶化，出现恶病质，应预防各种感染；④监测心、肝、肾损害和出血性膀胱炎、肺脏损害等；⑤血象改变：白细胞＜ 3×10^9/L 或血小板＜ 50×10^9/L 应防治出血。

　　在化疗时给病人带上冰帽，使头皮冷却，局部血管痉挛，减少药物到达毛囊而减少脱发。

常用制剂与用法

环磷酰胺　片剂：50mg。口服，50～100mg/d，2～3 次/d。一疗程总量 10～15g。粉针剂：100mg，200mg。临用前，加氯化钠注射液溶解后，立即静注 0.2g/次，每日或隔日 1 次，一疗程总量 8～10g。大剂量冲击疗法为 0.6～0.8g/次，每周 1 次，8g 为一疗程。

盐酸氮芥　粉针剂：5mg，10mg。静注，每次 0.1mg/kg，一次量不超过 8mg，每日或隔日 1 次，4～6d 为一疗程，必要时间隔 4 周进行第 2 疗程。

噻替哌　注射剂：10mg/ml。临用前用注射用水稀释后使用。肌内或静注，10mg/次，1 次/d，一疗程总量 200mg。腔内注射，15～40mg/次，1 次/周，3～4 周为一疗程。肿瘤内注射，5～10mg/次。稀释后如发现混浊，即不可使用。用药期间应严格检查血象。

白消安　片剂：0.5mg，2mg。口服，2～8mg/d，分 3 次服用，有效后用维持量，0.5～2mg/d，1 次/d。用药期间应严格检查血象。

丝裂霉素　注射剂：2mg。静脉注射，2mg/d，或 10mg/次，每周 1 次。总量 60mg 为一疗程。

博来霉素　粉针剂：8mg。静注或肌注，15～30mg/次，每日或隔日 1 次，总量 450mg。

顺铂　粉针剂：10mg，20mg，30mg。静脉注射，20mg/次，每日或隔日 1 次，一疗程总量 100mg。用药期间应严格检查血象，并注意对听力的影响。

卡铂　注射剂：100mg。60～80mg/m²，溶于葡萄糖液中，静脉滴注。1 次/d，5 次为一疗程。4 周重复 1 次。

甲氨蝶呤　片剂：2.5mg。治疗白血病：口服，成人 5～10mg/次，4 岁以上 5mg/次，4 岁以下 2.5mg/次，每周 2 次，总量为 50～150mg。绒毛膜上皮癌：静脉滴注，每日 10～20mg，5～10 次为一疗程。头颈部癌：动脉连续滴注，5～10mg/d，连用 5～10d。鞘内注射：5～15/mg 次，每周 1～2 次。

氟尿嘧啶　注射剂：0.25g。静脉注射，每日 10～12mg/kg，连用 3～5d 后改为隔日 5～6mg/kg，总量 5～10g 为一疗程。必要时间隔 1～2 个月开始第二个疗程。

巯嘌呤　片剂：25mg，50mg。白血病：每日 1.5～2.5mg/kg，分 2～3 次口服，疾病缓解后用原量 1/3～1/2 维持。绒毛膜上皮癌：每日 6.0～6.5mg/kg，10d 为一疗程。

盐酸阿糖胞苷　粉针剂：50mg，100mg。静脉注射或静脉滴注，每日 1～3mg/kg，10～14d 为一疗程。鞘内注射，25mg/次，每周 2～3 次，连用 3 次，6 周后重复应用。

羟基脲 胶囊剂：400mg。每日 20～40mg/kg，分次口服，或每 3d 量 60～80mg/kg，4～6 周为一疗程。

放线菌素 D 注射剂：200μg。静脉注射，200μg/d，10～14d 为一疗程。

多柔比星 注射剂：10mg。按体表面积静注 30mg/m²，连服 2d，间隔 3 周后可重复应用。60～75 mg/m²，每 3 周应用 1 次。或 30mg/m² 连用 3d，间隔 4 周可再用。最大总量 650mg/m²。

柔红霉素 注射剂：10mg，20mg。静脉注射或静脉滴注，开始每日 0.2mg/kg，增至每日 0.4mg/kg，每日或隔 1 次，3～5 次为一疗程，间隔 5～7d 再给下一个疗程，最大总量为 600mg/m²。

长春碱 粉针剂：10mg。临用前加氯化钠注射液溶解，静注 10mg/次，一周一次。一疗程总量 60～80mg。注射时防止药液外漏，应严格检查血象。

长春新碱 粉针剂：1mg。静脉注射，每次 0.02mg/kg，每周 1 次，总量 20～30mg 为一疗程。

三尖杉酯碱 注射剂：1mg/ml，2mg/2ml。静脉滴注，每日 0.1～0.2mg/kg，7d 为一疗程，停 2 周后再用。

高三尖杉酯碱 注射剂：1mg/ml，2mg/2ml。稀释后缓慢静滴，1～4mg/d，4～6d 为一疗程，间隔 1～2 周重复用药。心律失常、器质性心脏病、肝肾功能不全病人慎用。

L-门冬酰胺酶 注射剂：1 000U，2 000U。肌内或静脉注射，20～200U/（kg·次），每日或隔日一次，10～20 次为一疗程。用药前皮内注射 10～50U 作过敏试验，观察 3h。

他莫西芬 片剂：10mg。一次 10～20mg，一日 3 次。

思考与练习

1. 抗恶性肿瘤药常见的不良反应有哪些？用药过程中有何注意事项？
2. 简述抗恶性肿瘤药的用药原则。

工作任务三十九　影响免疫功能的药物

❋学习目标

1. 了解常用免疫抑制剂环孢素、肾上腺皮质激素等药物的特点及不良反应的防治。
2. 了解常用免疫增强药的特点及应用。

免疫系统包括参与免疫反应的各种细胞、组织和器官，如胸腺、淋巴结、脾、扁桃体及分布在全身体液和组织中的淋巴细胞和浆细胞。这些组分及其正常功能是机体免疫功能的基本保证，任何一方面的缺陷都将导致免疫功能障碍，丧失抵抗感染能力或形成免疫性疾病。

机体免疫系统在抗原刺激下所发生的一系列变化称为免疫反应，可分为以下三期。

1. 感应期　为处理和识别抗原的阶段；先由巨噬细胞吞噬和处理，在胞浆内降解、消化之，暴露出活性部位而与巨噬细胞 mRNA 结合形成复合体，使 T、B 细胞得以识别。

2. 增殖分化期　抗原-mRNA 复合体能刺激 B 或 T 细胞，使其转化为免疫母细胞并进行增殖。B 细胞增殖分化为浆细胞，可合成多种免疫球蛋白 IgG、IgM、IgA、IgD、IgE 等抗体。T 细胞增殖分化为致敏小淋巴细胞，分别对相应抗原起特异作用。

3. 效应期　致敏小淋巴细胞或抗体再次与抗原相反应，产生细胞免疫或体液免疫效应。致敏小淋巴细胞再受抗原刺激时，可有直接杀伤作用或释放淋巴毒素、炎症因子等免疫活性物质，使抗原所在细胞破坏或发生异体器官移植的排异反应等。这称为细胞免疫。抗原与抗体结合，直接或在补体协同下破坏抗原的过程称为体液免疫。不论细胞免疫或体液免疫，其最终效果都是消除抗原，保护机体。

影响免疫功能的药物有两类：免疫抑制药，能抑制免疫活性过强者的免疫反应；免疫增强药，能扶持免疫功能低下者的免疫功能。

工作项目一　免疫抑制药

免疫抑制药都缺乏选择性和特异性，对正常和异常的免疫反应均呈抑制作用。故长期应用后，除了各药的特有毒性外，尚易出现降低机体抵抗力而诱发感染、肿瘤发生率增加及影响生殖系统功能等不良反应。临床常用的免疫抑制药有环孢素、肾上腺皮质激素类、烷化剂和抗代谢药等。

环孢素（ciclosporin，CsA）

可选择地抑制 T 淋巴细胞活化初期，而不影响机体的一般防御能力。临床上主要用于防止异体器官或骨髓移植时排异等不利的免疫反应，常和糖皮质激素合用。其毒性反应主要在肝与肾，在应用过程中宜监测肝、肾功能。

肾上腺皮质激素类

常用的有泼尼松、泼尼松龙、地塞米松等。它们对免疫反应的许多环节均有影响。主要是抑制巨噬细胞对抗原的吞噬和处理；也阻碍淋巴细胞 DNA 合成和有丝分裂，破坏淋巴细胞，使外周淋巴细胞数明显减少，并损伤浆细胞，从而抑制细胞免疫反应和体液免疫反应，缓解变态反应对人体的损害。

烷化剂

常用的有环磷酰胺、白消安、噻替派等。它们能选择性地抑制 B 淋巴细胞，大剂量也能抑制 T 淋巴细胞。还可抑制免疫母细胞，从而阻断体液免疫和细胞免疫反应。环磷酰胺作用明显，副作用较小，且可口服，故常用。

抗代谢药类

常用 6-硫嘌呤与硫唑嘌呤（azathioprine）。它们主要抑制 DNA、RNA 和蛋白质合成。硫唑嘌呤的毒性较小，故较常用。本类药物对 T 细胞的抑制较明显，并可抑制两类母细胞，故兼能抑制细胞免疫和体液免疫反应，但不抑制巨噬细胞的吞噬功能。用于肾移植的排异反应和自体免疫性疾病如类风湿性关节炎和全身性红斑狼疮等。

抗淋巴细胞球蛋白（antilymphocyte globulin，ALG）

是直接抗淋巴细胞的抗体，现已能用单克隆抗体技术生产，特异性高，安全性好。它可与淋巴细胞结合，在补体的共同作用下，使淋巴细胞裂解。可用于器官移植的排斥反应，多在其他免疫抑制药无效时应用。

工作项目二 免疫增强药

又称免疫调节药，因大多数免疫增强药能使过高的或过低的免疫功能调节到正常水平，临床主要用其免疫增强作用，治疗免疫缺陷疾病、慢性感染和作为肿瘤的辅助治疗。

左旋咪唑（levamisole）

有免疫增强作用，能使受抑制的巨噬细胞和 T 细胞功能恢复正常。主要用于免疫功能低下者，恢复免疫功能后，可增强机体的抗病能力。肺癌手术合用左旋咪唑可延长无瘤期，减低复发率及肿瘤死亡率。对鳞癌较好，可减少远处转移。多种自身免疫性疾病，如类风湿性关节炎、红斑性狼疮等用药后均可得到改善。其不良反应不严重，可有胃肠道症状、头痛、出汗、全身不适等。少数病人有白细胞及血小板减少，停药后可恢复。

白细胞介素-2（interleukin-2，IL-2）

又名 T 细胞生长因子，为 T 细胞分化增殖所需的调控因子，对 B 细胞、自然杀伤（NK）细胞、抗体依赖性杀伤细胞和淋巴因子激活的杀伤（LAK）细胞等均可促进其分化增殖。他在抗恶性肿瘤、免疫缺陷病和自身免疫性疾病的治疗和诊断方面有潜在的重要意义。

干扰素（interferon，IFN）

是一类糖蛋白，它具有高度的种属特异性，故动物 IFN 对人无效。干扰素具有抗病毒、抑制细胞增殖、调节免疫及抗肿瘤作用。其免疫调节作用在小剂量时对细胞免疫和体液免疫都有增强作用，大剂量则产生抑制作用。在抗病毒方面，它是一个广谱抗病毒药，其机制可能是作用于蛋白质合成阶段，临床可用于病毒感染性疾病，如疱疹性角膜炎、病毒性眼病、带状疱疹等皮肤疾病、慢性乙型肝炎等。

常见的不良反应有发热和白细胞减少等，少数病人快速静注时可出现血压下降。

转移因子 （transfer factor，TF）

它可将供体细胞免疫信息转移给受者的淋巴细胞，使之转化、增殖、分化为致敏淋巴细胞，从而获得供体样的免疫力。由此获得的免疫力较持久。主要用于原发性或继发性细胞免疫缺陷的补充治疗。还试用于慢性感染及恶性肿瘤等。

胸腺素 （thymosin，胸腺肽）

可促进 T 细胞分化成熟，即诱导前 T 细胞（淋巴干细胞）转变为 T 细胞，并进一步分化成熟为具有特殊功能的 T 细胞亚群。临床主要用于细胞免疫缺陷的疾病，某些自身免疫和晚期肿瘤。除少数过敏反应外，一般无严重不良反应。

 用药知识

　　注意药物的相互作用：如环孢素与头孢菌素、氨基糖苷类抗生素、泼尼松等合用可增加后者血药浓度而增强疗效及毒性。与苯巴比妥等合用可降低环孢素的疗效。

　　注意生物制剂及其特殊性药品的正确使用及保存，不要过度振荡。

　　加强用药过程的监护，注意过敏反应的出现。胸腺素、环孢素、抗淋巴细胞球蛋白易引起过敏反应，使用期间准备好过敏反应的抢救措施，一旦发生，及时使用肾上腺素、抗过敏药及采取吸氧、使用心肺机等措施进行抢救。毒性反应发生时，根据反应严重程度停药或减量，并进行饮食配合及相关措施的处理等。

常用制剂与用法

环孢素　口服液：100mg/50ml。一日 10～15mg/kg，于器官移植前 3h 开始应用并持续 1～2 周，然后逐渐减至维持量 5～10mg/kg，静脉滴注时可将 50mg 以生理盐水或 5％葡萄糖注射液 200ml 稀释后于 2～6h 内缓慢点滴，剂量为口服剂量的 1/3。

硫唑嘌呤　片剂：50mg，100mg。每日 1～4mg/kg，一般 100mg/d，可连用数月。用于器官移植，每日 2～5mg/kg，维持量，每日 0.6～3mg/kg。

盐酸左旋咪唑　片剂：25mg，50mg。治疗肿瘤，50mg/次，3 次/d，每 2 周用药 3d 或每周用药 2d。自身免疫性疾病，2～3 次/d，50mg/次，连续用药。

转移因子　注射剂：2ml/安瓿。肌肉注射，每次 2ml，1～2 次/周。

胸腺素　注射剂：2mg/2ml，5mg/2ml。肌注，2～10mg/次，每日或隔日 1 次。用于幼儿胸腺发育不全，每日 1mg/kg，症状改善后为每周 1mg/kg，作长期替代治疗。

思考与练习

1. 影响免疫功能的药物有哪几类？每类常用药有哪些？
2. 左旋咪唑的临床应用有哪些？

（模块七编者：王　伟）

工作模块八

特殊解毒药

工作任务四十　解　毒　药

❋学习目标

1. 掌握有机磷中毒机制、症状、解救方法。

2. 熟悉金属、类金属中毒解毒药的应用；熟悉氰化物的中毒原理及其解救药的应用；熟悉抗蛇毒药的应用。

解毒药是能解除毒物对机体毒害作用的药物。根据解毒机制不同将解毒药分为：药理性解毒药，如二巯丁二酸钠等；化学性解毒药，如高锰酸钾、维生素 C 等；物理性解毒药，如淀粉、药用炭、鞣酸等。药理性解毒药也称特殊性解毒药，对毒物的解毒作用有高度专一性，能发挥对因治疗的作用，应用时针对性强、疗效高，在中毒急救中具有重要意义。

工作项目一　有机磷酸酯类中毒的解救

在农药的应用中，以有机磷农药的用途最广，用量最大。在农药的生产、使用、装卸、运输、保管过程中，若不注意防护，可通过呼吸道、消化道、皮肤和黏膜等途径侵入人体而引起中毒。误服或自杀也是农药中毒的又一原因。常用的有机磷农药有敌敌畏、乐果、棉安磷、敌百虫、对硫磷、内吸磷等。

一、中毒机制

有机磷可经呼吸道、消化道及皮肤黏膜侵入人体引起急性中毒，它属于难逆性抗胆碱酯酶药，与可逆性抗胆碱酯酶药新斯的明相似，只是与胆碱酯酶（ChE）的结合更为牢固，致使 ChE 失去水解乙酰胆碱的能力，导致体内乙酰胆碱堆积，使机体功能失常，引起一系列中毒症状。如果中毒时间过久，ChE "老化"，即使用胆碱酯酶复活剂也难以使 ChE 活化，必须等待新生的 ChE 出现，才能恢复正常的生理功能，所以急性中毒时应迅速抢救。

二、中毒症状

由于本类药物影响乙酰胆碱的消除，而作为神经递质的乙酰胆碱的作用又极其广泛，故有机磷农药的中毒症状表现多样化。

1. 轻度中毒　以 M 样症状为主。ChE 被抑制达 30％，症状为：瞳孔缩小、视力模糊、恶心、呕吐、腹痛、腹泻、腺体分泌增加和支气管痉挛，引起呼吸困难，严重者出现肺水肿、大小便失禁、血压下降及心动过缓。

2. 中度中毒 可同时伴有 M 样症状和 N 样症状。ChE 被抑制达 50％，N 样症状为：肌肉震颤、抽搐。严重者出现肌无力甚至麻痹，心动过速，血压先升高后下降。

3. 重度中毒 除 M 样和 N 样症状以外，还出现中枢神经系统症状。ChE 被抑制达 70％，中枢症状为：有机磷可抑制脑内胆碱酯酶，使脑内乙酰胆碱的含量升高，从而影响神经冲动在中枢突触的传递。表现为先兴奋后抑制，中毒者出现躁动不安、失眠、震颤、谵妄、昏迷、呼吸抑制及循环衰竭；死亡原因主要由于中毒者呼吸中枢麻痹，支气管痉挛及支气管分泌增加引起窒息所致。个别病人也可以出现循环衰竭及休克。

三、中毒解救药

（一）M 受体阻断药

阿托品 （atropine）

【药理作用】 阿托品阻断 M 受体，竞争性拮抗乙酰胆碱或胆碱受体激动药对 M 受体的激动作用，迅速缓解 M 样症状和部分中枢样症状，但不能消除 N 样症状，也不能使被抑制的胆碱酯酶复活。

【临床应用】 常与胆碱酯酶复活药合用治疗有机磷中毒。还可治疗各种内脏绞痛、多种感染引起的中毒性休克、严重的盗汗及流涎症、心动过缓及房室传导阻滞，用于全身麻醉前给药、眼科治疗与诊断等。

阿托品治疗有机磷中毒时，一般先用较大剂量至"阿托品化"，病情缓解后改用较小维持量，以免发生错误而失去抢救机会。阿托品化的主要指征是：瞳孔散大、皮肤变干、颜面潮红、心率加快、肺部啰音减少或消失、意识好转。对以上指征必须综合分析、灵活判断，不可只根据个别指征判断"阿托品化"。

【不良反应】 治疗量最常见的副作用有口干、瞳孔散大、视力模糊、心悸、皮肤潮红、眩晕、排尿困难等，停药可逐渐消失。过量中毒时，除上述症状加重外，还会出现高热、呼吸加快、烦躁不安、谵妄、幻觉、惊厥等症。严重中毒时，由中枢兴奋转入抑制，出现昏迷和呼吸麻痹等现象。

（二）胆碱酯酶复活药

本类药是肟类化合物，与体内磷酰化胆碱酯酶中的磷酰基有强亲和力，形成的复合物裂解产生磷酰化解磷定，使胆碱酯酶游离而恢复活性。常用的有碘解磷定、氯解磷定、双复磷、双解磷等，它们也可直接与游离的有机磷结合，形成无毒的磷酰化物由尿排出。中毒已超过 3 日或慢性病人体内的乙酰胆碱酯酶已老化，肟类化合物无法与之结合，故使用无效。

碘解磷定 （pralidoxime iodide，解磷定，派姆，PAM）

【药理作用】 复活胆碱酯酶的作用强而迅速，缓解 N 样作用最快，即对骨骼肌的作用最为明显，能迅速控制肌束颤动。对中枢症状有一定的疗效，而解救 M 样症状较差，故常与阿托品合用，以便及时控制症状。大剂量还能通过血脑屏障进入脑组织，由肾很快排除，无蓄积现象。

【临床应用】 用于有机磷急性中毒的解救。对中毒已久而胆碱酯酶老化者疗效不佳；对内吸磷、对硫磷中毒效果好；对敌百虫、敌敌畏中毒疗效较差；而对乐果则无效。本品缓解肌震颤作用最明显，对 M 样症状改善不明显，故应与阿托品等 M 受体阻断药合用。

【不良反应】 一般治疗量时，不良反应少见。剂量超过 2g 时，可出现轻度乏力、恶心、呕吐、心动过速、视力模糊、眩晕等。偶见咽痛及腮腺肿大和碘过敏反应。

氯解磷定（pralidoxime chloride，PAM-Cl）

本品用途与碘解磷定相似，但使用更方便。可静滴、静注、肌注。特别适用于有机磷中毒早期的抢救。副作用较少，临床已逐渐取代碘解磷定。

工作项目二　金属和类金属中毒的解救

多种金属和类金属，如铝、汞、铜、砷、锑等，进入人体后均能引起中毒。其中毒机制主要是由于金属和类金属离子能与人体内的功能酶、辅酶以及细胞膜的代谢基团结合，导致某些酶的活性降低或生物功能障碍。中毒主要表现为中枢神经系统及心血管系统的功能紊乱。本类解毒药多为金属络合剂，其分子中含有−OH、−SH、−NH 等功能基团，它们能给出电子，并与金属离子形成无毒或低毒的、一般不再解离的、可溶性的络合物随尿排出，使中毒症状解除，达到解毒的目的。

二巯基丙醇（dimercaprol）

本品为临床常用的络合剂解毒药，不能口服，仅以深部肌注给药。

【作用和用途】　在其分子结构中有两个巯基能够有效地与砷、汞、金重金属离子结合，形成稳定无毒性的络合物，迅速从尿中排出，产生解毒作用。此外，如能及早用药，本品还能夺取已与酶结合的金属离子，恢复酶的活性，达到解毒的目的。因此，及早和足量反复地用药，可使解毒作用更为彻底一些。

本品主要适用于急、慢性砷中毒和汞中毒。对金、铋、铬、锑、铜、锌等金属中毒也有不同程度的疗效。但对铁、镉、硒禁用，因本品与之结合可形成有毒性复合物。

【不良反应】　常见有恶心、呕吐、腹痛、口腔和咽喉烧灼感、头痛、头昏、流泪、流涕、肢体发麻、肌肉酸痛、视力模糊、血压上升、心率加快等。大剂量可损害毛细血管，使血压下降。对肝肾有损害，肝肾功能不良者慎用。多次注射尚可引起过敏反应。对皮肤有刺激性，在配置及给药过程中，应避免药液接触皮肤。

二巯丁二钠（sodium dimercaptosuccinate）

本药作用与二巯基丙醇相同，对锑剂的解毒效力比二巯基丙醇强 10 倍，且毒性较小。主要用于治疗锑、汞、砷、铅、铜中毒，亦可防治镉、钴、镍中毒。不良反应较二巯基丙醇轻。本品水溶液不稳定，应临用时新鲜配制。药液久置或遇热均可变质，正常时药液无色或微红色。如呈土黄色或浑浊，则表示已变质，毒性加大，不能使用。

青霉胺（penicillamine）

是青霉素的分解产物，为含有巯基的氨基酸。对铜、汞、铅有较强的络合作用。临床上是治疗肝豆状核变性病（铜代谢障碍）的首选药，用药后症状改善，但需长期用药。此外，对铅、汞等中毒亦有效。不良反应较多。常见有头痛、乏力、恶心、腹痛等反应。还可出现发热、皮疹、白细胞减少、血小板减少等变态反应症状。长期应用可致视神经炎、肾损害等。与青霉素有交叉过敏反应，对青霉素过敏者禁用本品，用前应做青霉素皮试。

依地酸钙钠（calcium sodium edetate，解铅乐）

本品能与多种金属离子形成稳定而可溶的络合物。尤其对无机铅中毒效果好。对汞中毒无效。主要用于治疗急、慢性铅中毒，有特效。亦可用于治疗铜、钴、铬、镉、锰、镍中毒，对镭、铀等放射元素对机体的损害亦有一定的防护效果。不良反应较少。部分病人可有短暂的头晕、恶心、关节酸痛、乏力等反应；静注过快可发生低钙性抽搐，须静脉滴注，滴速应在每分钟 15mg 以内；大剂量能损害肾脏，用药期间应检查尿常规。

工作项目三　氰化物中毒的解救

【中毒机制】　氰离子（CN$^-$），毒性出现急而剧。氰化物进入人体内释出的氰离子，很易与高铁的酶结合为复合物，生成氰化高铁细胞色素氧化酶，该酶被抑制而失去传递电子的功能，结果呼吸链中断引起细胞内窒息，使之不能利用血中的氧，出现缺氧、发绀，救治不及时很快死亡。如下：

CN$^-$＋细胞色素氧化酶→氰化细胞色素氧化酶（酶失活）

【解救原则】　氰化物中毒的解救，目的是迅速恢复细胞色素氧化酶的活性，加速氰化物转变为无毒或低毒物质。除采用一般急救措施外，特效解毒药是氧化剂（高铁血红蛋白形成剂）和供硫剂联合应用。

【解毒机制】　首先给予氧化剂亚硝酸类或大剂量亚甲蓝，使体内部分血红蛋白迅速氧化成与 CN$^-$ 亲和力大的高铁血红蛋白，后者能与游离的和已结合的 CN$^-$ 生成氰化高铁血红蛋白，使酶复活。但氰化高铁血红蛋白不稳定，仍可解离出 CN$^-$，因此还应使用供硫剂硫代硫酸钠，使游离的 CN$^-$ 及氰化高铁血红蛋白中的 CN$^-$ 变成无毒的硫氰酸盐，由尿排出，而达到彻底解毒目的。

1. 血红蛋白 $\xrightarrow{\text{氧化物}}$ 高铁血红蛋白

2. 高铁血红蛋白＋CN$^-$＋氰化细胞色素氧化酶 $\longleftrightarrow$ 氰化高铁血红蛋白＋细胞色素氧化酶（复活）

3. 硫代硫酸钠＋氰化细胞色素氧化酶＋氰化高铁血红蛋白 $\longrightarrow$ 细胞色素氧化酶（复活）＋高铁血红蛋白＋亚硫酸钠＋硫氰酸盐

亚硝酸异戊酯（amylis nitris）

为氧化剂，能将血红蛋白氧化成高铁血红蛋白，作用快而短暂，可作应急使用。

亚硝酸钠（sodium nitrite）

作用与亚硝酸异戊酯相似，但作用较慢、持久。能产生足量的高铁血红蛋白，故可有效地解救氰化物中毒。因其有扩血管作用，静注不宜过快，以免引起血压骤降。

亚甲蓝（methylthioninium chlorde，美蓝）

本品为氧化-还原剂，对血红蛋白起相反的双重效应，随剂量不同而异。小剂量为还原剂，可将高铁血红蛋白还原为血红蛋白，可治疗高铁血红蛋白症。大剂量为氧化剂，可将血红蛋白氧化成高铁血红蛋白，可治疗氰化物中毒。

大剂量静注可引起眩晕、头痛、恶心、腹痛、出汗、心前区痛等。

硫代硫酸钠（sodium thiosulfate）

本品具有活泼的硫原子，可与体内游离的氰离子或高铁血红蛋白的氰离子结合成无毒的硫氰酸盐，由尿排出而解毒，故可用于氰化物中毒。此外尚有抗过敏作用，可治疗荨麻疹；外用治花斑癣、疥疮等。

工作项目四　抗蛇毒药

蛇毒是毒蛇所分泌的有毒物质，主要有神经毒和血液毒等。人被毒蛇咬伤后，蛇毒侵入人体而引起一系列中毒症状，如出血、肌肉瘫痪、呼吸麻痹等。如抢救不及时，可因呼吸麻痹或休克而死亡。因此，对毒蛇咬伤须及时治疗，除进行一般处理外，应竭力选用抗蛇毒血清解救。国内有治疗蝮蛇、五步蛇、银环蛇、眼镜蛇、金环蛇、蝰蛇咬伤的抗毒血清。

蝮蛇抗毒血清

以蝮蛇蛇毒作为抗原，对马进行免疫，使马体内产生抗体后，用其血清，能中和蝮蛇蛇毒，具有消除症状快、明显降低死亡率的特点，早期足量应用，疗效较好。可引起血清过敏反应，如发热、荨麻疹、面色苍白、胸闷、气短、恶心、呕吐、腹痛、抽搐等。为预防血清过敏反应，注射前先作皮试。

南通蛇药

本药为由多种中草药加工配制而成的治蛇伤药，具有解毒、止痛、消肿功效，用于治疗毒虫、毒蛇咬伤。

上海蛇药

本药由多种中草药配制而成，具有解毒、消炎、止血、强心利尿、抗溶血等作用。用于治疗多种毒蛇咬伤。

 用药知识

二巯基丙醇应避光、密封保存，以免变质；宜深部肌注，并每次更换注射部位，以防局部出现无菌性脓肿；避免皮肤直接接触本品，因可能出现红斑、水肿、皮炎等；对肾有损害，肾功能不良者应慎用。碱化尿液可以减少络合物的解离而减轻肾损害。

二巯丁二酸钠粉剂溶解后立即使用，不可久置，也不可加热。肌注时为防止疼痛可加 2% 普鲁卡因，如溶液浑浊或变色则不能再用。肝、肾功能不全者慎用。

碘解磷定剂量过大会加重有机磷中毒的程度；禁用于无机磷中毒者、有机磷中毒但无胆碱酯酶活性抑制者、氨基甲酸酯类杀虫剂西维因中毒者、溃疡病和哮喘病人。

亚甲蓝禁忌皮下、肌内或鞘内注射，以免造成损害。用药后尿呈蓝色，排尿时有尿道口刺痛感。禁忌与重铬酸钾、还原剂和碘化物配伍。葡萄糖-6-磷酸脱氢酶（G-6-PD）缺乏者禁用，肾功能不良者慎用。

工业中使用的氰化物（如氰化钾、氰化钠、氢氰酸）都是毒性强、作用快的毒物，某些植物如桃、杏、枇杷、梅、樱桃等核仁和有些食物（如木薯、高粱杆、醉马草、狗爪豆）均含有各种氰苷，人畜误食可引起中毒。

常用制剂与用法

硫酸阿托品　注射剂：0.5mg/ml，1mg/2ml，5mg/ml。轻度中毒，皮下注射，每 1～2h 用 1～2mg，阿托品化后每 4～6h 用 0.5mg；中度中毒，肌注或静注，每 15～30min 用 2～4mg，阿托品化后每 4～6h 用 0.5～1mg；重度中毒，静注，每 10～30min 用 5～10mg，阿托品化后每 2～4h 用 0.5～1mg。

碘解磷定　粉针剂：0.4g。注射剂：0.4g/10ml，0.5g/20ml。轻、中度中毒，0.4～1.0g /次；重度中

毒，1～1.2g/次；1次/1～2h，静脉注射或静脉滴注。

　　氯解磷定　注射剂：0.25g/2ml，0.5g/2ml。0.25～0.75g/次，1次/1～2h，肌肉注射或静脉滴注。总量不超过1.0g。

　　二巯基丙醇　注射剂：0.1g/ml，0.2g/ml。肌注，2.5～4mg/kg，头2d每4～6h注射1次，第3天每6～12h注射1次，以后每日注射1次，7～14d为1疗程。

　　二巯丁二钠　粉针剂：0.5g。静注或肌注，急性中毒，首次2g，以后一次1g，2～3次/d。慢性中毒，一次1g，一日1次，疗程5～7d，可间断用2～3疗程。

　　青霉胺　片剂：0.1g。口服，治疗肝豆状核变性病，每日20～25mg/kg，分4次。治疗铅、汞等中毒，一日1g，分3～4次服，6～7d为1疗程，停药2d后，开始下一疗程，一般1～3疗程。

　　依地酸钙钠　注射剂：1g/5ml。治疗铅中毒，0.5～1g/d，静注、静滴或肌注，连用3～4d，再停用3～4d，为一疗程。一般用3～5个疗程。小儿可每日60mg/kg静滴。

　　亚硝酸异戊酯　安瓿剂：0.2ml/支。一次0.2ml，吸入，给药次数依病情而定。

　　亚硝酸钠　注射剂：0.3g/10ml。一次3％溶液10～15ml（或6～12mg/kg），缓慢静注。

　　亚甲蓝　注射剂：20mg/2ml，50mg/5ml，100mg/10ml。治疗高铁血红蛋白血症，一次1～2mg/kg，静注。治疗氰化物中毒，静注，一次10～20mg/kg。

　　硫代硫酸钠　注射剂：0.5g/10ml，1g/20ml。治疗氰化物中毒，由于本药作用慢，宜先用作用较快的亚硝酸化合物或亚甲蓝，然后再用硫代硫酸钠，一次12.5～25g，静注，但不能与亚硝酸钠混合注射。用于其他毒物时，一次0.5～1g，一日1次，静注。

　　蝮蛇抗毒血清　注射剂：8 000U/10ml。静脉注射，一次6 000～12 000U，用20～40ml生理盐水或25％～50％葡萄糖溶液稀释后缓慢静注。在使用本品前肌注苯海拉明20mg，或将地塞米松5mg加于25％～50％葡萄糖20ml内静注，15min后再注射本品，一般可防止过敏反应。

　　南通蛇药　片剂：0.3g。轻症每次5片，一天3次，连续服至症状消失为止。重症每次服30～40片，每4～6h一次。

　　上海蛇药　片剂：首次服10片，以后每4h服5片，病情减轻后可每6h服5片。一般疗程3～5d，危重病例可酌情增加。冲剂：每袋26g。开水冲服，首次服2袋，以后1日3次，每次1袋，一般疗程3～5d（不宜单独使用，应配合片剂或注射液同用，以加强疗效）。注射液：2ml。适用于临床抢救。1号注射液第1日每4h肌注1支（2ml），以后每日3次，每次1支，一般总量约10余支。必要时可取1～2支，加入5％～10％葡萄糖注射液500ml中静脉滴注，或用25％～50％葡萄糖液20ml稀释后，静脉缓慢推注。2号注射液每4～6h肌注1支（2ml），一般疗程3～5d。

思考与练习

　　1. 有机磷酸酯类中毒可出现哪些症状？用何药治疗？

　　2. 阿托品主要对抗有机磷酸酯类中毒什么症状？阿托品化的标准是什么？

（模块八编者：孟　军）

工作模块九

实践教学

实训项目一 药物基本知识

一、药物的来源

(一) 天然药物

是利用自然界中的植物、动物或矿物等经加工后作为药用者。

1. 植物药　系历史悠久，应用较广的一类药物。我国本草书中均是以植物药为主。

2. 动物药　系将动物的整体或脏器经加工后供药用者，如全蝎、蜈蚣、鱼肝油等。

3. 矿物药　是直接利用矿物或将其加工后供药用者，如碘、凡士林等。

4. 抗生素　多数是由微生物的培养液中提取出来的，如青霉素、庆大霉素；有些抗生素已由人工合成或半合成，如氯霉素、氨苄西林等。

5. 生物制品　系根据免疫学原理，利用微生物或动物的毒素、人或动物的血液及组织制成的制品，如菌苗、疫苗、抗毒血清、人血免疫球蛋白等。

(二) 化学合成药物

这类药物在临床上的应用极为广泛，有些药物完全是利用化学方法人工合成的，如阿司匹林；有些药物是根据天然药物的化学结构进行仿造的，如麻黄碱；还有些药物是由于改变天然药物的部分化学结构而获得的新药，如强的松、苯唑西林等。

二、特殊药品

特殊药品是指由国家药品行政部门指定的单位生产、管理和经营的、并实行特殊的管理办法、严格控制的药物。包括：麻醉药品、精神药品、医疗用毒性药品（简称毒性药品）和放射性药品。因为这些药品用之得当，可以治疗疾病、减轻病人痛苦；用之不当就会中毒或产生依赖性，危害人体健康，甚至危害社会稳定。

(一) 麻醉药品

是指连续使用后易产生身体依赖性、能成瘾癖的药品。如阿片类药、可卡因类、大麻类、合成麻醉药品类及卫生部指定的其他易成瘾癖的药品等。如果不是为了医疗、科研和教学上的正当需要，而是为了嗜好供吸食使用，就称作毒品。对麻醉药品医疗单位要做到"五专管理"，即专人专责、专柜加锁、专用账册、专用处方、专册登记，处方保存3年。病房备用麻醉药品时，除按"五专管理"外，护士每班都要交接。医务人员不得私自开处方使用麻醉药品。麻醉药品不慎打碎，要有第二人作见证，经护士长及药剂科主任批准，才能报销补发。本类药品如作为强力镇痛剂使用，要向病人讲明麻醉药品的危害，不能长期依靠麻醉药品解除一时性的疼痛（晚期癌症除外）。如果病人使用麻醉药品时间较长时，护士有权提醒医生，限制或制止滥用。

(二) 精神药品

是指直接作用于中枢神经系统，使之兴奋或抑制，连续使用能产生依赖性的药品。依据其对人体产生依赖性和危害健康的程度分为两类：

第一类：主要有强痛定、复方樟脑酊、安钠咖、咖啡因、司可巴比妥等。

第二类：主要有巴比妥类（司可巴比妥类除外）、地西泮类及氨酚待因等。

医疗单位应建立精神药品收支账目，做到定期盘点、账物相符。

（三）毒性药品

是指毒性剧烈、治疗量与中毒相近，使用不当会致人中毒或死亡的药品。如去乙酰毛花苷、洋地黄毒苷、阿托品、后马托品、毛果芸香碱、毒扁豆碱及东莨菪碱等。对毒性药品又必须做到专人、专柜加锁保管，建立登记簿，记载收入、使用及消耗等情况。

（四）放射性药品

是指含有放射性元素的一类特殊药品。主要供医学诊断或治疗使用，其生产、检验、使用应遵照《放射性药品管理办法》的有关规定办理。如^{131}I、^{60}Co等。

三、药物的保管

各种药品均应按药典规定或说明书上的贮存方法妥善保管，药品保管的注意事项是：

1. 药柜应放在光线充足的干燥地面处，但不应被日光直射，并经常保持整齐清洁。

2. 对特殊管理的药品应分类并按有关规定进行保管，严格执行收、存、发制度，并列入交班内容。

3. 药瓶上应有的标签，凡没有标签或标签模糊辨认不清者，均不可使用。

4. 病人个人专用的药物，应单独存放，并注明姓名、床号。

5. 根据药物不同的性质妥善保存，有使用期限的药品，应按"近期先用，远期后用"的原则使用，过期药品，未经检验不得使用。

四、药典与药品管理

药典：是国家颁布有关药品标准的法定书籍。它收载了比较常用而有一定防治效果的药品和制剂，并规定了各药的中文名、作用与用途、用法与用量、注意事项、质量标准、制剂要求、鉴别、纯度检查、含量测定等，作为药品生产、检验和使用的依据。我国现阶段使用的《中华人民共和国药典》为2010年版。

药物名称：有通用名、化学名、制剂名及商品名等。临床常用的是通用名，即按国家药品行政管理部门颁布的药品命名原则命名药名，包括中文名、英文名和拉丁文名。

批准文号：是国家药品管理部门批准生产的文号。统一格式为"国药准字X或ZYYYYMMDD"，是药品生产、上市、使用的依据，是医疗单位使用的药品所必须有的药品标示。

批号：是指药厂按药品生产的年、月、日、批次而编排的序号，它用来表示同一原料、同一辅料、同一次制造所得的产品。批号格式为"YYYYMMDD"。

有效期与失效期：有效期是指药品在规定的贮存条件下，能够保持质量的期限。以有效期月份的最后1天为到期日。失效期是以标示月份的第1天为到期日，国内统一规定采用有效期标示。

药品说明书：每一种药品除了上述标示外还要有说明书，主要包括药物的作用、用途或适应证、禁忌证和注意事项、用法及剂量、储存条件、生产厂家及通讯地址等。

五、药物制剂

药物制剂是指根据医疗需要，按药典或药品标准的要求，将原料药加工制成具有一定形态和规格、便于使用和保存的制品。常用的药物剂型有：

1. 液体剂型 是指一切液体形态的剂型。如溶液剂、糖浆剂、合剂、酊剂、洗剂、搽剂、含漱剂等。

2. 注射剂 是指将药物制成专供注入人体的灭菌制剂。有溶液、混悬液、乳浊液及灭菌粉末制剂。多数装于玻璃安瓿或小瓶中，又称针剂。大容量（100ml 以上）的溶液注射剂，多密封在玻璃瓶或特制的塑料袋内，称输液剂。

3. 固体剂型 是指药物应用的形式是固体。如片剂、丸剂、散剂、胶囊剂、颗粒剂等。

4. 半固体剂型 如软膏剂、糊剂、眼膏剂、栓剂、膜剂等，由药物与适当基质混均制成，或称软性制剂。

5. 气体剂型 如气雾剂、吸入剂等，主要供呼吸道吸入。

6. 新剂型 如缓释剂。缓释剂是指用药后能在较长时间内持续释放药物，以达到长效目的的制剂，如硝苯地平缓释片。

六、处方药与非处方药

处方药（prescription drug，Rx）是指必须凭执业医师或者执业助理医师的处方才可调配、购买和使用的药物，如强心苷等。

非处方药（non prescription drug，OTC）是指不需要医师处方，病人可自行购买并按药品说明书使用的药物，如维生素 C 等。

实训项目二 药物剂量对药物作用的影响

【目标】
1. 观察不同剂量的药物对药物作用的影响。
2. 掌握小白鼠的捉拿方法和腹腔注射方法。

【材料】
1. 器材 调剂天平 1 台、1ml 注射器 3 支、针头 3 个、大烧杯（或钟罩）3 个。
2. 药品 0.1%、0.2%、0.4%戊巴比妥钠溶液，染料。
3. 动物 小白鼠 3 只。

【方法】 取小白鼠 3 只，称其体重后，以染料液涂毛作不同记号。观察各鼠的正常活动情况后，分别经腹腔注射不同浓度的戊巴比妥钠溶液 0.2ml/10g，分别置于大烧杯中，密切注意观察其活动有何变化？记录作用发生的时间和症状，并比较 3 只鼠有何不同？

【结果】

鼠号	体重（g）	剂量（ml/10g）	潜伏期	给药前表现	给药后表现
1					
2					
3					

【注意事项】
小白鼠对戊巴比妥钠可能出现的反应，按由轻到重程度分为：活动增强、呼吸抑制、翻

正反射减弱、消失、反射亢进、麻醉、死亡等。比较各鼠所出现反应的严重程度和发生快慢。

【讨论题】

1.3 只鼠的反应有何不同？为什么？

2. 了解药物剂量和作用的关系对于临床用药有何重要意义？

实训项目三　不同的给药途径对药物作用的影响

【目标】

1. 观察不同的给药途径对硫酸镁作用的影响。

2. 掌握小白鼠的灌胃和肌肉注射法。

【材料】

1. 器材　普通天平 1 台、1ml 注射器 1 支、针头 1 个、小白鼠灌胃针头 1 个、大烧杯 2 个。

2. 药品　15％硫酸镁溶液、染料。

3. 动物　体重相近的小白鼠 2 只。

【方法】　取小白鼠 2 只，分别称重标记，观察其正常活动，一只由腹腔注射 15％硫酸镁溶液 0.2ml/10g，另一只用同样剂量的硫酸镁灌胃。分别将两鼠置于烧杯内，观察其表现有何不同？

【结果】

鼠号	体重（g）	给药剂量（ml/10g）	给药途径	给药前表现	给药后表现
1			肌注		
2			灌胃		

【注意事项】　掌握正确的灌胃操作技术，小心不要将针头误插到气管或插破食管，前者可导致窒息，后者可出现腹腔注射时的吸收症状，重则死亡。注射后作用发生较快，需要留心观察。

【讨论题】

1. 两鼠反应不同的原因是什么？

2. 临床上硫酸镁不同的给药途径的用途有何不同？其作用为什么有的会出现质的差异，有的会出现量的不同？

实训项目四　传出神经系统药物对兔瞳孔的作用

【目标】

1. 观察毛果芸香碱和阿托品对瞳孔的作用，分析它们的作用机制，并联系其临床用途。

2. 学会家兔的捉拿、滴眼及量瞳方法。

【材料】

1. 仪器　兔固定器、量瞳尺、剪刀。

2. 药品　1％硝酸毛果芸香碱溶液、0.05％硫酸阿托品溶液。

3. 动物　家兔。

【操作】　取家兔1只，用兔固定器固定，剪去两眼睫毛，于适当强度的光线下用量瞳尺测量并记录两眼正常瞳孔直径（以 mm 表示）。然后用手指将下眼睑拉成杯状并压住鼻泪管（防止药液流入鼻泪管及鼻腔），向左右两眼分别滴入1％硝酸毛果芸香碱溶液及0.05％硫酸阿托品溶液各3滴，各待1min后将手放开，任药液自流溢。滴药15min后，在光照强度与用药前一致的条件下，再测两眼瞳孔直径，并记录，比较用药前后之不同。

【结果】

兔眼	用药前瞳孔直径	药物	用药后瞳孔直径
左		硝酸毛果芸香碱	
右		硫酸阿托品	

【注意事项】

1. 测量瞳孔时不能刺激角膜，否则会影响瞳孔大小。

2. 每次测量时，条件务求一致，如光源强度及角度等，测量应准确。

【思考题】

1. 根据实训结果比较阿托品与毛果芸香碱对瞳孔的作用，并分析其作用机制。

2. 临床应用毛果芸香碱及毒扁豆碱时应注意哪些问题？

实训项目五　传出神经药物对兔血压的影响

【目标】

1. 学会观察传出神经药物对血压的影响。

2. 分析传出神经药物影响血压的作用机制及规律。

【材料】

1. 仪器　兔用手术台、记纹鼓或台式平衡记录仪、水银检压计或压力换能器、手术器械1套、动脉夹、气管套管、动脉套管、静脉套管、注射器、滴定管、铁支架、螺旋架、弹簧夹、丝线、纱布等。

2. 药物　3％戊巴比妥钠溶液、5％枸橼酸钠溶液、肝素注射液。

3. 动物　家兔。

【操作】

1. 麻醉　取兔1只，称重后按1ml/kg静脉注射3％戊巴比妥钠溶液，背位固定在手术台上。

2. 手术　在股三角区，用手触得股动脉处，去毛，纵切皮肤，分离股静脉，插入静脉套管，结扎固定。在颈正中部剪毛，纵行切开皮肤，分离气管，插入气管套管，结扎固定。在气管一侧分离颈总动脉，用丝线结扎远心端，用动脉夹夹住近心端，在线结与动脉夹之间剪一斜口，沿向心方向插入充满5％枸橼酸钠溶液与水银计相连的动脉套管，用丝线结扎固定。用制压瓶或大注射器将水银检压计压力调整至16kPa（120mmHg）左右，放开动脉夹，即可通过记纹鼓或台式平衡记录仪描记血压曲线。

3. 给药 先描记一段正常血压曲线，依次由静脉注入下列药品，观察、描记和记录血压变化。

A 组药物 用以观察拟胆碱药对血压的影响及抗胆碱药对拟胆碱药作用的影响。

    0.01％氯化乙酰胆碱溶液 0.1ml/kg

    0.05％甲硫酸新斯的明溶液 0.04m/kg

    0.01％氯化乙酰胆碱溶液 0.1ml/kg

    1％硫酸阿托品溶液 0.1ml/kg

    0.01％氯化乙酰胆碱溶液 0.1ml/kg

B 组药物 用以观察拟肾上腺素药对兔血压的影响。

    0.1％盐酸肾上腺素溶液 0.01ml/kg

    0.01％重酒石酸去甲肾上腺素溶液 0.01ml/kg

    3％盐酸麻黄碱溶液 0.04～0.1ml/kg

    0.05％盐酸异丙肾上腺素溶液 0.01ml/kg

C 组药物 用以观察抗肾上腺素药对拟肾上腺素药作用的影响。

    1％甲磺酸酚妥拉明溶液 0.1ml/kg

    0.1％盐酸肾上腺素溶液 0.01ml/kg

    0.01％重酒石酸去甲肾上腺素溶液 0.01ml/kg

    0.05％盐酸异丙肾上腺素溶液 0.01ml/kg

    0.1％盐酸普萘洛尔溶液 0.3ml/kg

    0.1％盐酸肾上腺素溶液 0.01ml/kg

    0.01％重酒石酸去甲肾上腺素溶液 0.01ml/kg

    0.05％盐酸异丙肾上腺素溶液 0.01ml/kg

【结果记录】 复制血压计曲线，标明血压值及所给药物。

【讨论题】

1. 根据实训结果说明肾上腺素、去甲肾上腺素、异丙肾上腺素对血压的影响，并分析其作用机制。

2. 给酚妥拉明后，再次使用肾上腺素、去甲肾上腺素、异丙肾上腺素，动物的血压分别会有何变化？为什么？

实训项目六 普鲁卡因的传导麻醉作用

【目标】 观察普鲁卡因的传导麻醉作用，联系其用途。

【材料】

1. 动物 青蛙或蟾蜍。

2. 药品 1％盐酸普鲁卡因溶液、0.5％盐酸溶液。

3. 器材 脊髓破坏针、蛙板、蛙腿夹、手术剪、小镊子、铁支架、双凹夹、铁夹、小烧杯、秒表、丝线、玻璃分针、脱脂棉。

【操作过程】 取青蛙或蟾蜍 1 只，用脊髓破坏针破坏大脑，腹部朝下用蛙腿夹固定四肢于蛙板上。剪开左侧股部皮肤，在股三头肌与半膜肌之间小心剥离坐骨神经干，在神经干下穿一线，轻轻提起神经干而在其下垫一小片蜡纸，将神经干与周围肌肉隔开。然后用铁夹夹住下颌，将其悬吊在铁支架上。当腿不动时，将两后趾蹼分别浸 0.5％盐酸溶液中，观察缩腿反射并记录其时间，出现反应后立即将趾蹼浸入清水中洗去盐酸溶液。如上测 3 次并记录缩腿反射时间后，用一个在 1％盐酸普鲁卡因溶液中浸过的棉球包绕左侧坐骨神经干。2～5min 后，再用与前相同的方法测定并记录两后肢缩腿反射时间各 3 次。对用药前后及左右两肢缩腿反射时间加以比较而验证药物的作用。

【结果】

后肢	用药前缩腿反射时间（s）				药物	用药后缩腿反射时间（s）			
	1	2	3	平均		1	2	3	平均
左					盐酸普鲁卡因				
右					未用药				

【注意事项】

1. 观察青蛙或蟾蜍的四肢活动及运动情况。

2. 缩腿反射时间是指从趾蹼开始浸入盐酸溶液到开始缩腿所经过的时间。

【讨论题】　普鲁卡因注入坐骨神经周围产生的结果说明了什么？

实训项目七　地西泮抗惊厥作用

【目标】　观察局麻药吸收中毒反应和地西泮的抗惊厥作用。

【原理】　局部麻醉药过量可吸收入血，进入中枢后使边缘系统兴奋灶扩散，以至出现兴奋、抽搐、惊厥。地西泮作用于边缘系统，加强了 GABA 能神经元的抑制作用，可有效地对抗局麻药中毒性惊厥。

【材料】

1. 动物　家兔 1 只（体重 2～3kg）。

2. 药品　0.5％地西泮溶液、5％盐酸普鲁卡因溶液。

3. 器材　兔固定箱、台式磅秤、注射器（5ml）、针头（6 号）。

【操作】　取家兔 1 只，称重并观察正常活动情况，然后在一侧臀部肌注 5％盐酸普鲁卡因 2ml/kg。观察动物的活动姿势、肌张力及呼吸等变化。当家兔出现明显惊厥后，由耳静脉缓慢推注 0.5％地西泮 0.5～1ml/kg，直到肌肉松弛为止。

【结果】

	盐酸普鲁卡因		注射地西泮
	给药前	给药后	
家兔反应			

【注意事项】　普鲁卡因过量中毒表现为强直性惊厥，此时应立即缓慢静注地西泮，过快可抑制呼吸。

【讨论题】　分析地西泮的作用特点、作用机制、临床用途及不良反应。

实训项目八 尼可刹米对呼吸抑制的解救

【目标】 观察尼可刹米对吗啡所致呼吸抑制的解救作用，并联系其临床意义。

【原理】 吗啡可抑制呼吸。治疗量尼可刹米能直接兴奋延脑呼吸中枢，提高呼吸中枢对 CO_2 的敏感性；也通过刺激颈动脉体化学感受器反射性兴奋呼吸中枢，用于急性吗啡中毒所致的呼吸抑制。

【材料】

1. 动物 家兔。

2. 药品 1%盐酸吗啡溶液、5%尼可刹米溶液。

3. 器材 兔固定器、婴儿秤、玛利气鼓、5ml 及 10ml 注射器、胶布、酒精棉球、压力换能器、生物信号采集处理系统。

【操作】 取家兔 1 只，称重，置于固定器内。将玛利气鼓固定于家兔口鼻，另一端连接于压力换能器并将换能器连接于生物信号采集处理系统。首先记录正常的呼吸曲线，然后由耳静脉注射 1%盐酸吗啡溶液 1～2ml/kg，观察呼吸频率及幅度，待频率极度减慢，幅度显著降低时，立即由耳静脉注射 5%尼可刹米溶液 1～2ml，观察呼吸变化，待呼吸抑制被解除后，以稍快的速度追加尼可刹米 0.5ml，观察惊厥的发生。

【结果】 观察分析描记的呼吸曲线。

【注意事项】 通气量调节好后不要再更动，否则会影响实训结果。注射吗啡的速度应根据呼吸抑制情况调节，一般宜先快后慢。尼可刹米应事先准备好，当出现呼吸明显抑制时立即注射，但注射速度不宜过快，否则容易引起惊厥。

【讨论题】

1. 为什么选用尼可刹米对抗吗啡的呼吸抑制作用？使用时应注意什么？

2. 吗啡急性中毒的主要症状有哪些？

实训项目九 呋塞米的利尿作用

【目标】 观察呋塞米对家兔的利尿作用；掌握利尿实训方法。

【原理】 呋塞米是高效能利尿药，作用于肾脏肾小管髓袢升支粗段髓质及皮质部，通过抑制 Na^+-K^+-$2Cl^-$ 同向转运系统，使 Na^+、Cl^- 重吸收减少，降低肾脏对尿液的稀释和浓缩功能，从而产生强大的利尿作用。

【材料】

1. 药品 1%呋塞米溶液、生理盐水、液体石蜡、利多卡因。

2. 器材 兔手术台、导尿管（10 号）、量筒（10ml、15ml）、注射器（5ml、50ml）、漏斗、兔灌胃器、烧杯等。

3. 动物 雄性家兔 2 只，体重 2～3kg。

【步骤】

1. 取家兔 2 只，称重标记，按 40ml/kg 温水灌胃。

2. 将家兔仰卧固定在兔手术台上，把 10 号导尿管尖端用液体石蜡润滑后，自尿道插入膀胱 7～9cm（可用利多卡因作局部麻醉），见有尿液滴出即可。将导尿管用胶布固定于兔体上，轻压腹部使膀胱内积尿排尽。

3. 分别收集两只兔用药前尿量，然后甲兔耳缘静脉注射呋塞米 4mg/kg（0.4ml/kg），乙兔同比例注射生理盐水。分别记录两只兔 15min、30min、45min、60min 尿量。

【结果】

兔号	药物	给药前尿量（ml）	给药后尿量（ml）			
			15min	30min	45min	60min
甲兔	呋塞米					
乙兔	生理盐水					

【注意事项】 灌胃时，为了避免将胃管插入气管，可待胃管插好后，将导管的外端放入水中，如有气泡，则说明误插入气管中，应拔出重新插。插导尿管时，动作应轻巧，插入深度应适当。为避免导尿不畅，可在导尿管的尖端两侧各剪一个小孔。家兔在实训前 24h 应供给充足的饮水量或青饲料喂养。

【讨论题】 分析呋塞米的利尿机制、作用特点、用途及不良反应。

实训项目十 硝酸甘油的扩血管作用

【目标】 通过家兔实训，观察硝酸甘油的扩血管作用。

【原理】 硝酸酯类药物是抗心绞痛常用药物。能扩张全身血管，尤其是能够很好地扩张静脉，可以降低心脏的前、后负荷，减少心肌的耗氧。硝酸酯类还可以舒张冠状动脉的输送血管和侧支血管，改善缺血区的血液供应，从而治疗心绞痛。

该实训通过观察硝酸甘油对家兔耳静脉的扩张作用，让学生更好的理解硝酸酯类药物抗心绞痛的作用机制。

【材料】

1. 药品 10mg/ml 硝酸甘油乙醇溶液。

2. 动物 家兔 1 只（白色）。

3. 器材 兔台（兔固定盒）、胶头滴管。

【方法】

1. 固定 取家兔 1 只，固定于兔台上（兔固定盒内）。

2. 观察 观察并记录正常家兔耳的颜色，血管粗细以及密度。

3. 用药 用滴管取 10mg/ml 硝酸甘油乙醇溶液，滴 4～5 滴于兔舌下，观察记录用药后家兔两耳皮肤的颜色、血管粗细和密度，比较与未用药之前有何区别。

【结果】

观察项目		用硝酸甘油前	用硝酸甘油后
	颜色		
兔耳血管	粗细		
	密度		

【注意事项】　血管粗细、密度观察时，应选同一部位的血管，保持结果的可比性。在实训捉拿动物时，应注意尽量避免刺激兔耳，以免影响实训结果。

【思考题】　临床上常将硝酸酯类与普萘洛尔合用治疗心绞痛，合用的原理是什么？

实训项目十一　普萘洛尔的抗缺氧作用

【目标】　观察普萘洛尔提高心肌对缺氧的耐受能力，学习心绞痛的药物的选择方法。

【原理】　缺氧是临床上常见的病理过程，严重可危及生命。机体对缺氧的耐受能力取决于机体的代谢耗氧率和代偿能力。普萘洛尔通过阻断 β 受体，使心脏活动减弱，物质代谢减慢，组织器官的耗氧减少，从而提高机体对缺氧的耐受能力，延长机体在缺氧环境中的存活时间。本次通过小鼠实训来验证普萘洛尔的抗缺氧作用，从而让学生理解普萘洛尔在抗心绞痛中的应用。

【材料】

1. 药品　1mg/ml 盐酸普萘洛尔溶液、1mg/ml 硫酸异丙肾上腺素溶液、生理盐水。

2. 动物　小白鼠 3 只（20～22g）。

3. 器材天平　广口瓶（250ml）3 个、秒表、注射器（1ml）3 只、针头（5 号）、钠石灰、凡士林、烧杯 3 个。

【步骤】

1. 准备工作　①将 250ml 广口瓶内放入钠石灰 15g，用以吸收 CO_2 和水分；②取小白鼠 3 只，称重并标记。

2. 给药　甲鼠：腹腔注射普萘洛尔 0.2ml/10g。乙鼠：腹腔注射异丙肾上腺素 0.2ml/10g。丙鼠：腹腔注射生理盐水 0.2ml/10g，作为对照。

3. 观察　给药 15min 后，将 3 只小白鼠分别放入 3 个广口瓶中，瓶口涂抹适量的凡士林后加盖密闭，立即记录时间，观察并记录小白鼠活动变化及呼吸停止的时间。

4. 结果处理　计算各鼠存活时间和存活时间延长百分率，并分析与用药的关系。

【结果】

药物	小白鼠广口瓶中表现	小白鼠存活时间（min）	存活时间延长百分率（%）
普萘洛尔			
异丙肾上腺素			
生理盐水			

【注意事项】　所用广口瓶的大小应一致，瓶口一定要密封；钠石灰出现变色时应及时更换；存活延长时间百分率计算公式。

【思考题】　普萘洛尔抗缺氧的作用机制是什么？对心绞痛的治疗有何意义？

实训项目十二　枸橼酸钠的抗凝血作用

【目标】　观察枸橼酸钠的抗凝血作用。

【材料】

1. 器材　试管、试管架、注射器、酒精棉球、秒表。
2. 药品　生理盐水、3％枸橼酸钠溶液。
3. 动物　家兔1只。

【操作】　取试管2支，1只加3％枸橼酸钠溶液0.5ml，另一只加等量的生理盐水作为对照，然后从兔耳静脉抽取血液，分别给两只试管各加1～2ml，充分振摇后，记录时间，以后每隔30秒倾斜试管1次，观察两试管的血液凝固情况。

【结果】

试管编号	药物及量	血液及量	血液凝固时间的
1			
2			

【注意事项】　枸橼酸钠仅作为体外抗凝剂，用于体外血液的保存。从兔耳静脉抽取血液后，要马上注入实训用的试管中。

【思考题】　简述枸橼酸钠的抗凝作用的特点。

实训项目十三　缩宫素对小白鼠离体子宫的作用

【目的】　观察缩宫素对子宫平滑肌的兴奋作用。

【材料】

1. 器材　手术剪、虹膜剪、止血钳、麦氏浴槽、L型玻璃通气管、橡皮管、球胆、打气筒、大烧杯、橡皮管夹、螺旋夹、温度计、培养皿、酒精灯、铁支架、三角架、石棉铁丝网、记纹鼓、注射器（1ml）、丝线、火柴。
2. 药品　乐氏液、己烯雌酚注射液、缩宫素。
3. 动物　小白鼠（雌性、未孕）。

【方法】

1. 取体重25g以上的雌性未孕小白鼠1只，于实训前24h肌肉注射0.1％己烯雌酚注射液0.2ml，使小白鼠处于动情期，以提高子宫的敏感性。

2. 实训时将小白鼠颈椎拉脱臼致死，迅速剪开腹腔，找出子宫，轻轻剥离并除去附着于子宫壁上的结缔组织和脂肪组织，剪下两侧子宫角立即放入盛有38～39℃乐氏液的培养皿内备用。取一侧子宫角（长约2cm），用丝线结扎两端，一端固定在L型玻璃通气管的小钩上，另一端用胶泥连于杠杆上。将子宫浸入盛有乐氏液的麦氏浴槽内，并经球胆输入空气。麦氏浴槽用水浴恒温38～39℃。描记一段子宫的正常收缩曲线后，即加入缩宫素注射液（5U/1ml）2滴，然后描出该次收缩曲线，进行对比。如实训图。

【结果】　绘出描记曲线，并仔细观察。

【思考题】　根据本次实训结果，了解缩宫素的作用特点，充分认识对临床应用有何指导意义？

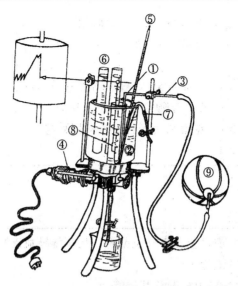

实训图　离体子宫实训装置

①麦氏浴管　②麦氏水浴　③L型玻璃管　④电热器　⑤温度计　⑥大试管
⑦导水管　⑧子宫　⑨球胆

实训项目十四　地塞米松的抗炎作用

【目的】　观察地塞米松的抗炎作用。

【原理】　二甲苯为致炎物质，将其涂于耳部，能引起局部细胞损伤，促进组胺、缓激肽等致炎物质释放，造成耳部急性炎性水肿，通过比较小鼠耳郭肿胀程度来评价药物对炎症的抑制作用。

【材料】

1. 器材　9mm打孔器、鼠笼、电子天平、注射器（1ml）、针头（5号）；0.5％醋酸地塞米松溶液、二甲苯、生理盐水。

2. 药品　0.5％醋酸地塞米松溶液、二甲苯、生理盐水。

3. 动物　小白鼠［（20±2）g］2只。

【方法】　取小鼠2只，标记后称重，甲鼠腹腔注射0.5％地塞米松溶液0.1ml/10g，乙鼠腹腔注射等量的生理盐水。20min后，在小鼠右耳涂二甲苯0.05ml，左耳不涂药作为对照。30min后处死小鼠，用9mm的打孔器在双耳相同部位打下圆耳片并称重。以左、右耳片重量之差作为肿胀度，将结果填入下面表格中，分析地塞米松的抗炎作用。

【结果】

鼠号	药物	给药剂量（mg/kg）	左耳片重（mg）	右耳片重（mg）	肿胀度（mg）
甲	地塞米松				
乙	生理盐水				

【注意事项】　二甲苯的涂抹量应尽量一致；保持取材部位、大小的一致性。

【思考题】　糖皮质激素可治疗哪些感染性疾病？注意事项是什么？

实训项目十五　链霉素的急性中毒及氯化钙的对抗作用

【目标】　学会观察链霉素毒性反应的指标；掌握链霉素中毒的解救方法。

【材料】

1. 动物　家兔体重 2～3kg。

2. 药物　25％硫酸链霉素溶液、5％氯化钙溶液、生理盐水。

3. 器材　婴儿秤、剪刀、注射器（10ml）、棉球。

【方法】

1. 取家兔 2 只，编号，称重，观察并记录家兔的正常活动、呼吸频率、翻正反射和四肢肌肉张力。

2. 两兔分别按 1.6ml/kg 体重、耳缘静脉注射硫酸链霉素，观察家兔的反应。当出现呼吸麻痹时，1 号兔按 1.6ml/kg 体重、耳缘静脉注射 5％氯化钙溶液，2 号兔耳缘静脉注射同量生理盐水作为对照，观察两兔反应变化的差别。

【结果】

药物	1 号兔			2 号兔		
	呼吸频率	翻正反射	肌张力	呼吸频率	翻正反射	肌张力
链霉素						
5％氯化钙溶液						
生理盐水						

【讨论题】

1. 简述链霉素急性中毒的机制。

2. 如何防治链霉素的急性中毒？

实训项目十六　磺胺类药物的溶解性

【目标】　掌握 pH 值对磺胺类药物溶解性的影响。

【材料】

1. 药物　磺胺嘧啶粉、10％氢氧化钠溶液、1∶3 醋酸溶液、蒸馏水。

2. 器材　pH 试纸、试管（10ml）、滴管。

【方法】　取试管 4 支，标记 A、B、C、D。

1. A 管加磺胺嘧啶粉 10mg，然后按顺序加入下列试剂：

（1）加蒸馏水 3ml，充分振摇，观察能否溶解，测其 pH 值。

（2）加 10％氢氧化钠溶液 1～2 滴，边滴边摇，观察药物能否溶解，测其 pH 值。

（3）加 1∶3 醋酸 1～5 滴，边滴边摇，观察试管变化，测其 pH 值。

2. 将 A 管液体平均分为 3 份，分别置于试管 B、C、D 中，按以下操作：

（1）B 管为对照管。

（2）C管加10％氢氯化钠溶液3滴，边滴边摇，观察试管内的变化情况。

（3）D管加蒸馏水3滴，边滴边摇，观察管内有何变化；然后加蒸馏水3ml，充分振摇，观察管内有何变化，最后加入少量10％氢氯化钠溶液，观察管内有何变化。

【结果】

试管	试剂	加试剂量	磺胺药溶解情况	测定 pH 值
A	蒸馏水	3ml		
	10％氢氯化钠溶液			
	1∶3醋酸溶液			
B	对照管			
C	10％氢氯化钠溶液			
D	蒸馏水	3滴		
	蒸馏水	3ml		
	10％氢氯化钠溶液			

【思考题】

1. 根据实训分析磺胺类药物溶解性与不良反应的关系。

2. 可采取哪些措施预防磺胺类药物

实训项目十七　有机磷农药中毒及解救

【目的】　观察有机磷农药中毒症状及阿托品、解磷定对有机磷农药中毒的解救效果，分析两药的解毒原理。

【材料】

1. 器材　5ml注射器、10ml注射器、磅秤、量瞳尺、滤纸、酒精棉球。

2. 药品　5％敌百虫溶液、2.5％碘解磷定溶液、0.1％硫酸阿托品溶液。

3. 动物　家兔1只。

【方法】　取家兔1只（要求于实训前6h禁食），称体重。观察正常活动，测量每分钟呼吸和心跳次数，用量瞳尺测量瞳孔大小，用滤纸轻擦兔嘴观察有无唾液分泌，用手触兔背部或臀部有无肌肉震颤，观察有无大、小便等。然后用5％敌百虫溶液2ml/kg，耳静脉注射，观察上述各项指标的变化情况（若在20min后无中毒症状，可再注射5％敌百虫溶液0.5ml/kg），待中毒症状明显后（约25min，特别是瞳孔明显缩小），由耳静脉注入0.5％阿托品注射液1ml/kg，观察哪些症状已经消失？哪些症状还存在？5～10min后，再从耳静脉注入2.5％碘解磷定注射液2ml/kg，观察中毒症状是否全部消除？

【结果】

药物	瞳孔	肌震颤	唾液	粪、尿	呼吸	心率	其他
给药前							
给敌百虫后							
给阿托品后							
给解磷定后							

【注意事项】 测量瞳孔大小时,量瞳尺不要触及家兔角膜和睫毛(或减去睫毛)。实训完毕后,再给家兔肌肉注射 0.1%阿托品注射液 3ml,以防家兔死亡。

【思考题】

1. 根据本实训结果,分析有机磷农药中毒的机制及阿托品、解磷定的解毒机制。

2. 有机磷农药中毒的解救原则是什么?

(模块九编者:刘 聪)

图书在版编目(CIP)数据

用药护理 / 万进军等主编. --武汉:湖北科学技术出版社,2018.8(2021.8重印)

ISBN 978-7-5706-0301-5

Ⅰ.①用… Ⅱ.①万… Ⅲ.①临床药学－高等职业教育－教材 Ⅳ.①R97

中国版本图书馆 CIP 数据核字(2018)第 106921 号

责任编辑:冯友仁 封面设计:曾雅明

出版发行:湖北科学技术出版社 电话:027－87679447

地　　址:武汉市雄楚大街 268 号 邮编:430070

　　　　　(湖北出版文化城 B 座 13－14 层)

网　　址:http://www.hbstp.com.cn

印　　刷:武汉图物印刷有限公司 邮编:430074

787×1092　　　　　1/16　　　　　17.25 印张　　　　　420 千字

2018 年 8 月第 1 版　　　　　2021 年 8 月第 5 次印刷

定价:48.00 元

本书如有印装质量问题 可找承印厂更换